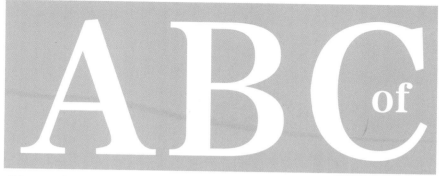

ABC of

Orthopaedics and Trauma

Kapil Sugand and Chinmay M.Gupte

骨科与创伤

〔英〕卡皮尔·苏甘德 和 钦梅·古普特 著

王嫩寒 译

山西出版传媒集团
山西科学技术出版社

U0284567

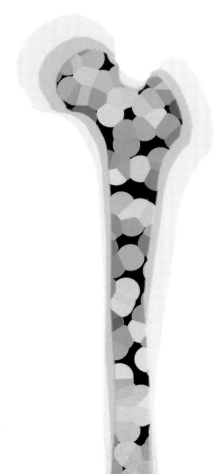

图书在版编目（CIP）数据

ABC 骨科与创伤 /（英）卡尼皮·苏甘德（Kapil Surgand），
（英）钦梅·古普特（Chinmay M.Gupte）著；王嫩寒译 . — 太原：
山西科学技术出版社，2022.6
书名原文：ABC of orthopaedics and trauma by Kapil Sugand and Chinmay M.Gupte
ISBN 978-7-5377-6187-1

Ⅰ.①A… Ⅱ.①卡… ②钦… ③王… Ⅲ.①骨损伤—
诊疗 Ⅳ.① R683

中国版本图书馆 CIP 数据核字（2022）第 086325 号

Title:ABC of orthopaedics and trauma by Kapil Sugand and Chinmay M.Gupte, ISBN:9781118561218
著作版权合同登记号　图字：04-2022-004 号

Copyright ©All Rights Reserved. This translation published under license. Authorized translation
from the English language edition, Published by John Wiley & Sons . No part of this book may be
reproduced in any form without the written permission of the original copyrights holder
Copies of this book sold without a Wiley sticker on the cover are unauthorized and illegal.
本书中文简体中文字版专有翻译出版权由 John Wiley & Sons, Inc. 公司授予山西科学技术出版
社。未经许可，不得以任何手段和形式复制或抄袭本书内容。本书封底贴有 Wiley 防伪标签，
无标签者不得销售。

ABC 骨科与创伤
ABC GUKE YU CHUANGSHANG

出　版　人	阎文凯	
著　　　者	（英）卡尼皮·苏甘德（Kapil Surgand）	（英）钦梅·古普特（Chinmay M.Gupte）
译　　　者	王嫩寒	
责 任 编 辑	宋　伟	
封 面 设 计	杨宇光	

出 版 发 行　山西出版传媒集团·山西科学技术出版社
　　　　　　　地址：太原市建设南路 21 号　邮编　030012

编辑部电话	0351-4922078
发行部电话	0351-4922121
经　　销	各地新华书店
印　　刷	山西东智印刷有限公司

开　　本	890mm×1240mm　　1/16
印　　张	19.75
字　　数	491 千字
版　　次	2022 年 8 月第 1 版
印　　次	2022 年 8 月山西第 1 次印刷
书　　号	ISBN 978-7-5377-6187-1
定　　价	198.00 元

版权所有·侵权必究
如发现印装质量问题，影响阅读，请与我社发行部联系调换。

内容提要

本书涉及整个肌肉骨骼系统和周围神经系统的庞大学科，从每个解剖部位、创伤到骨科各个领域，介绍了骨科常见疾病的治疗原则和治疗策略的理论基础。对于临床常见的情况，在本书中都能很快找到解决办法和操作技术；另外本书还对基础科学和力学进行了解释。全书用插图形式说明要点，突出易懂、易记、易操作的特点，是初级医生、全科医生、医学生、医师助理、理疗师和其他相关的保健专业人员的参考指南。

扫码获取

☆ 配套电子书
☆ 专业公开课
☆ 案例分析
☆ 行业资讯

说明：二维码为出版社根据对图书的理解和读者的需求所加，与原版图书和Wiley公司无关。

扫 码 领 取

《ABC骨科与创伤》学习资源

· 微 信 扫 描 本 书 二 维 码 ， 获 取 更 多 学 习 资 源 ·

☆配套电子书☆
随时随地尽享阅读

本书配套

进阶提升 →	☆**专业公开课**：精品课程一网打尽 ☆**案例分析**：实战分析进步更快
知识拓展 →	☆**行业资讯**：行业前沿资讯速览
学习助手 →	☆**读书笔记**：在线随时记录、复习 ☆**医学社群**：专业学术交流平台

扫码添加
智能阅读向导

序

　　骨科与创伤是一门涉及整个肌肉骨骼系统和周围神经系统的庞大学科，由于它是每个医院的基础科室，故无论医院的大小或地理位置如何，它都是国际医学教育课程中的一个核心主题。我们编制了方便使用的参考指南，以帮助读者在日常实践中能快速找到所需的内容。本书服务于初级医生、全科医生、医学生、医师助理、理疗师，以及其他相关的保健专业人员，为他们提供一些常见病的治疗处理方法。欢迎读者反馈，我们会不断改进内容。

前　言

医生之路确实很艰辛。随着知识体系的不断增长，任何所谓的"核心知识"都有明确的时效性。因此，第一版《骨科与创伤ABC》是2018年知识体系的快照——一个3D打印、全息图的世界，以及古老的骨折复位艺术。Chinmay Gupte和Kapil Sugand组建写作小组，他们睿智、聪慧、敏捷，对每个领域进行了研究，并将其浓缩为对我们来说易理解、可参考的知识体系。这本书成功的关键是编写风格，能使读者在相近的水平上学习了解整个系统的专业知识，这是一项跨越多领域的壮举。

本书涉及在创伤和骨科各个领域的每个解剖部位，介绍了骨科疾病的治疗原则，以及制订治疗策略的理论基础。对于临床常见的情况，在本书中都能很快找到解决办法和操作技术；另外，本书还对基础科学和力学进行了解释，用插图形式说明要点，并提供了一些关键参考文献。

2018年，实体图书馆不再是学生学习的关键之地，但核心课本对成功的学生来说仍然占有重要地位——章节布局和插图能帮助我们以结构化的方式理解和保留信息。这本书将在世界各地的学生书架上占有一席之地，它的物理布局将成为记忆的一部分，将为读者的工作、生活提供服务。祝贺所有的投稿人，也祝新一代的学生和临床医生阅读愉快！

Justin P Cobb 教授

（骨科主任，MSk实验室、肌肉骨骼研究中心负责人）

伦敦帝国学院

☆配套电子书
☆专业公开课
☆案例分析
☆行业资讯

扫码获取

目　录

扫码获取

☆配套电子书
☆专业公开课
☆案例分析
☆行业资讯

第一章　总体概况

Kapil Sugand[1,2], Anita Khurwal[2], and Chinmay M. Gupte[1,3]

1 MSk Lab, Charing Cross Hospital, Imperial College London, London, UK

2 North West London Rotation, London, UK

3 Imperial College Healthcare NHS Trust, London, UK

概述

- 骨科是自古代文明以来最古老的外科之一。
- 随着人口的不断增长和老龄化，创伤和选择性骨科的全球临床负担越来越重。
- 骨折分类有助于制订治疗计划，无论是非手术治疗还是手术治疗。
- 骨折和脱位管理不善会导致功能丧失、长期残疾和慢性疼痛，以及生活质量下降。

简介

骨科与创伤是一门古老的外科。古埃及时期就有关于用小夹板固定治疗骨折、创伤护理及肩关节脱位复位的记载。对肌肉、骨骼损伤的治疗水平高低，取决于是否有详尽的病史信息、系统的查体、患者的信任及谨慎的操作。骨科医生不仅要能够处理骨折，还要具备治疗深层感染、退行性病变、肿瘤和先天性畸形的能力，肌肉、神经、肌腱、韧带等软组织的修复，以及微创手术。

流行病学

随着人口的增长，对骨科医生的需求不断增加。在世界范围内，人口迁移及老龄化更进一步加重了临床负担。世界卫生组织预测，创伤将成为全球第三高负担的常见疾病，世界人口中，有二分之一的人在其一生中至少会"光顾"一次骨科。发达国家建立了创伤治疗中心，在这里，专科医生可以有效地处理复杂创伤。但是，在经济欠发达地区，创伤治疗的基础设施不完善，导致了本可避免的死亡率和慢性残疾率的增加。此外，专科登记能收集大量信息，包括人口统计资料、适应证和并发症等，从而为患者提供更好的服务。

定义

骨科与创伤，与其他专业一样，有其特定的术语。新生儿有 300 块骨骼，成年人有 206 块骨骼。这些骨骼组成了人体骨架的中轴线（头骨、脊椎、肋骨和骨盆）及附属部分（四肢）。人体骨架和人体运动见图 1-1。

一些常用的术语包括：

- 创伤：骨骼或软组织的任何损伤。
- 关节：两块或多块骨头之间的连接部分。
- 关节－：与关节有关。
- 关节穿刺术：联合抽吸。
- 关节镜检查：将微创内镜插入关节。
- 关节成形术：关节重建。
- 关节融合术：关节融合。
- 移位：骨折块偏离原始解剖部位。
- 关节内 / 关节外：关节内 / 外。
- 稳定骨折：能够承受生理负荷，没有进一步移位（通常是关节外和最小移位）。
- 开放性骨折：骨破坏软组织和皮肤，与外部环境接触（与闭合性骨折相反）。
- 翻修手术：为达到预期效果而进行的连续手术尝试。

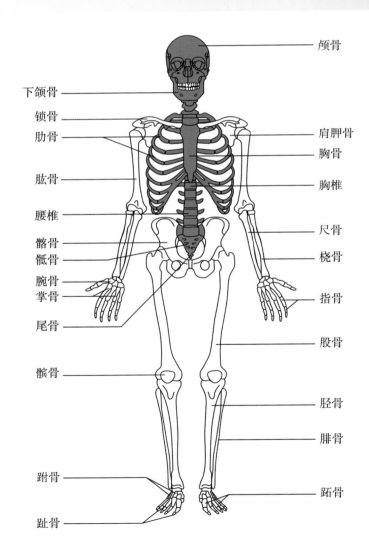

扫码获取
☆配套电子书
☆专业公开课
☆案例分析
☆行业资讯

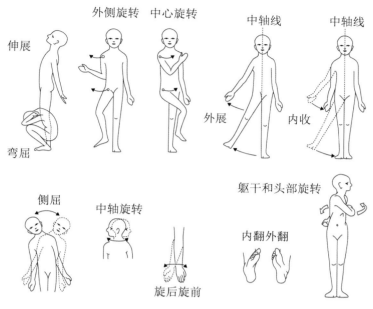

图1-1　人体骨架和人体运动

病史采集

完整的病史采集是治疗的基础。尽可能详尽地了解患者的临床表现和明确的用药史，对做出正确诊断以及采取最恰当的处理办法是相当重要的。据统计，80% 的诊断从病史采集而来。

骨科病史采集内容：

- 年龄
- 职业和主力侧
- 疼痛（苏格拉底记录法）
  ○ 部位
  ○ 发作：突然发生或是进行性加重
  ○ 疼痛性质：锐痛、钝痛、隐痛或者刺痛
  ○ 有无放射性痛
  ○ 相关症状：有无外伤、发热或肿胀
  ○ 疼痛时间：静止痛、夜间痛、持续性痛或间歇性痛
  ○ 加重或缓解的因素：哪种体位会加重或缓解疼痛
  ○ 严重程度：10 级以上？
- 伴随症状
  ○ 僵硬，弹响，碎裂声，嘎吱声，畸形，麻木，虚弱，固定体位，避让性动作，肿胀
- 运动功能
  ○ 患者在平路上能走多远
  ○ 是否有爬楼困难
  ○ 是否需要辅助行走

- 能否参加体育运动
- 能否进行正常工作
- 既往用药和手术史
  - 外伤史
  - 其他关节损伤
  - 既往治疗史（注射或物理治疗）
- 系统性回顾
- 家族史
- 社会史

查体

系统性查体在骨科诊疗中具有重要意义。医生在询问病史过程中形成的认识在查体过程中得到证实，并得到更详细的信息。选择何种治疗方法，以及是否需要手术干预，取决于疾病的程度及随之而来的患者功能受限程度和生活质量高低。俗话说，好的外科医生知道何时手术，但最好的外科医生知道何时不能手术。通常，骨科查体的一般原则包括：一看，二感觉，三活动，以及一些特殊检查手法（图1-2）。

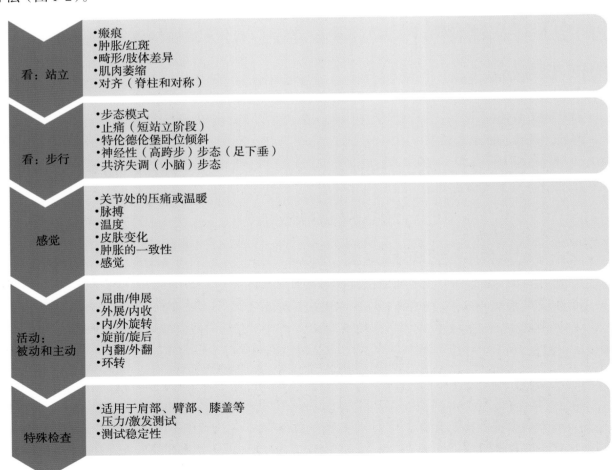

看：站立
- 瘢痕
- 肿胀/红斑
- 畸形/肢体差异
- 肌肉萎缩
- 对齐（脊柱和对称）

看：步行
- 步态模式
- 止痛（短站立阶段）
- 特伦德伦堡卧位倾斜
- 神经性（高跨步）步态（足下垂）
- 共济失调（小脑）步态

感觉
- 关节处的压痛或温暖
- 脉搏
- 温度
- 皮肤变化
- 肿胀的一致性
- 感觉

活动：被动和主动
- 屈曲/伸展
- 外展/内收
- 内/外旋转
- 旋前/旋后
- 内翻/外翻
- 环转

特殊检查
- 适用于肩部、臂部、膝盖等
- 压力/激发测试
- 测试稳定性

图1-2　骨科检查

影像学读片

不管是不是医学影像学专业，所有医生及医学生都应该会看基本的骨科平片（对他们来说不只是 X 线片）。读片能力包括以下六点内容。

1. 解剖部位：哪块骨骼和骨骼的哪个部位？长骨分为近端、中端和远端，各占三分之一。
2. 片段数：简单（两部分）与多片段（以前称为粉碎）。
3. 骨折模式：横向 VS. 倾斜（>30°）VS 螺旋。
4. 骨折是移位的还是未移位的（图1-3）？
5. 骨折是否平移/成角度/旋转？
6. X/Y/Z 平面中位移/角度/旋转/倾斜的程度。

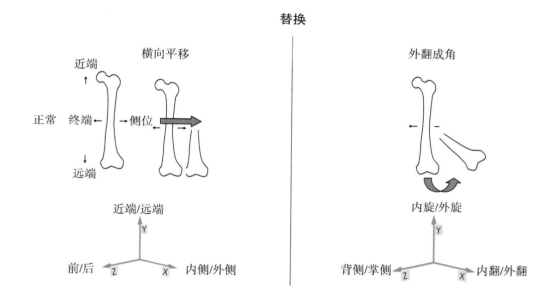

图1-3 三维空间的位移

读片示例

图1-4 是某患者于某时某地拍摄的右侧胫骨和腓骨的前后位片和侧位片。胫骨中三分之一和远端三分之一连接处有一个两部分的横断骨折，伴有 X 平面上 15% 的前外侧平移和 10° 成角。

图1-5 是某成骨不全患者（有生长板，未融合）于某时某地拍摄的右侧胫骨和腓骨的前后位片和侧位片。移位的腓骨多节段骨折，轻微移位的胫骨斜位性骨折，都在骨干的中三分之一和远端三分之一的连接处，且均有 20° 的外翻和前倾。

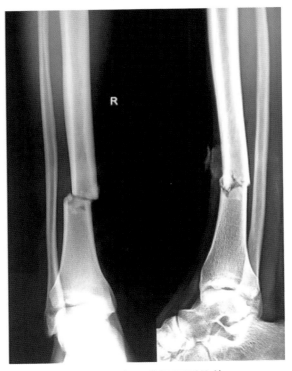

图1-4　右胫腓骨正侧位片

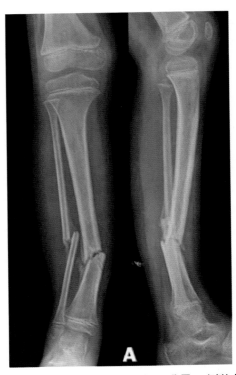

图1-5　成骨不全患者的右胫腓骨正侧位片

从上面的例子中发现，相对于近端骨，角度和平移总是更多地用来描述远端骨。再来看看关节附近的骨折移位。外翻是指在冠状面上偏离中线，内翻是朝向中线。旋转不良常见于肩部、髋部和踝部。

常见骨折的分型

骨折的分型有很多种（表1-1），可用来描述损伤的程度、创伤的能量和指导处理方法的选择。骨折分型通常以制订该分型方法的外科医生的名字来命名。理想的分型法要能够在解剖结构、移位、稳定性和预后方面描述损伤的严重程度。由于大多数分型方法都达不到这一理想标准，因此骨科医生不应简单地遵循指导方针，而应以患者为中心提供最佳的诊疗方案。在恰当的时间地点，为恰当的患者提供恰当的治疗是每一个外科医生的职责。

表1-1　常见骨折分型

骨折分型名称	部位
Salter Harris	儿童生长板
Neer	肱骨近端
Tile	骨盆
Garden	囊内股骨颈

续表

骨折分型名称	部位
Weber	腓骨远端
Schatzker	胫骨平台
Gustillo - Anderson	开放性骨折
Denis	脊椎
Tscherne	软组织损伤

骨折固定原则

在过去的半个世纪，内固定研究学会（AO）这一国际组织制订了骨折固定的原则、标准和指导意见，在世界范围内广泛应用。AO 的骨折固定四原则如下。

1.骨折复位的目的是重建解剖关系

关节部位的表面需达到解剖学精确复位。

骨骼需要通过恢复其长度和排列方式来减少功能损伤。

2.根据骨折情况、患者情况和损伤情况制订个性化治疗方案，使骨折部位达到绝对或相对稳定

骨折固定的目的是在使用或不使用金属配件的情况下，减少骨折损伤，以达到足够的稳定性。稳定能减少疼痛，早期恢复运动，并进行理疗，以全面恢复功能。稳定包括绝对稳定和相对稳定。绝对稳定通常需要使用钢板和螺钉固定，骨折部位绝对不能移动，从而绕过骨折愈合的骨痂形成阶段，使骨直接愈合；相对稳定则是使用夹板、螺钉或搭桥，骨折部位有活动能力，愈合过程中形成骨痂。

3.保护软组织和骨骼的血液供应

骨折的愈合除了取决于生物力学和生物学因素外，还受其他因素的影响。骨折的完全愈合需要软组织的包裹和充足的血供支持。如果软组织损伤严重，则需要考虑分期手术，包括早期稳定（外部固定）及二次固定（最终固定）。下肢术前术后都需要抬高患肢，以尽量减少肢体肿胀。其他一些术后指导包括：①足够的镇痛处理，因为疼痛会延缓机体愈合；②静脉血栓栓塞预防（TED 储备和低分子肝素）。

4.患者全身及骨折部位早期安全的活动

手术结束并不意味着治疗的结束。任何治疗的最后一步都是康复训练。康复团队的职责是运用理疗等方法，使患者恢复伤前的功能，或者达到预想的最佳状态。

骨折处理原则

骨折处理包括 4 个步骤，即复苏→复位→休息（保持）→康复（图 1-6）。

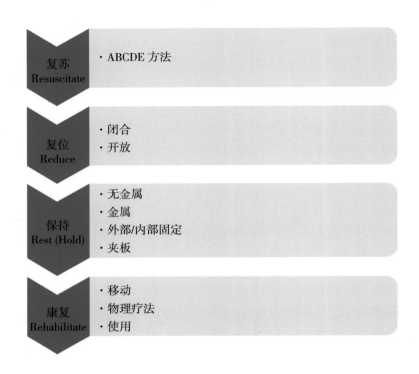

图1-6　骨折处理的总原则

骨折并发症

骨折能导致多种并发症，包括骨折部位和全身各系统（参见第十六章，表16-2）。就全身而言，静脉血栓栓塞和感染是最常见的并发症。骨折部位的并发症越多，可能越会导致慢性疼痛、功能障碍或局部畸形。并发症可以分为一般并发症和特殊并发症，或分为急性期、早期、中期和晚期并发症。特别需要说明的是，骨–筋膜室综合征不仅发生于闭合性骨折，在开放性骨折时也可能发生。

医生的教育和培训

骨科与创伤专业是最受欢迎的外科专业之一，对这一专业医生的需求不断增加，对医生专业水平的要求也不断提高。然而，教育质量和职业需求发生了戏剧性的变化。过去，骨科与创伤专业医生每周需要工作大约100小时，现在，根据《欧洲工作时间法》和北美医学继续教育认证委员会的规定，医生们每周的工作时间减半。同时，在手术室里进行专业训练的时间也减少了大概80%。和普外科其他专业一样，骨科与创伤专业的老师也倾向于采用更安全的训练方式，在安全可控的环境下去训练下一代的外科医生，同时也能保证患者的安全。目前，一些训练可以通过使用虚拟现实模拟器、多媒体在线平台和全息图进行模拟来实现（图1-7和1-8）。

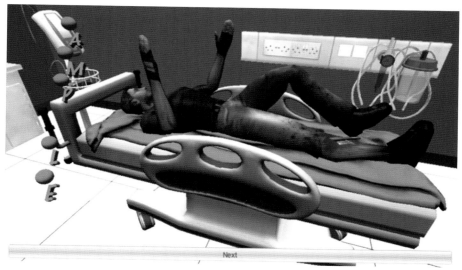

图1-7　多媒体在线平台

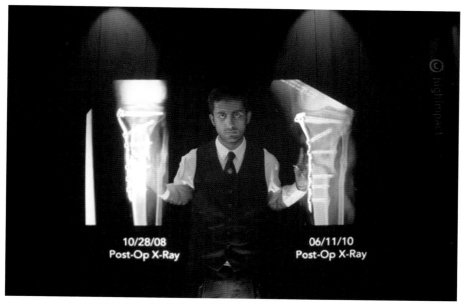

图1-8　骨科学习中的全息辅助技术（HALO）

骨科与创伤的未来

科技的发展带来了骨外科的现代化。计算机辅助骨科手术（Computer - assisted orthopaedic surgery，CAOS）有助于髋关节和膝关节成形术中假体的植入，并具有术前三维（3D）规划，可在术中实时应用。另一项能提高术前准备能力和患者满意度的新技术就是3D打印技术。运用CT和MRI扫描的数据，可以打印出个体化模型，在术前让外科医生和患者对损伤程度或疾病过程有更真实的了解。

目前，市面上有各种类型的植入物，但这些产品往往没有考虑到患者的解剖变异。在以后的骨科手术中，将使用与患者配型更好的植入物来改善预后。在其他外科手术中，3D打印技术已经能够制造出个性化的植入物。植入物与患者匹配度越高，使用寿命越长，机体并发症越少，需要进行修复手术的可能性也会降低。生物治疗法目前正快速发展并广泛应用于临床治疗，不仅能治疗患病的骨骼，还能达到治愈的水平。从骨髓中提取的干细胞可能具有恢复关节面完整性的潜力。使用3D生物合成技术，同样可以恢复关节形状。

延伸阅读

［1］Akhtar, K., Sugand, K., Sperrin, M., et al. (2015). Training safer orthopedic surgeons. Acta Orthopaedica 86: 616‒621.

［2］Bizzarro, J., and Regazzoni, P. (n.d.) Principles of fracture fixation. Davos, Switzerland: AO trauma.

［3］Chikwe, J., De Souza, A.C., Pepper, J.R. (2004). No time to train the surgeons. British Medical Journal 328: 418‒419.

［4］Cobb, J. et al. (2006). Hands - on robotic unicompartmental knee replacement: a prospective, randomised controlled study of the acrobot system. Journal of Bone and Joint Surgery (Br.) 88:188‒197.

［5］Sugand, K., Mawkin, M., Gupte, C. (2015). Validating Touch Surgery™: A cognitive task simulation and rehearsal app for intramedullary femoral nailing. Injury 46: 2212‒2216.

［6］World Health Organisation. (2004). Guidelines for Essential Trauma, Violence and Injury Prevention. World Health Organisation. Geneva, Switzerland. Available at www.apps.who.int/iris/bitstream/10665/42565/1/9241546409_eng.pdf.

第二章　肌肉骨骼疾病的流行病学

David Metcalfe

University of Warwick, and University of Oxford, UK

概述

- 肌肉骨骼（MSk）功能障碍（涉及骨骼、肌肉和关节）在全球残疾中占很大比例。有二分之一的人在一生中需要接受骨科干预。
- 在英国，MSk 功能障碍是最常见的疾病原因；影响超过 800 万人，导致 1100 万个工作日损失，每年花费超过 30 亿英镑。
- 骨质疏松症和骨关节炎发病率都在增加，这一趋势在一定程度上是由人口老龄化和生活方式选择驱动的。据估计，在英国，每 3 分钟就会发生一次骨质疏松性骨折。
- 新颖有效的外科干预措施可以改善患者的生活，但会带来巨大的资源负担。

简介

　　骨科与创伤医生处理多种肌肉骨骼功能障碍，从先天性畸形到肿瘤和骨折再到关节疾病。世界卫生组织对全球疾病负担的研究显示，肌肉骨骼功能障碍是导致多年生活残疾的第二大因素。世界范围内最常见的肌肉骨骼功能障碍是下背部和颈部疼痛。但是，世界卫生组织没有把外伤归类到肌肉骨骼功能障碍中，因此这种说法低估了可能需要骨科手术干预的负担。肌肉骨骼因素导致的残疾不断增加，1990—2010 年间，与肌肉骨骼功能障碍相关的残疾增加了 45%。骨科手术范围很广，骨关节炎及骨质疏松症是其中极具挑战性的一部分，本章着重对骨关节炎及骨质疏松症的流行病学分析进行论述，这是全球骨科学界的特殊挑战。

骨关节炎和关节置换术

　　骨关节炎（osteoarthritis，OA）是最常见的原发性关节功能障碍，其特征是关节软骨和软骨下骨的退行性病变。由于 OA 的临床表现（疼痛、僵硬及功能丧失）与影像学表现（关节腔隙变窄、软骨下硬化、骨赘和囊肿形成）并不经常吻合，给流行病学分析带来了干扰，其发病率的估计决定于每项研究如何定义 OA。Framingham 骨关节炎研究发现，70 岁以上人群中，影像学诊断的 OA 在

44% 左右。

发病机制

目前，OA 的发病机制尚不明确，潜在危险因素包括：①遗传易感性，②系统性因素，③关节局部损伤。多认为 OA 是由于关节表面受力负担过重导致的。研究显示，膝关节 OA 与体重指数（BMI）有关，也与足球和长跑等特定体育运动相关。在需要屈膝和下蹲的工作中发病也更为普遍。

通常认为肥胖会导致所谓"磨损性关节炎"，但是 OA 与肥胖的关系更为复杂。例如，肥胖与一些非承重关节如腕掌关节、指关节的骨关节炎关系较密切，而与髋关节炎关系不大。因此有人认为，肥胖可能更多是通过影响机体的内分泌机制来影响骨关节炎进展的，而不仅仅是增加关节负重。内分泌水平的变化也是导致女性在更年期易发骨关节炎或其他一些严重疾病，或者原有的骨关节炎加重的原因。但是，随机试验并未证实采用激素替代疗法能降低 OA 发病风险。

年龄是所有关节发生骨关节炎的一大危险因素，但这并不能明确 OA 的发病机制，因为年龄仅仅是增加了人体暴露于危险因素（如承重、异常的关节负担和／或内分泌因素的影响）的风险。外伤也是引起 OA 的高危因素。外伤引起 OA 的原因可能是关节软骨的直接损伤（如踝关节 pilon 骨折后的软骨骨化），或是关节表面的破坏（如关节内骨折愈合后骨痂形成），再或是关节负荷改变（如骨折复位时断面排列不齐）。

治疗方案

鉴于 OA 与年龄、活动和肥胖有关，全球范围内 OA 的发病率正在增加。尽管有多种治疗方法，但关节置换术（arthroplasty）是终末期 OA 最常见的干预措施。除了发展为终末期 OA 的患者数量增加之外，接受关节置换术的患者的平均年龄也在下降。

对这一趋势的可能解释包括：

1. 人口老龄化；

2. 随着老年患者独立生活时间更长，身体需求增加；

3. 假体改进，减少了对植入物寿命的担忧；

4. 患者需求。

然而，未来可能需要对假体关节进行修复，特别是对有植入需求的更活跃且有几十年寿命的年轻患者而言。髋关节和膝关节置换术的年失败率为 0.5% ~ 1.0%，这意味着每个植入物在 20 年内需要修复的可能性为 15% ~ 20%。髋关节和膝关节置换术是所有外科分支中最具成本效益的手术之一，但这些因素表明，原发性关节疾病和关节置换术将在未来骨科实践中占据越来越大的比例。

骨质疏松症、创伤与骨折

每年，全世界约有 10 亿人需要创伤治疗，其中有 500 万是致命性创伤。与其他大部分肌肉、骨骼功能障碍不同的是，由于有效的创伤预防措施（如道路安全法）、一些降低创伤程度的措施（如交通事故时保护乘客的撞击缓冲区）的实施，以及创伤治疗手段的进步（如创伤系统化），创伤的全球负担在下降。但是，据世界卫生组织的数据分析，创伤仍是造成全球临床负担及致畸的第三大因素。

多数骨折的发病率呈双峰分布，好发于青壮年和老年时期。现实中，骨折的高发年龄段为男性15~24 岁（年发病率 7%），女性＞ 85 岁（年发病率 8%；如图 2-1）。

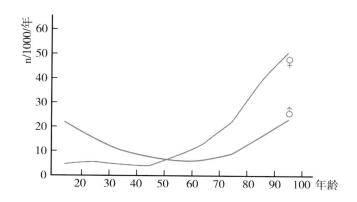

图2-1　骨折的性别年龄流行病学分析（Court‐Brown&Caesar,2006）

性别因素

由于行为习惯的差异（如喜爱对抗性体育运动），青年男性易发生创伤；在老年女性中，由于代谢性骨病的原因，导致骨折的发生率较高。最典型的代谢性骨病是骨质疏松症，它能导致骨密度降低、骨结构破坏和增加发生骨折的风险。估计有 30% 的绝经后女性有罹患骨质疏松症的迹象（根据 WHO 判断标准）。到 80 岁时，骨质疏松症的发病率上升至 70%。三分之一的女性（大多为绝经后）和五分之一的男性一生中至少会发生一次由骨质疏松症引起的骨折。

发病率

由于骨骼矿物质流失和跌倒风险的增加，脆性骨折的发病率随年龄增长而增高。因此，随着全球人口老龄化，脆性骨折的负担正在增加。预计到 2050 年，全世界髋部骨折的发病率将增加约280%。在英国，尽管有干预措施（如服用双膦酸盐以对抗骨质疏松症）来增进骨骼健康，但髋部骨折仍在不断增加。据估计，英国每年发生约 70000 例髋部骨折，导致的总医疗费用高达 20 亿英镑。

延伸阅读

［1］British Orthopaedic Association. Joint action‐improving mobility. www.boa. ac.uk/wp‐content/uploads/2016/11/Sponsorship‐Pack‐2016.pdf.

［2］British Orthopaedic Association. British Orthopaedic Association for Standards of Trauma one version 2. Patients sustaining a fragility hip fracture. www.boa.ac.uk/wp‐content/uploads/2014/12/BOAST‐1.pdf.

［3］Court‐Brown, C.M., Caesar, B. (2006). Epidemiology of adult fractures: a review. Injury 37 (8): 691‐697.

［4］Metcalfe, D., et al. (2012). Does endotoxaemia contribute to osteoarthritis in obese patients? Clinical Science (Lond.) 123 (11): 627‐634.

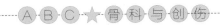

［5］Smith, E., et al. (2014). The global burden of other musculoskeletal disorders: estimates from the Global Burden of Disease 2010 study. Annals of Rheumatic Diseases 73 (8): 1462 - 1469.

［6］Storheim, K., Zwart, J.A. (2014). Musculoskeletal disorders and the Global Burden of Disease study. Annals of Rheumatic Diseases 73: 949 - 950.

［7］Warming, L., Hassager, C., Christiansen, C. (2002). Changes in bone mineral density with age in men and women: a longitudinal study. Osteoporosis International 13: 105 - 112.

［8］Zhang, Y., Jordan, J.M. (2010). Epidemiology of osteoarthritis. Clinics of Geriatric Medicine 26 (3): 355 - 369.

☆配套电子书
☆专业公开课
☆案例分析
☆行业资讯

扫码获取

第三章 骨科检查

Adil Ajuied[1]，Christian Smith[1]， and Cynthia Gupte[2]

1 Guy's & St. Thomas' Hospitals, London, UK

2 The Hillingdon Hospitals NHS Foundation Trust, Uxbridge, UK

概述

- 骨科医生使用广泛的调查技术，包括放射学、神经生理学（神经传导测试和脊髓电图）和实验室（血液、滑液）测试、活组织检查和关节镜检查。
- 放射技术包括：
  - 平片（X线）
  - 超声
  - CT
  - 核磁共振
  - 核扫描
  - 关节造影
- 各种形式的放射影像有不同的应用，必须结合临床情况选择最合适的方式。
- 在疑似感染的情况下，在开始使用抗生素之前必须获得足够的样本。强烈建议尽早与微生物学家联系。
- 在疑似肌肉骨骼癌的情况下，应与专科中心联系。活检不应在非专科中心进行。

简介

骨外科的检测方法有多种，最初这些检测方法用来辅助诊断、监测疾病进展、协助制订手术干预方案及评估预后。

放射影像学

影像学检查是骨科治疗中最常用的检查方法，涵盖了从最简单的X线片检查到复杂的MRI扫描检查。放射检查使用三个正交平面（矢状面、冠状面和轴向）来标准化视图（图3-1）。

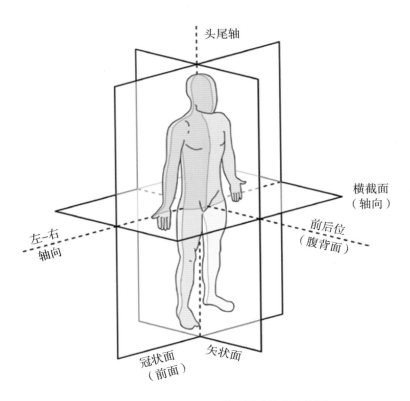

图3-1 矢状面、冠状面和轴面示意图

在两个正交平面（即彼此成直角的平面）中获取图像对于全面评估骨骼和关节非常重要（图 3-2）。

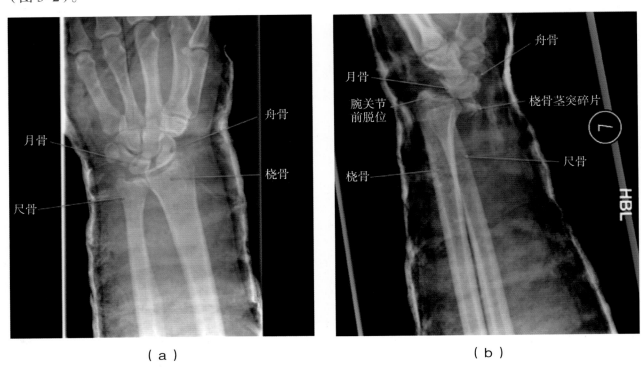

（a） （b）

图3-2 腕关节脱位X片

图 3-2（a）和图 3-2（b）这组腕关节的前后位和侧位片提示了在评估骨骼和关节时获得两个

平面视图的重要性。在未经过专业培训的人看来，前后位片（a）并无异常，尤其是经过石膏处理后；而侧位图（b）能清楚地显示腕关节的骨折和移位。

影像学在评估创伤对骨骼或关节造成的损害、辅助临床诊断、监测疾病过程（如骨关节炎）以及制订治疗方案中非常重要。任何非外伤性骨或关节疼痛，若无明显的诱因都应进行影像学检查。如果简单的检查方法不能解释疼痛原因，则应进行更复杂的检查。不同病理学损伤的影像学表现可能有交叉。MSk 放射科医生要考虑病患年龄、生活和工作环境、辐射风险、鉴别诊断及病理学和临床表现做出综合分析。任何模棱两可的临床表现都需要在 MDT 环境中进行一系列的影像学检查，以确定可能的病理学分型。

复杂的影像学检查往往费用较高，并可能带来相关风险，如接触到的放射性物质剂量更大。这些检查应根据相关的临床表现合理应用，以提高效率。如果病情没有进展，如疼痛加重、畸形或出现功能障碍，影像学检查不需要重复进行。

放射性照片（X线检查）

成像原理

让受检者位于探测器前，X 光机发射的 X 射线光子束穿过受检者，打到探测器上。高分子量的结构（如骨骼）有效地吸收 X 射线，使其衰减，阻止它们到达探测器上。不同密度的组织结构对 X 射线的吸收能力不同，投射到探测器上的图像对比度不一。二维（2D）投影图像就是基于到达探测器的不同强度的 X 射线产生图像（图 3-3）。

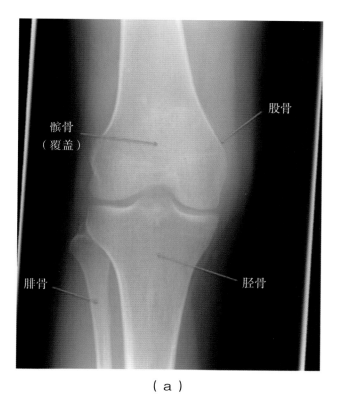

（a）

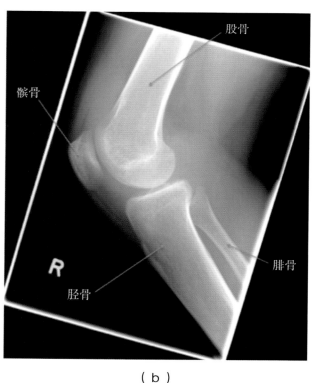

（b）

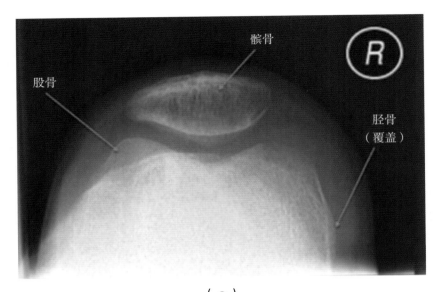

（c）

图3-3　膝关节的正位、侧位和轴向（skyline）X线片

潜在风险

电离辐射可导致细胞损伤，反复高剂量暴露可能导致细胞死亡、癌症或不孕。此外，射线可能对未出生的胎儿产生致畸作用，因此，检查前要确认女性受检者是否怀孕。铅衣能降低生殖腺受辐射的风险。表3-1总结了本章中提到的成像方式的辐射剂量。

表3-1　各种成像方式的有效辐射剂量（单位mSv）

暴露	有效辐射剂量mSv
135g巴西坚果	0.005
前后位胸片	0.02
常年吸烟者（20支/天）	53
射线照片	
手／足（前后／侧位片）	0.001
膝关节（前后／侧位片）	0.02
骨盆（前后位片）	0.7
胸椎（前后／侧位片）	0.7
髋关节（前后位片）	0.83
腰椎（前后／侧位片）	1.0
计算机断层扫描（CT）	—
骨盆	8.8
颈椎	3.6

续表

暴露	有效辐射剂量mSv
核医学	—
骨扫描	4.2
WBC扫描	18.5
SPECT/CT扫描	25~30

骨科应用实例

评估各种择期手术和创伤情况下的骨和关节解剖结构，包括骨折的诊断、复位和愈合，骨关节炎进展及评估金属器械或关节假体的情况。至少应检查关节、骨骼和受影响骨骼上下关节的前后（AP）和侧位片。还有一些特殊的视图（例如倾斜位）来突出显示关节、骨骼和病理情况。

双能X射线吸收测量法（DXA）

成像原理

DXA（过去称为 DEXA）常用来估计骨密度（BMD）。两束不同能量水平的 X 射线束瞄准特定区域（通常是股骨颈或腰椎）。骨对 X 射线的吸收量减去软组织对 X 射线的吸收量可用于测定骨矿物质含量。特定部位的骨矿物质含量除以根据其面积计算的骨体积估计值，从而得到 BMD 的估计值。

潜在风险

同 X 线片检测。

骨科应用实例

DXA 主要用来诊断和监测骨量减少和骨质疏松症。DXA 在预测骨质疏松性骨折风险方面作用不大，因为它只测量骨的矿物质含量，而没有考虑有机含量。

电子计算机断层扫描（CT）

成像原理

X 线放射源发射 X 射线，环绕受检者的受检部位。在放射源的对面设置探测器，与放射源同步旋转，就得到了轴向的 X 线切片。用软件将单个平面图像集成分析，形成 3D 立体信息。X 线穿透不同组织时发生不同程度衰减，形成深浅不同的图像，从而在三个正交平面上重建体积数据。真正的采集平面是轴向平面。因此，图像分辨率在该平面上是最高的。结构因密度而异。

潜在风险

CT 的风险主要来源于电离辐射，其辐射剂量远大于 X 线片（表 3-1）。因此对于普通射线照相，相同的预防措施在更大程度上也同样适用于 CT 扫描，但 CT 检查的防护措施应强于 X 线片检查。

骨科应用实例

CT 在骨骼解剖学和病理学评估方面具有很高的应用价值，尤其是在关节内骨折、隐匿性骨折的诊断及脊柱和肿瘤手术的术前准备方面具有重要意义（图 3-4）。

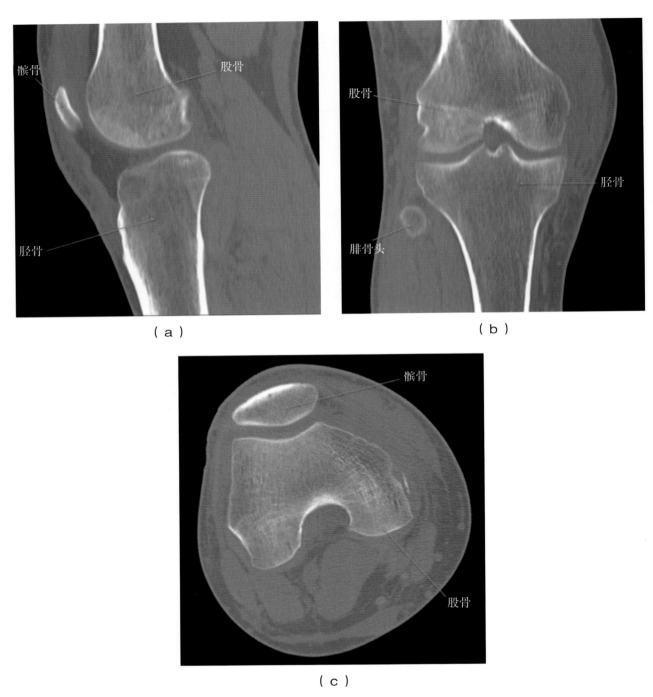

图3-4　正常膝关节的矢状位、冠状位和轴向CT图像

核磁共振（MRI）

成像原理

在强磁场中，氢原子核（大多存在于组织中的水分子中）排列整齐。短暂的电磁脉冲使原子核在回到热动力平衡之前的自旋发生逆转，当它们放松时，就会产生射频信号，氢原子核的密度决定

了信号的强度，从而决定了图像的对比度。这些信号被转换成三维立体形式，可以在三个正交平面上重建。不同组织结构的信号强度不同。不同类型 MRI 可以用来重建不同的组织，一些最常见的内容总结在下文中。

MRI 扫描仪用于强调不同组织大小和帮助诊断的常用序列

·T1 加权序列：描绘准确的解剖结构、骨髓、硬化、前后对比以评估肿瘤和软组织肿块。

·T2 加权序列（PDFS/STIR）：最适合突出水肿、滑膜炎和积液。PDFS 和 STIR 抑制使水肿明显的脂肪信号。

潜在风险

至今没有什么明确的临床证据表明 MRI 有潜在的风险，但对一些体内有植入物或其他异物的患者有禁忌（例如心脏起搏器、机械心脏瓣膜、弹片伤口、动脉瘤夹），然而对关节置换术和脊椎移植术是安全的。进行 MRI 检测前，患者及临床医生需填写一份调查问卷，以确保患者在扫描时的安全，并根据植入物种类不同，选择不同 MRI 加权序列，例如对于有金属植入物的患者选用金属伪影校正序列（MARS）。

骨科应用实例

与其他成像技术相比，MRI 能更清晰地反映软组织和深层组织损伤、水肿和炎症（如骨髓炎）的最佳情况（图 3-5）。根据患者临床表现，放射科医生意见及一些鉴别诊断的需求，"量身定制"相应的 MRI 序列进行扫描。表 3-2 总结了一些特殊关节病理改变的影像学表现。

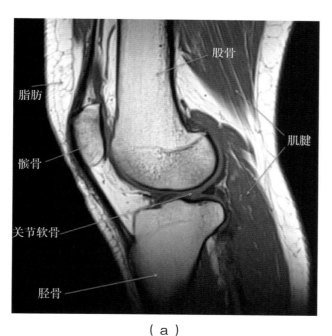

（a）

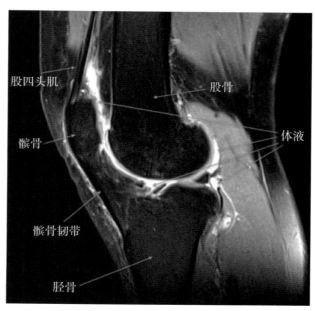

（b）

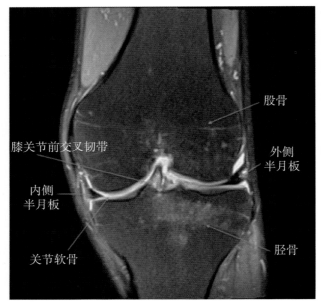

内侧半月板

膝关节前交叉韧带

内侧
半月板

关节软骨

股骨

外侧
半月板

胫骨

（c）

图3-5 膝关节矢状面和冠状面MRI图像

注：图像（a）为T1加权，用于帮助区分脂肪和水；图像（b）为T2加权（脂肪抑制），能有效显示水肿和液体；图像（c）也是T2加权脂肪抑制冠状面视图。

表3-2 影像学在确定特定部位骨科病理学中的应用

解剖部位	病理学改变
广泛	感染（尤其是骨髓炎）
	炎症（如腱索病、滑囊炎）
	软组织和骨肿瘤
	隐匿性骨折
	软骨缺损
髋部	缺血性坏死
	股骨-髋臼撞击
	关节唇撕裂
	髋关节一过性骨质疏松症
	滑膜骨软骨瘤病
	隐匿性髋部骨折（金标准）

续表

解剖部位	病理学改变
膝部	韧带断裂（ACL、PCL、MCL、LCL、后外侧角）
	半月板撕裂
	盘状半月板
	剥脱性骨软骨炎
	髌骨轨迹不良和脱位
	伸肌腱断裂
肩部	肩袖损伤
	关节唇撕裂
	肩峰形态
	Hill-Sachs病变
腕/手部	神经节囊肿
	隐匿性骨折（尤其是舟状骨）
	巨细胞瘤
	三角纤维软骨复合体（TFCC）撕裂
	复合韧带不稳定/断裂
	肩胛骨晚期塌陷（SLAC）
	金博克病
	屈肌腱滑车损伤
脊椎	脊髓压迫（尤其是马尾）
	椎间盘炎
	椎间盘疾病和突出畸形（如脊柱侧弯）
	椎管或椎间孔狭窄
	神经纤维瘤病

关节造影

关节造影即在关节腔内注入造影剂（多用碘剂），在注射前后进行一系列影像学检查（透视、CT 和 MRI）。MRI 和 CT 越来越多地应用于关节造影，其应用取决于多种因素，包括临床表现、辐射剂量和风险，以及医疗条件。关节造影通常用于评估较大的球窝关节或杵臼关节，如髋关节、腕关节（TFCC）和肩关节。在儿童患者中，关节造影可显示儿童关节囊、韧带、肌腱、唇软骨和关节位置的缺陷。关节造影还可在注射止痛药（如抗炎的皮质类固醇）以缓解疼痛之前应用，以便选择准确的进针位置。

超声检查

成像原理

声波传感器的线性阵列发射声波，当声波穿透一个组织到另一个组织时，一定数量的声波将以回声的形式反射，这取决于边界两侧组织的材质特性。反射回来的声波由能量转换器接收，通过压电效应将其转化为电信号并被可视化为切片采集图像。

声波的反射量取决于两种组织的声阻抗差异（如密度和声音传导率不同）。声波通过两种组织边界时，由声阻抗不同形成对比图。声阻抗越大，反射回的声波越多，在传感器上使用凝胶来降低空气的声阻抗，提高成像质量。组织结构不同，回声也不同。

潜在风险

超声检查非常安全，没有任何临床不良反应。

骨科适应证

超声检查常用于检测深静脉血栓形成、浅表组织和软组织肿块，包括脓肿。亦可用于探查运动软组织损伤方面，如肌肉和肌腱撕裂伤。由于不存在放射性损伤的风险，超声检测特别适合儿科患者。检查 12 个月以下婴儿的髋关节稳定性和足部畸形时，超声尤其适用，因为婴儿骨骼还没有完全骨化，放射性成像检查不能显示太多细节。但是，超声检查不适用于评估关节内部错乱或弥漫性临床症状。MSk 影像科医生常在超声指引下进行关节内注射。

影像科医生在影像指引下进行的干预治疗：

关节腔内注射：超声，透视，CT；

抽吸术：超声，透视，CT；

肌腱针刺术：超声；

水扩张治疗术：超声；

活检：超声，CT。

扫码获取
☆配套电子书
☆专业公开课
☆案例分析
☆行业资讯

核医学

人体扫描

成像原理

给患者静脉注射核素标记物，利用 γ 照相机等探测仪器，从体外显示标记物在体内分布和聚集情况（图 3-6）。不同的标记物可以用来显示不同的病理组织（表 3-3）。

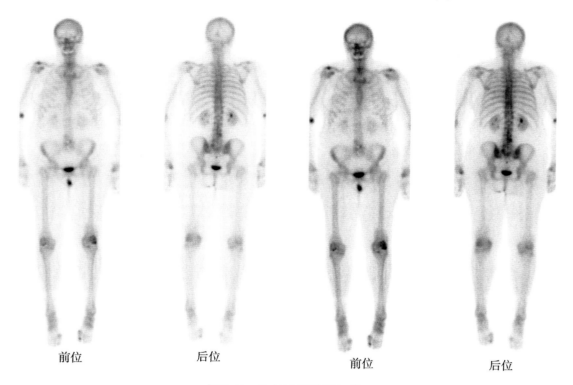

前位　　　　　　　后位　　　　　　　前位　　　　　　　后位

图3-6　全身核医学骨扫描

注：暗区表示放射性标记物吸收增加，表明血管病变或成骨细胞活性增强。在本例中，由于骨关节炎，暗区见于左膝和右肘。

表3-3　用于核医学扫描的放射性示踪剂及其生物标记物

示踪剂	生物标记物	半衰期	病变
锝99m（骨扫描）	二膦酸盐	6.01h	血管增生性病变
			成骨细胞活性增强的区域（如骨折、骨关节炎、骨肿瘤、佩吉特病）
铟111（WBC扫描）	患者白细胞	2.80d	急性感染（尤其是假体周围感染）
镓-67（镓扫描）	柠檬酸盐	3.26d	肿瘤
			炎症
			慢性感染（尤其是脊柱外骨髓炎）
碳11或氮13或氟18（PET扫描）	氟脱氧葡萄糖	20.3m	原发性或继发性肿瘤
		9.97m	
		109.8m	

注：半衰期以分钟（m）、小时（h）或天（d）表示。

潜在风险

核医学产生的电离辐射量变化很大，但通常相当于多年的背景辐射量（表 3-1）。

骨科适应证

核医学研究广泛用于应力性骨折、佩吉特病、骨髓炎、原发性和继发性肿瘤、隐匿性骨折和感染性假体松动的诊断。

单光子发射计算机断层显像（SPECT）

SPECT 是一种特殊的核医学成像技术。用 γ 相机收集大量的 2D 骨扫描片，用与 CT 扫描相似的原理，构建 3D 图像。SPECT 可将 CT 扫描结果进行重建，形成 SPECT/CT 扫描图像（图 3-7）。其适应证包括感染、炎症和植入物松动。

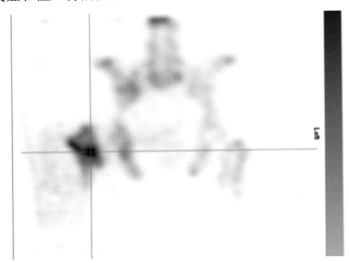

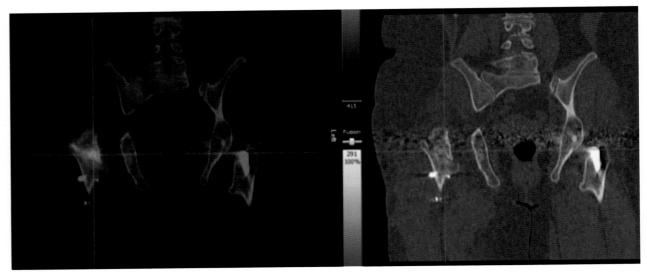

图3-7　双侧髋部SPECT/CT扫描

中心图像通过 SPECT 扫描（顶部）和 CT 扫描（底部）的数据重建。

正电子发射断层扫描（PET）

成像原理

将正电子放射性核素示踪剂注入体内，该标记物主要附着于生物活性分子，如氟脱氧葡萄糖（FDG）。FDG 被代谢活跃的组织吸收。示踪剂衰变时发射的正电子与体内的电子相互作用，产生一对向相反方向移动的光子。从未被检测为发散对的光子中过滤出彼此移动近似相反的光子对，通过检测分析这对光子，可以确定它们的源头，也就是 FDG 聚集的部位。

潜在风险

参见骨扫描。

骨科适应证

PET 扫描常用于检测肌肉骨骼肿瘤，也可以用来检测一些神经生理学检测不到的深层组织的代谢和功能。PET 扫描也可以利用 CT 扫描数据进行重建，以生成 PET/CT 扫描，从而实现与功能成像相关的精确解剖定位。

神经生理学检查

神经传导检测

神经传导检测用来评估运动神经和感觉神经的功能，检查的指标包括从感受器到效应器的动作电位的速度（神经传导速度以 /ms 为单位）、传导时间（潜伏期，ms）和反应程度（振幅 mV 或 μV））。

运动功能检测是指刺激不同部位周围神经，观察其所支配的肌肉反应，从而确定该部位的病理变化。

感觉功能检测是指刺激远端神经，并记录该神经的近端感觉。感觉神经的振幅通常比运动神经的振幅小，因此以 μV 为计量单位。

F 波研究确定肢体和脊髓之间运动神经的传导速度。刺激电极产生动作电位，传导至脊髓灰质腹侧角，再通过同一神经传导至四肢。

Hoffmann 反射（H - 反射）可以检测四肢的反射弧。刺激相应的感受器，产生动作电位，动作电位传导至骨髓，再通过运动神经传导至效应部位的肌肉。

潜在风险

神经传导检测是非侵入性检查，但由于用到电流刺激，因此可能会使受检者感到不适。一些金属的植入物（如起搏器、永久性组织刺激器等）不是本检测的禁忌证，但检测前需特殊处理。

骨科适应证

病理改变可能会导致神经传导速率、潜伏期及动作电位振幅的改变。大面积的传导速率降低可能意味着有脱髓鞘病变（如腓骨肌萎缩症）。特定部位（如腕部）感觉和运动潜伏期的特异性降低，表明神经有局灶性压迫（如腕管综合征）。多个肢体中所有神经传导的减慢可能表明存在系统性病理改变（如糖尿病神经病变）。

肌电图（EMG）

做神经传导检测时，往往会同时做肌电图检测。肌电图检测骨骼肌受到刺激时产生电位。电极放置于受检肌肉皮肤表面或者通过导管和细线直接置于肌肉上。

直接插入产生的电刺激，对肌肉状态及其支配神经产生即时反馈（M 波）。在肌肉休息时，没有电活动时进行研究，然后再评估收缩时电活动。正常状态下，肌肉仅在受到刺激收缩时产生电位，针刺结束后，肌肉回到静息状态。

肌电图检测电刺激的振幅、波形和频率。至少收集 20 个运动单位的信息。当不适合使用针刺电极时（例如在非神经专科门诊），就要用到浅表电极。

肌电图检测用于辅助诊断和监测神经肌肉病理改变。动作电位的不同表现有助于神经源性疾病和肌源性疾病的鉴别诊断（表3-4）。

表3-4　比较肌源性和神经源性病理过程的肌电图的区别

	肌源性疾病	神经源性疾病
电位振幅	下降	升高
电位持续时间	下降	升高
运动单元数量	下降（严重病例）	下降
病例	肌肉萎缩症	腕管综合征
	Lambert-Eaton肌无力综合征	Charcot - Marie - Tooth综合征（腓骨肌萎缩症）
	肌小管肌病	运动神经元损伤

潜在风险

风险同神经传导检测。使用针刺电极可能带来疼痛或引起感染。

骨科适应证

肌电图检测和神经传导检测一起使用，能辅助诊断多种神经肌肉病变。

肌电图检测可用于诊断和监测的病理过程。

- 臂丛神经损伤；
- 腕管综合征；
- Charcot-Marie-Tooth 综合征；
- 单神经病变；
- 肌病；
- 神经功能障碍；
- 神经炎；
- 多发性肌腱炎；
- 神经根病（例如坐骨神经痛）；
- 椎管狭窄；
- 脊椎病；
- 尺神经卡压；
- 肌营养不良症（例如 Duchenne 和 Becker）。

实验室检查

微生物测定

微生物学涉及病原体的分离、鉴定，手术中或行关节穿刺术时取到的标本要进行微生物测定，以确定致病菌，并确定该致病菌的抗菌药物敏感性和耐药性。常用的微生物学检查方法有显微镜检查、培养和药物敏感性试验（MC&S）。

骨科感染包括软组织、骨骼（骨髓炎）和关节（化脓性关节炎）的感染，其中植入物等异物可能成为感染的培养基或病灶。大多数感染是直接接触感染（通过开放性创口或局部扩散）或通过血行传播。易感因素包括内置导尿管、静脉给药、性传播及免疫功能不全。骨科感染可导致高发病率；感染严重可能导致死亡。因此，及时诊断和积极治疗非常必要。

获取准确足量的标本，对抗生素的选择非常重要（如穿刺抽取关节液、人工关节周围组织样本、血培养等）。未使用抗生素前，通常只有一次机会获取样本，采样失败将对治疗产生不利影响。采样过程必须严格无菌操作，以尽量减小感染范围，并避免继发感染。样本从采样到进入实验室检验的及时传递也很重要，特别是怀疑有厌氧菌感染时。液体样本应当作纯样本对待，最好装在培养瓶内。

采样后，患者可立刻使用广谱抗生素进行治疗，也可以选择一些侵入性处理（如冲洗和清理受感染的组织，冲洗并移除伤口部位嵌入的金属异物）。根据可能的致病菌选择相应的抗生素。骨科感染最常见的致病菌是金黄色葡萄球菌，在药敏结果出来前，可以选用针对该菌或更广谱的抗生素。用时较短（几个小时）的革兰染色可用于辅助抗生素的选择。微生物专家可以在样本采集、结果解释说明和恰当的抗生素治疗方面提供帮助，在中心静脉置管（PICC-LINE）的患者中，抗生素治疗会持续数周。

活检

活检能对可疑软组织和骨肿瘤、深部感染（如人工关节周围感染）或炎症部位取得的组织进行检测。活检采样标准见下文。

理想的活检特征：

· 仔细规划活检的部位和路线。对于疑似癌症，路线应与建议的手术切口一致，以防止组织播散。如果需要切除，这些区域也必须切除。

· 获得足够的体积，以代表活检部位。

· 对其他组织造成的污染最小，尤其是活检病变不同筋膜隔室中的组织。

· 适当的标本制备设施，以加快准确诊断。

· 在分析肌肉骨骼组织标本方面，经验丰富的病理学专家可以检查活检。

表3-5总结了三种活检方法。

表3-5　骨科手术中采用的活检技术

活检方法	内容
切除活检	整体切除整个肿块或组织，如疑似脂肪瘤
切取活检	从病变处切下组织样本，保留组织的组织结构。可以使用特殊的活检针（如Trucut活检针）取出楔形组织或核心部分
针刺抽吸活检	用针吸出组织或液体。在注射器内产生低压，针头的移动将细胞从组织中剪断，再将这些细胞吸进注射器中

　　肿瘤的活检要在经验丰富的专业机构进行，要有病理学专家快速诊断，能够进行紧急处理（手术或其他辅助治疗）。非专业机构易造成误诊，并具有与之相关的更高的发病率和死亡率。表3-6罗列了一些肿瘤相关的病史和查体的详细信息。

表3-6　疑似肿瘤的特殊病史和查体的具体细节

病史	起病隐匿
	症状加重，尤其是疼痛程度和肿块体积改变
	疼痛性质：夜间缓解或持续性疼痛
	系统性症状：体重减轻，盗汗
	既往治疗史：该部位既往有肿瘤、外伤或放疗史
	癌症家族史
查体	解剖部位：股骨远端、胫骨近端、肱骨近端
	大小：>5cm，并继续增大
	深达筋膜
	边界：不规则
	质地：坚硬或柔软
	压痛

　　下文显示的是肿瘤的影像学特征，用以指导活检。

平片检查中占位性病变的特征：

- ·解剖部位：股骨远端/胫骨近端/肱骨近端。
- ·骨骼中的部位：干骺端或髓内。
- ·大小：< 5cm/ > 5cm。
- ·范围：狭长或宽阔。
- ·骨损伤类型：渗透性、直接损伤、虫蚀性损伤。
- ·皮质反应：延展、扇形或破坏。
- ·骨膜反应：分层的/独立的/垂直的。
- ·基质钙化：骨质/软骨/纤维组织。

组织学检查

组织学检查是将组织置于显微镜下进行分析，包括组织固定、包埋、切片、染色，然后置于普通光学显微镜或者电子显微镜下进行观察。针对不同细胞和不同病理变化，有不同的染色方法。骨科最常用的组织学检查是骨肿瘤的诊断。

细胞学检查

细胞学检查包括对单个细胞和成簇细胞的检测。用穿刺针从组织中抽取积液或细胞进行检测。细胞学检查结合临床症状和影像学表现，可用于诊断肿瘤。在不能确诊的情况下，还需行开放性活检。细胞学检查在肿瘤的快速诊断和分型、选择合适的放疗或化疗手段方面具有重要意义。细胞学检查也可用于体液，尤其是关节液的检测。表3-7显示了不同滑膜液的细胞学指标。

表3-7　正常滑膜腔积液、败血症、感染、出血性疾病和骨关节炎积液的分析

	正常	败血症	感染	出血性疾病	骨关节炎
量（ml）	< 3.5	> 3.5	> 3.5	> 3.5	> 3.5
黏稠度	黏稠	中等黏稠	稀薄	稀薄	黏稠
清晰度	清晰	不透明	云雾状	浑浊	清晰
颜色	淡草绿色	黄色/绿色	黄色	红色	草绿色/黄色
WBC数量（mm^3）	< 200	> 50000	5000~75000	同血液	< 2000
多核细胞	< 25%	> 70%	50%~70%	同血液	< 25%
革兰染色	−ve	+ve	−ve	−ve	−ve

血液学检查

虽然不是很详尽，但表3-8仍总结了部分骨科诊断中一些血常规的特殊表现，不包括一些术前常规检查（如作为肾功能评价指标的尿素和肌酐）。

表3-8　骨科手术中的特殊血液学检查

检查（正常值范围）	内容	相关病理学改变
血红蛋白（Hb） （男性：13.8~18g/dL） （女性：12.1~15.1g/dL）	必须考虑平均红细胞体积和血细胞比容，因为在液体复苏时会影响血红蛋白水平。理想情况下，应在12~24小时后复查血红蛋白量	重大手术、创伤、继发慢性感染后，Hb水平显著降低（如慢性感染时的正常红细胞性贫血）
白细胞计数（WBC） （3.5~11×10⁹/L）	—	水平升高:炎症（通常是创伤、感染或愈合时）。怀孕、心肌炎和皮质类固醇治疗时出现一过性增高。水平降低：败血症、衰老、长期使用类固醇药物、自身免疫力低下
红细胞沉降率（ESR） （男性：<年龄/2mm/h） （女性：<（年龄+10）/2 mm/h）	一定时间内，在一细管中红细胞堆叠高度（缗钱状排列），与血浆蛋白质浓度有关	炎症或感染时，血浆中蛋白质含量增加（如纤维蛋白原），ESR升高。生理状态下，ESR随年龄增长而升高，尤其是在女性及严重贫血的患者中
C反应蛋白（CRP）（<5mg/L）	急性感染期，肝脏内合成的一种蛋白质，一般在感染后2小时内升高，48小时后到达峰值	通常情况下，炎症或感染，以及创伤（意外创伤或手术创伤）均会导致CRP升高
尿酸 （男性：3.6~8.3mg/dL） （女性：2.3~6.6 mg/dL）	单关节痛风的诊断指标，尤其是周期性发作型。病程中要关注尿酸水平的改变	尿酸增高不能诊断痛风，痛风患者的尿酸水平可能正常
钙（1.03~1.30mmol/L）	—	升高：多发性骨髓瘤、骨肿瘤或佩吉特病；降低：骨软化症、甲状旁腺功能减退继发的骨质疏松、慢性低镁血症或吸收不足
磷酸盐（0.8~1.5mmol/L）	磷酸盐的水平与钙密切相关，并受甲状旁腺调节	升高：骨软化症，甲状旁腺功能减退或慢性肾衰；降低：甲状旁腺功能亢进、低磷性佝偻病、营养不良、酒精中毒或吸收不良综合征
碱性磷酸酶（ALP） （男性：53~128U/L） （女性：42~98U/L）	存在于几乎所有组织中，在骨中含量较高。ALP通过水解作用，清除分子中的磷酸盐基团	骨病时特异性升高：佩吉特病、骨肉瘤、多发性骨髓瘤、骨转移瘤（特别是前列腺癌）、骨折、肾性骨营养不良、骨软化症、佝偻病、维生素D缺乏症

续表

检查（正常值范围）	内容	相关病理学改变
维生素D（50~125nmol/L）	体内骨质重组，钙、磷水平的重要调节因子。摄入量不足，日照时间不足会导致其含量降低	含量降低会导致骨软化症（儿童佝偻病），常见于骨质疏松患者
类风湿因子（RF）（<20U/ml）	一种抗IgG的自身免疫性IgM抗体，在类风湿性关节炎的诊断中具有重要意义	类风湿性关节炎时升高。在一些与类风湿性关节炎无关的自身免疫性疾病及一些感染（EB病毒感染时也有升高）
抗环瓜氨酸肽抗体（Anti-CCP）（<20 EU）	与RF一样，抗CCP水平与疾病活动性的相关性很低	类风湿性关节炎时升高的一种自身免疫性抗体
抗核抗体（ANA）（亚型不同，参考范围不同）	对抗自身细胞核的自身免疫性抗体	升高：类风湿性关节炎、雷诺氏症、纤维肌痛症、青少年特发性关节炎和银屑病性关节炎

延伸阅读

［1］Glossary of Orthopaedic Diagnostic Tests. https://orthoinfo.aaos.org/en/treat ment/glossary - of - orthopaedic - diagnostic - tests/

［2］Wheeless Textbook of Orthopaedics. http://www.wheelessonline.com/ortho/lab_menu.

［3］Wheeless, C.R. (2012). Wheeless' Textbook of Orthopaedics. http://www.wheelessonline.com/ortho/extremity_tourniquets. Published 2012. Accessed September 22, 2017.

第四章　骨科创伤

Aamer Nisar[1], Chinmay M. Gupte[2,3,] and Rajarshi Bhattacharya[3]

1 Hull and East Yorkshire Hospitals NHS Trust, Hull, UK

2 MSk Lab, Charing Cross Hospital, Imperial College London, London, UK

3 Imperial College Healthcare NHS Trust, London, UK

概述

- 据 WHO 称，创伤是世界范围内的主要死因。
- ATLS 通过提供一个按严重程度排序和治疗伤害的系统，显著改善了创伤受害者的治疗和预后。
- 骨科损伤占创伤受害者损伤的很大一部分。
- 骨折应被视为伴有骨损伤的软组织损伤。
- 放射学检查有助于更详细地识别肌肉骨骼损伤。

简介

在任何年龄阶段，外伤都是致畸和致死的主要原因。对外伤患者的评估和处理方法的基本原则要有清晰的认识，这点非常重要。本章简要介绍了多发伤和骨折的骨科治疗原则。

多发伤

在 40 岁以下，创伤是导致个体死亡的主要原因。已知多发伤患者的死亡高发期有三个。

1. 即刻：死亡发生在创伤后几秒至几分钟之内，可能就在创伤现场，通常与严重的脑或心脏损伤或主要血管损伤有关。在这一时期减少死亡的唯一有效方法是预防创伤的发生。

2. 早期：死亡多发生于创伤后几小时之内，死因包括大量血性胸腔积液或腹腔内脏损伤导致大出血。这是创伤处理的"黄金时期"，可以通过有效的 ATLS 方法来预防死亡。

3. 晚期：死亡多发生于创伤后几天到一周内，与败血症或多器官衰竭有关。

在 ATLS 原则基础上，采用多学科方法，系统性治疗多发伤患者，可以有效降低发病率和死亡率。

高级创伤生命支持

高级创伤生命支持（ATLS）是处理高能量创伤患者的系统性方法，能防止死亡并最大限度地减少发病率。作为众所周知的 ABCDE 方法，ATLS 优先处理危及生命的损伤，然后再处理较轻的损伤，能够最大限度稳定患者伤情（表4-1）。

表4-1 ATLS的初级评估

方法	项目	评估
A	气道维持及颈椎保护评估	确定开放气道，对气道梗阻进行快速评估，并使用颈套固定颈椎
B	呼吸和通气	评估通气情况和血氧饱和度，使用非循环呼吸面罩提供高流量氧
C	循环维持及大出血控制	检查毛细血管再灌注、中心脉搏及血压，使用两个大号静脉线或钻骨线排出血液或静脉血气体。加压止血或止血带止血，检查有无隐匿性出血、骨盆和长骨骨折
D	残疾评估及神经系统状况评估	神经系统检查（GCS），BM，瞳孔反射及肢体畸形
E	暴露/环境控制	使患者充分暴露，评估周边及腹部情况，可以使用快速扫描仪器进行检查，注意避免低体温

对患者以多学科方式进行治疗，多专科的相关人员系统性合作，对患者情况进行初级（ABCDE）和次级评估（图4-1）。次级评估是在初级评估完成、患者恢复意识之后进行，有时会推迟数天完成。对患者要进行全面的检查，包括完整的神经系统检查，都要有完整的记录。

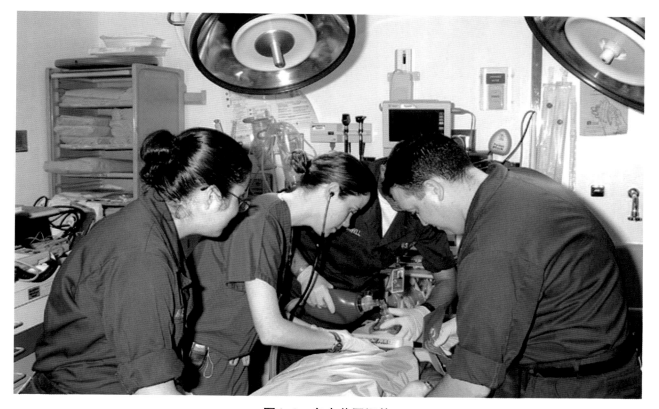

图4-1 多人共同评估

多发伤合并多发性骨折的处理

外伤患者管理的基本原则包括：

1. 重大创伤院前识别和蓝光（救护车）转移到重大创伤中心；

2. 初步调查；

3. 伤害危及生命时的治疗；

4. 二次调查；

5. 转至最终护理（手术室和病房）；

6. 康复与 MDT 输入。

大多数多发伤患者有多处骨折（如骨盆和长骨骨折），需要手术治疗，以避免出血、脂肪栓塞和慢性残疾。

早期全面护理与骨科损伤控制

多发伤的处理包括两方面：①早期全面护理（ETC），②骨科损伤控制（DCO）。在 20 世纪八九十年代，ETC 一直处于主导地位。ETC 要求，所有长骨骨折均需在 24 ~ 48 小时内固定，其优势在于早期固定，患者能早日恢复运动能力。但是，并不是所有患者都适合 ETC，因为可能存在多脏器损伤和呼吸系统并发症。随着时间的推移，人们对重大创伤患者的病理生理学及免疫反应的认识也有所提高。多发性损伤导致系统性炎症反应，是患者遭受的"第一打击"，此时进行外科手术是对患者进行的"第二打击"，严重者可导致多器官功能衰竭甚至过早死亡。正是由于这个原因，骨骼损伤的最终处理有时会延迟几天，通常是 5~10 天。因此，在早期阶段，对严重的肢体损伤或危及生命的损伤进行最低限度的外科干预 DCO，骨折可以通过急诊手术（即外固定器）、夹板或石膏暂时固定，直到合适时间再行最佳固定。

骨折的病理学表现

骨折被定义为骨皮质层连续性的破坏。但是骨结构的破坏只是骨折的一部分，有些骨折还伴有严重的软组织损伤。对这类损伤的处理，比单纯骨损伤的处理更难更复杂，后果更严重。因此骨折应被视为伴有骨损伤的软组织损伤。

骨折发生后，在微观层面上会发生一系列改变，如图 4-2 所示，描述如下。

（1）在最初几天形成血肿。

（2）在最初的 2~4 周内，急性炎症反应随着造血细胞的迁移而发生，将生长因子带到骨折部位，形成软骨痂。

（3）软性骨痂连接骨折断端，之后被骨性骨痂取代，骨痂在 3 个月时最为突出。

（4）接下来数月至数年里，在成骨细胞和破骨细胞的联合作用下，骨完成重塑，这一时间的长短取决于患者年龄和合并症。

骨折的愈合包括一级愈合和二级愈合。采用绝对稳定性（即刚性固定，如用钢板固定）治疗骨折时，骨断端直接愈合，称为一级愈合，只发生于骨折端部直接接触且骨折部位没有活动时；采用相对稳定性治疗的骨折（非刚性固定，如石膏固定或髓内钉）通过骨膜反应愈合，形成骨痂，称为二次愈合。

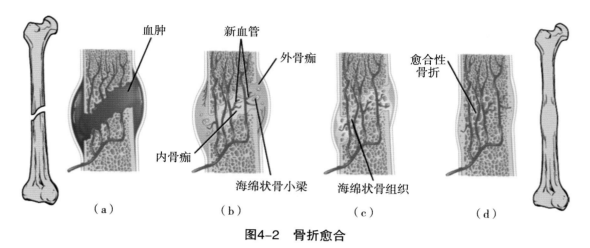

图4-2　骨折愈合

骨折术语

骨折的描述采用国际公认的术语，便于医务人员之间的沟通交流。根据骨折碎片的不同，分为简单骨折和复杂骨折。有一条骨折线或两个主要骨碎片的称为简单骨折；高能量创伤导致的含有多个碎片的骨折称为多碎片或粉碎性骨折（图4-3）。

根据骨碎片在前后位或中外侧面的平移，骨折可以分为非移位骨折或移位骨折；根据远端骨折的成角情况，骨折可分为内翻（向内）骨折和外翻（向外）骨折；或者根据骨折断端沿骨长轴旋转情况，可分为内旋骨折或外旋骨折。如何定义关节周围的骨折也很重要，可分为关节内骨折和关节外骨折。关节内骨折可进一步分为简单关节内骨折（未移位）或复杂关节内骨折（关节面粉碎）。

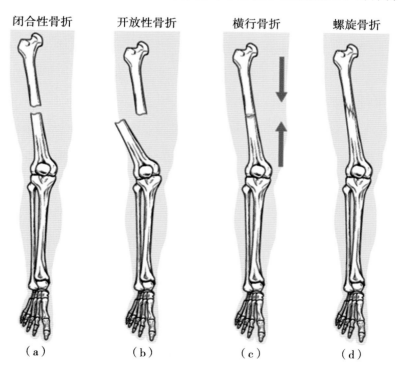

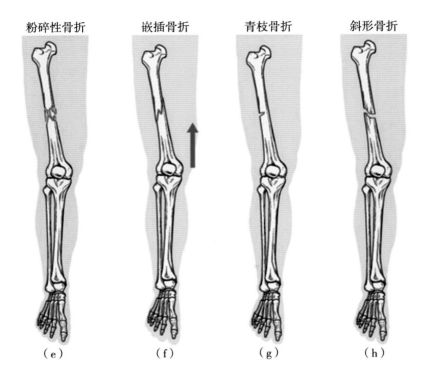

粉碎性骨折　　　嵌插骨折　　　青枝骨折　　　斜形骨折

（e）　　　　　（f）　　　　　（g）　　　　　（h）

图4-3　骨折模型

如果关节面完全移位，称为关节脱位；如果关节面部分移位，称为关节半脱位；如果没有相关的关节周围骨折，称为简单脱位，否则称为复杂脱位。关节脱位是一种紧急情况，需要在适当的镇痛下紧急复位，无论是在复苏室还是在手术室。

骨折也可分为开放性骨折和闭合性骨折。开放性骨折的骨折断端暴露于外部环境中，增加了感染的风险，易发生骨折不愈合，患者常需要进行多次手术。因此开放性骨折需要紧急处理，除了骨折部位固定外，还包括静脉注射抗生素、预防破伤风和伤口清创。开放性骨折的处理指南已根据英国骨科协会创伤标准（第4号出版物）出版。

骨折处理的基本原则

按照标准化的方法操作，任何骨折的处理都变得简单易行。在拿不准的时候，请记住4R原则：复苏（resuscitate）、复位（reduce）、休息（rest）、用金属或非金属夹板固定和康复（rehabilitation）。以下是骨折处理的原则。

骨折处理的基本原则：

1. 评估

a. 软组织（皮肤、肌肉、肌腱、隔室）；

b. 骨骼和关节（适当的X线片）；

c. 神经血管状态。

2.镇痛（静脉、口腔、神经阻滞）

3.临时固定

模式（背板、石膏、夹板）。

4.最终处理（非手术与手术）

－ 降低

－ 固定

a.持续时间（上肢与下肢，儿童与成人）；

b.方法（各种）

－ 康复（理疗）。

骨折评估包括确定是开放性骨折还是闭合性骨折，有无软组织损伤，如肌肉挫伤、肌腱断裂或骨－筋膜室综合征。对骨折最初的评估中要包含神经血管状况的记录，之后间隔一段时间也要记录，尤其是在进行任何干预后，一些血管神经损伤可能需要进行紧急处理。骨折可能造成剧痛，因此，充分的镇痛是非常必要的，解剖复位也能减轻疼痛。后续的处理要视骨折类型和相关损伤情况而定。骨折明确处理后，患者需要进行系统性的康复训练，尤其是患处。因此，骨折的治疗涉及很多专业，包括理疗师、职业治疗师和专科护士等，这就是为什么一开始就强调多学科参与治疗。

复位（图4-4）包括闭合性手法复位和切开复位，前者能达到功能性复位和相对稳定，而后者能实现绝对稳定性的解剖复位。

制动骨折以避免进一步移位并减轻疼痛，如图4-5所示。

一旦骨折处被制动，接下来按图4-6所示，将采用各种方法固定骨折。

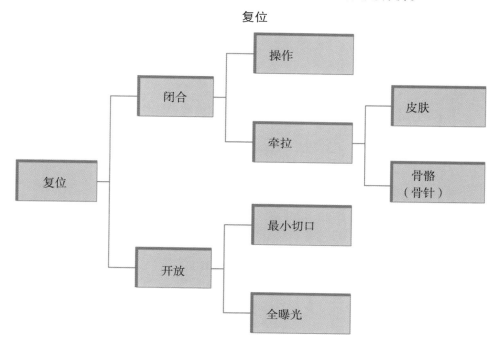

图4-4　骨折复位原则

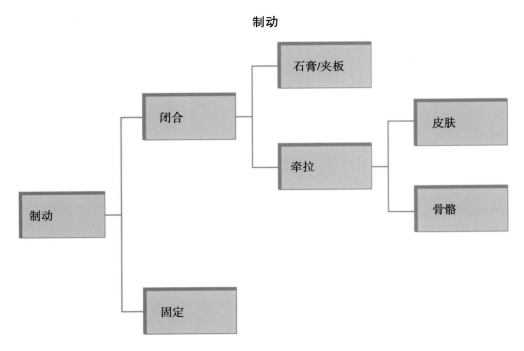

图4-5　骨折制动原则

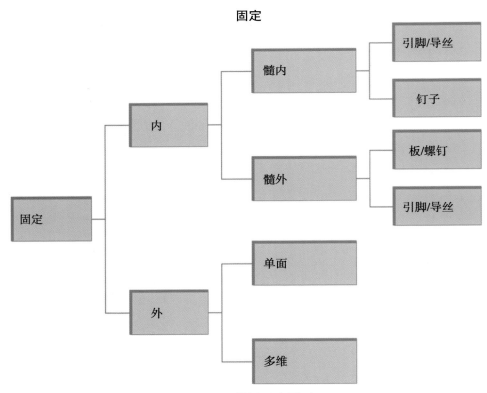

图4-6　骨折固定原则

骨折稳定

　　骨折的最终治疗需要足够的稳定性，可以是绝对稳定，也可以是相对稳定。绝对稳定是指解剖复位和坚固的内固定，可以使用螺钉或压缩板进行碎片间压缩。关节周围骨折通常需要绝对稳定，以防止创伤后关节炎，或偶发长骨骨折（例如，前臂骨折需要解剖复位以恢复骨骼长度和最佳关节功能）。在绝对稳定的骨折治疗中，骨折处很少位移，骨折达到完全愈合。

　　关节外骨折可以采用相对稳定的治疗方法，这种类型的稳定是灵活的，允许在骨折部位进行一些小范围位移，因此就发生次级愈合，产生骨痂。石膏铸型、髓内钉或桥接钢板都属于具有相对稳定性的骨折处理方法。固定装置的选择取决于骨折特点（相关的软组织损伤、骨质和骨折方向）、患者情况和外科医生等因素。

手术治疗和非手术治疗

　　骨科医生面临的一个重要问题是骨折是否需要手术，治疗方法的选择由许多因素决定。一般来说，大多数未发生移位的骨折都可以用石膏进行固定，石膏铸型持续时间是可变的，这取决于骨折部位、骨折形态和患者年龄。

　　表 4-2 显示了儿童和成人不同部位骨愈合所需的平均时间。

表4-2　儿童和成人的中位骨折愈合时间

骨折部位	骨折愈合时间	
	儿童	成人
桡骨/尺骨	4周	6~8周
肱骨	6周	8~12周
锁骨	4周	6~8周
股骨	8周	12~16周
胫骨	8周	12~16周

　　关节内部或关节周围的移位骨折需要手术复位，使其稳定。复位可以是闭合性复位，也可以是切开复位。切开复位通常使用钢板或髓内钉，这里我们回顾一下前面讲到的基于骨折位置和结构的绝对或相对稳定性的概念。有时，当软组织受损时，用外固定器处理骨折，切开复位会导致伤口并发症。再次强调，骨折是一种伴有骨损伤的软组织损伤，处理时必须考虑软组织的状况（图4-7）。

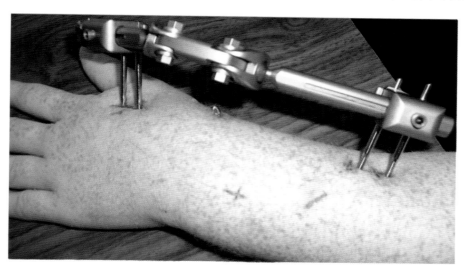

图4-7　腕部骨折的外固定器

康复（图4-8）通常是骨折处理的最终治疗方法。负重会影响骨折重塑（沃尔夫定律），规律的锻炼可以使骨折附近的肌肉力量增强，分担骨折重塑时骨所承受的压力。别忘了创伤与骨科中那句古老的俗语："如果你不使用它，你就会失去它。"

康复

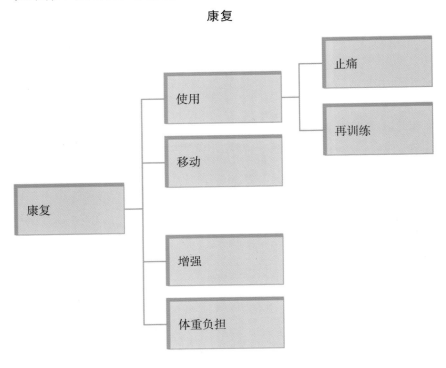

图4-8　康复原则

特殊情况

虽然所有创伤患者的基本处理原则都相同，但还需要考虑某些特殊情况。儿童骨折需要特别注意，因为骨骼发育不成熟并有可能重塑。处理损伤的过程中，要密切监测生长板的损伤情况及畸形的风险。对于2岁以下儿童的骨折，应考虑是否为非意外伤害，并将其转诊给儿童保护服务机构。孕妇外伤应当特别注意，孕期前三个月限制使用放射性检查。若为孕妇多发伤，应请产科医生会诊，尽早并密切监测胎儿情况。老年患者容易伴有多种基础疾病，如骨质疏松症、既往有关节炎或正在服用多种药物，这些情况会降低治愈率。此外，老年患者的心肺功能不全，对创伤的应激能力较差。

创伤的影像学检查

影像学是骨科与创伤研究中不可或缺的一部分。不同的影像学检查有不同的适应证。

在多发伤中，应拍摄以下创伤系列X线片：

1. 前后位和侧位颈椎视图，但这已被CT成像取代以提高灵敏度和特异性；

2. 前后位胸片；

3. 前后位骨盆片；

4. 二次检查时任何变形或疼痛的关节或长骨。

　　如今，多发伤患者的处理多集中在创伤中心（MTC），颈椎、胸腹部及骨盆的 X 线检查已被 CT 扫描取代，以便快速准确地发现患者明显的骨折和器官损伤，尤其适用于处于无意识或插管状态，难以检查的患者。所有的主要创伤中心都能进行创伤超声聚焦评估（FAST），能更快更好地在病床边发现腹部、肺和心包损伤。作为一般原则，所有疑似骨折的影像学检查均应具有两个正交平面的正位（前后位）图和侧位图，并包括上方和下方的关节。更先进的成像技术包括 CT 创伤图，可用以研究复杂骨折中的详细骨解剖结构。想获得更详细的分析（图 4-9），可采用 3D CT 重建。MRI 常用于检测软组织损伤或脊髓损伤。

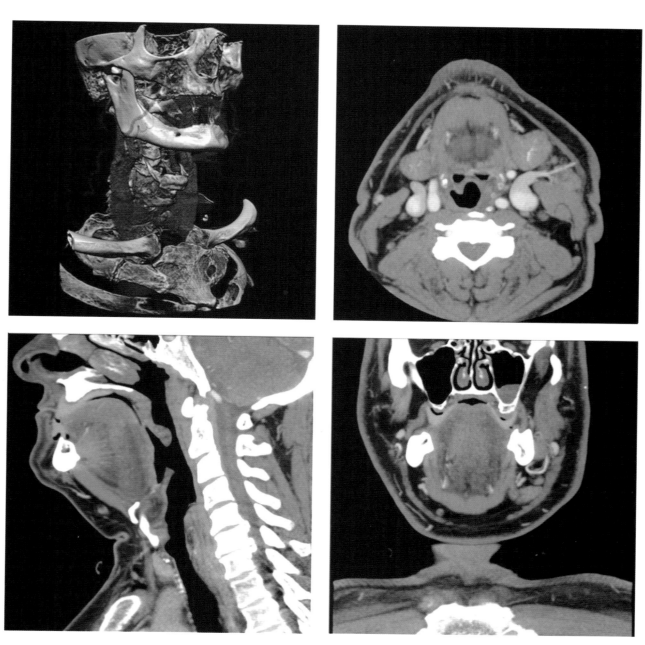

图4-9　CT三维重建显示颅底和颈椎的创伤影像

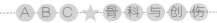

延伸阅读

[1] Advanced Trauma Life Support. (2012). ATLS Student Course Manual, 9th ed. Chicago: American College of Surgeons.

[2] Browner, B., Levine, A., Jupiter, J.B., et al. (2009). Skeletal Trauma. Basic Science, Management and Reconstruction, 4th ed. Philadelphia: Saunders.

[3] Pape, H.C., Tornetta, P., III, Tarkin, I., et al. (2009). Timing of fracture fixation in multitrauma patients: the role of early total care and damage control surgery. Journal of American Academic Orthopedic Surgery 17 (9): 541–549.

[4] Ruedi, T.P., Buckley, R.E., Moran, C.G. (2007). AO Principles of Fracture Management. New York: Thieme.

[5] Solomon, L., Warwick, D., Nayagam, S. (2001). Apley's System of Orthopaedics and Fractures, 8th ed. New York: Arnold.

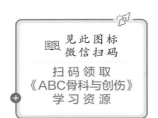

见此图标
微信扫码
扫码领取
《ABC骨科与创伤》
学习资源

第五章　成人骨折的处理

Aamer Nisar[1], Chinmay M. Gupte[2,3], and Rajarshi Bhattacharya[3]

1 Hull and East Yorkshire Hospitals NHS Trust, Hull, UK

2 MSk Lab, Charing Cross Hospital, Imperial College London, London, UK

3 Imperial College Healthcare NHS Trust, London, UK

概述

- 骨折是骨皮质的断裂并伴有相关软组织损伤。
- 骨折的处理遵循 4R 原则：复苏（resuscitate），ABCDE 评估；复位（reduce），包括闭合性复位和切开复位；休息（rest），包括牵引术，用石膏或金属板固定；康复训练（rehabilitate），包括一系列物理治疗。
- 治疗方法包括保守治疗（石膏固定/牵引）和手术治疗（金属固定）。
- 手术治疗包括内固定（髓内固定和髓外固定）和外固定。
- 一些部位的骨折，如骨盆骨折和股骨骨折，可能会由于大出血而危及生命。
- 关节内骨折有发生早期退行性病变的风险，更常见的是需要解剖复位和固定。
- 开放性骨折是一种骨科急症，需要紧急处理，以降低感染风险、减少疼痛、避免功能损伤。

诱因

外伤、压力及一些病理学原因均可引起骨折。大多数骨折是由于外伤或其他损伤产生的力量导致骨连续性中断，少数骨折是由于骨组织受损造成的，如肿瘤或骨质疏松症，称为病理性骨折。应力性骨折是指异常强度的压力施于正常骨而造成的骨折，如在马拉松长跑中或是行军途中发生的骨折。

上肢骨折

锁骨骨折

根据骨折部位，锁骨骨折可分为三种：锁骨内 1/3 骨折、中 1/3 骨折和外 1/3 骨折，其中中 1/3 骨折（图 5-1）最常见，大多数无须手术，可使用宽臂悬带固定。臂悬带支撑肘部，避免骨折后段及肩部向下移位。若锁骨骨折出现明显的骨缩短（与健侧相比缩短了 2cm 以上），或者骨折波及外 1/3 处，就有发生骨折不愈合的风险，此时应行手术治疗。

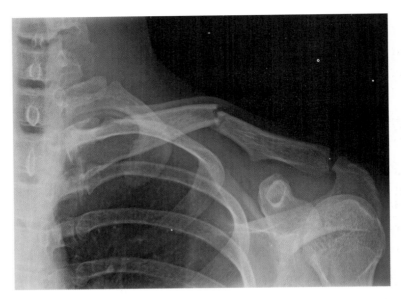

图5-1　锁骨骨折伴缩短

肱骨近端骨折

肱骨近端骨折好发于患有骨质疏松症（由跌倒导致）的老年患者（详见第六章），青年患者罹患此症多由于高能量损伤。肱骨近端骨折可依据 Neer 分型法（图6-10）进行分类。肱骨近端骨折往往只需要保守治疗，肱骨头成角和移位程度决定了是否需要进一步治疗。手术治疗包括切开复位、内固定或置换。早期（伤后 2 周内）确定治疗方案（保留、固定或置换）能获得较好的预后。

肩关节移位（详见第六章）在年轻人及老年人中均可发生，在年轻人中易复发。在肩关节移位时，可伴发肱骨近端骨折，也可发生于复位的过程中（医源性），均需专业处理。上臂外侧又称"徽章区"或"补丁区"，在所有肩部损伤时应评估该部位的皮肤感觉损伤情况，以确定有无臂丛神经的损伤。

肱骨中段骨折

肱骨中段骨折多为外伤性骨折，但也可能是病理性骨折（骨质疏松症和骨肿瘤）。在骨折断端成角 <30° 和骨长度缩短 <3cm 时，多可采用夹板固定，然后使用功能性肱骨支架来处理。若发生开放性骨折、神经血管结构损伤、同侧前臂骨折（即浮动肘）或隔室综合征时，需切开复位内固定（ORIF）。髓内钉固定用于多发伤、节段性和病理性（包括预防性治疗骨肿瘤）骨折。

肱骨远端骨折

肱骨远端骨折可累及肱骨远端或肘关节。肱骨远端周围的神经血管结构与骨骼关系密切，在治疗过程中有发生神经血管损伤的风险，因此要进行全面的神经系统评估。波及关节的骨折需要用钢板和螺钉固定（图5-2）。僵硬是常见的损伤后并发症。

桡神经分布在肱骨后侧肘部近端 7~14cm 处的螺旋沟中，可能会在肱骨远端骨折时损伤，还可能在骨折复位或正骨时被卡住，这种骨折损伤被称为 Holstein - Lewis 骨折，如图 5-3。

肘关节内骨折可以伴发周围神经血管结构损伤，如尺神经损伤，因为它非常接近内侧上髁后部。

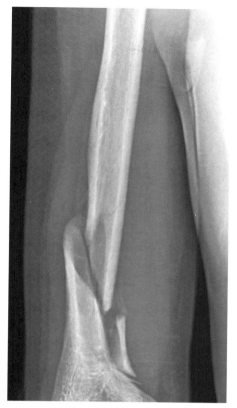

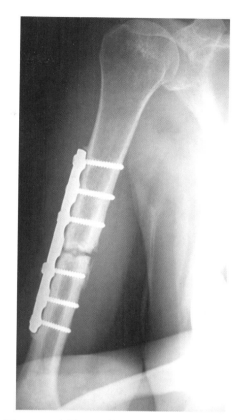

图5-2　带夹板和螺钉的肱骨中段骨折切开内固定　图5-3　肱骨远端的Holstein - Lewis 骨折

腕部骨折

桡骨远端和腕骨骨折是最常见的上肢损伤，在所有年龄组都会发生（详见第七章）。包括儿童远端屈曲骨折或青枝骨折、成人高能量关节内骨折和舟状骨骨折，以及老年人由于骨质疏松，摔倒时伸出手造成的餐叉型（Colles）骨折（图 5-4）等。重点要区分 Colles 和 Smith 腕关节骨折（表 5-1）。

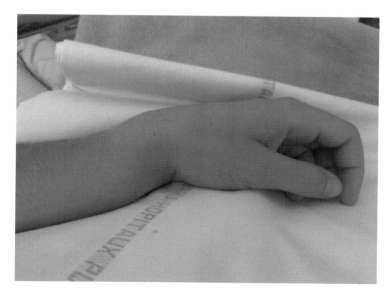

（a）

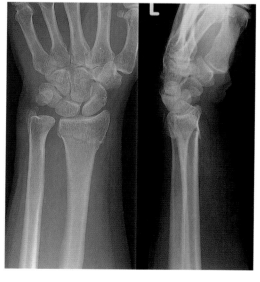

（b）

图5-4　Colles骨折（更准确地说是桡骨远端背侧斜形骨折）的临床表现（a）及影像学表现（b）

表5-1　Colles骨折和Smith骨折

Colles	Smith
比较常见	不常见
摔倒时手腕伸展	摔倒时手腕屈曲或直接打击造成
关节外损伤	关节外损伤
稳定损伤（可以复位）	不稳定损伤（不能闭合复位）
不需手术复位	需切开复位（ORIF）
背侧倾斜，背侧成角，背侧位移	—
导致餐叉畸形	掌侧成角，又称反Colles角
手背方向石膏夹板	中立位置石膏夹板

桡骨和尺骨的远端，以及手近端的一排腕骨共同组成腕部。要对常见的腕部骨折采取恰当的处理，首先要了解正常桡骨远端的形状。根据11原则制订了3项衡量标准（图5-5），来确定手术指征。

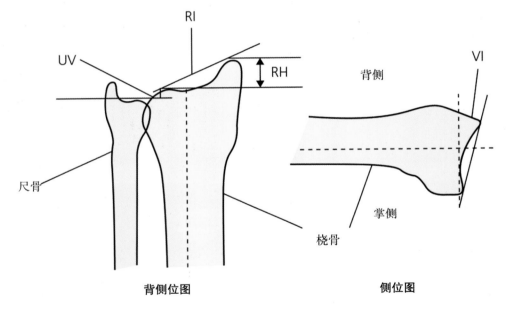

背侧位图　　　　　　　　　**侧位图**

图5-5　腕关节11原则

注：观察桡骨远端周围的解剖关系。尺骨变异（UV），桡骨高度（RH=11mm），尺偏角（RI=22°），掌侧倾斜度（VI=11°）。

对于老年人桡骨远端骨折的治疗尚有争议。历来一直采用Frykman分类法描述桡骨和尺骨远端骨折，但这方法已经过时。在回顾患者病情及影像学表现时，一定要确定骨折移位是偏向掌侧还是背侧。多数掌侧移位会导致腕关节矢状位失衡，需要手术治疗。

背侧移位骨折的处理办法更具争议性。有很多证据表明，通过手法复位或手术切开复位，即使能恢复正常解剖结构，对功能的恢复意义不大。对于桡骨远端骨折后腕部餐叉畸形的，其治疗方法的主流意见是复位后固定。在有血肿时，可以在血肿处局部注射麻醉剂，再行复位固定。

可采用经皮钢丝，或者切开复位，置入钢板和螺钉进行固定（图5-6）。儿童前臂和手腕骨折通常需要在麻醉下进行手法复位，然后才能使用石膏固定。严重的粉碎性骨折可用外固定器替代。

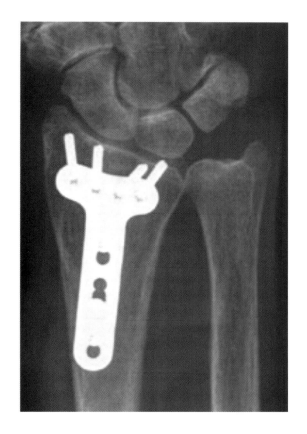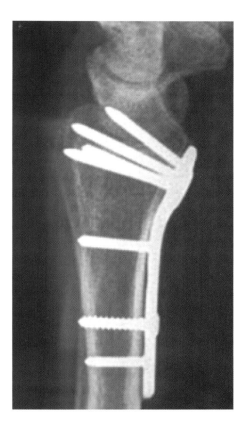

图5-6　腕关节骨折切开内固定

下肢骨折

骨盆骨折

骨盆骨折可分为骨盆环骨折和仅累及髋臼的骨折（详见第八章）。骨盆骨折常用的分型方法为 Tile 和 Young - Burgess。在初步复苏和稳定后，骨盆骨折应在专科医院由专科医生处理。骨盆骨折多与高能量创伤和多发伤有关。患者可能有相关脏器损伤，如膀胱损伤或尿道撕裂。

骨盆环骨折常导致骨盆内表面广泛的静脉丛受损，有较高的出血风险。动脉出血时会由于收缩而止血，但静脉出血持续且缓慢，血液可流入腹膜后间隙，其出血量可以很大。在急性创伤的早期认识到这一点，并足量输血，可以极大地改善预后。在 CT 创伤图确定损伤部位和骨折类型之前，可用骨盆黏合剂修复骨折。

髋臼骨折很复杂，且很难固定，但是一般不太危及生命。髋臼骨折累及髋关节，很大一部分人在晚年会患上创伤后关节炎，需要做髋关节置换术。髋臼骨折可以采取保守治疗，一旦骨折愈合，并有新的软组织生长，就要进行早期关节置换。髋臼骨折可以用 Judet 和 Letournel 分类法进行分类（图8-15）。

髋关节骨折

髋关节骨折是老年患者中最常见的下肢骨折（详见第九章）。股骨颈骨折分为囊外骨折和囊内骨折，过去，囊内骨折还可用 Garden 分类法进行分型（图9-8），现在都简化为移位性骨折和非移位性骨折，通常为脆性（骨质疏松性）骨折。老年患者股骨颈骨折通常有明显的合并症，应紧急治疗，以期早日恢复活动，并预防与固定相关的全身并发症。随着骨质疏松症的治疗手段越来越先进，越来越普遍，出现了与抗骨质疏松药物（如双膦酸盐）相关的其他骨折类型。阿仑膦酸钠可引起骨的生物学和结构改变，在转子下区引起病理性骨折。这类药物导致的骨生物学性质的改变，易造成骨折不愈合，这对骨折的治疗提出了更大的挑战。

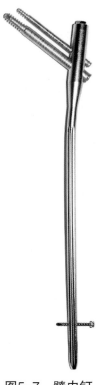

图5-7 髓内钉

股骨骨折

股骨干骨折通常与高能量创伤有关。骨折发生后，血流入大腿肌肉间隙，有可能造成失血超过两个单位。双侧股骨骨折时可有超过50%循环血容量的血液流入大腿肌肉间隙中，需紧急处理，包括用夹板固定患肢以控制出血，并及时输血。10%的股骨干骨折伴有股骨颈骨折。治疗股骨干骨折最常采用髓内钉，如果合并有股骨颈骨折，则用颈螺钉穿过髓内钉（图5-7）。

膝关节骨折

股骨远端骨折好发于高能量损伤、骨质疏松性骨或行关节置换术周边（详见第十章）。骨折常累及膝关节的关节面，在膝关节前后位和侧位（HBL）X线片中可看到，因此需要进行解剖复位，以防止创伤性关节炎。

髌骨脱位最常见于青少年，造成脱位的病理学原因有很多。第一次单纯性脱位可以用夹板固定（2~6周），再行理疗康复；复发性脱位的处理更为复杂，需请专家会诊。

膝胫股关节脱位不常见，通常与高能量创伤有关（在第十章有详细论述），多伴有膝关节韧带损伤。高达25%的膝关节脱位伴有血管损伤，尽管不会立即影响下肢远端脉搏，但动脉内可能已有内膜撕裂，之后可能发生凝血块脱落。因此当诊断有关节脱位时，血管成像（如CT血管造影）是非常必要的。进一步的治疗取决于韧带损伤的性质和合并症。骨－筋膜室综合征是另一种膝关节骨折的常见并发症，也是一种骨科急症，因此在发生骨折时必须检查神经血管有无损伤。

胫骨骨折

胫骨骨折可以是关节内骨折（骨折线进入膝关节或踝关节），也可以是关节外骨折（胫骨干骨折）。胫骨近端（平台）骨折可以是外侧或内侧平台（与膝关节脱位相关），或二者兼有，累及膝关节，通常需要复位和固定（图5-8）。胫骨平台骨折采用 Schatzker 分类法进行分类（图5-9）。由于这些骨折累及关节面，因此有发生早期骨关节炎的风险，尤其是骨折未复位时（关节面移位 >2mm）。治疗主要用钢板和螺钉固定，目的是减少关节面损伤，使其与胫骨尽量对齐。非移位骨折可采用膝关节以上石膏或特殊的膝关节下髌腱支撑石膏（称为 Sarmiento 石膏）进行保守治疗，同时使用双拐保持非承重状态。大多数移位骨折需要手术治疗。常用的方法是将髓内钉插入胫骨上侧面进行闭合复位；有时也可使用钢板和螺钉，尤其是发生关节内骨折时。

Schatzker 分型法：

Ⅰ.外侧裂　Ⅱ.外侧裂＋下陷　Ⅲ.单侧凹陷　Ⅳ.内侧裂　Ⅴ.双髁裂　Ⅵ.干骺骨干分离

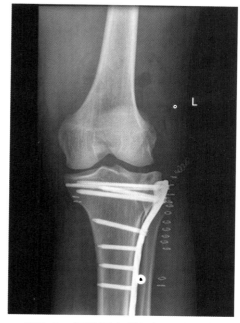

图5-8　胫骨平台骨折切开内固定

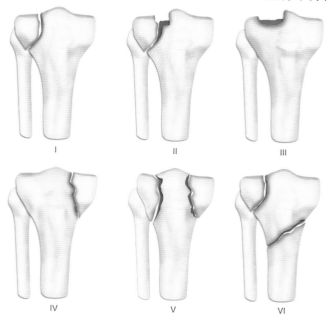

图5-9　胫骨平台骨折Schatzker分型法

踝关节骨折

胫骨远端（内踝）和腓骨远端（外踝）共同组成踝关节，并与距骨相连（详见第十一章）。踝关节损伤，可能仅为软组织损伤，也可伴有单侧或双侧踝骨骨折（图5-10）。外踝骨折可用 Weber 分型法进行。可用渥太华脚踝损伤诊断标准来评估紧急情况下的踝关节损伤程度，确定是否需要 X 线检查。踝关节的损伤程度决定了其处理办法，从简单的负重石膏固定，到切开复位和固定。踝关节骨折伴有小错位，可以行膝关节以下石膏固定 4~8 周，不需要负重；涉及踝关节距骨移位的移位性骨折需要切开复位并用钢板和螺钉固定。骨折导致下胫腓韧带损伤的，也需切开复位。

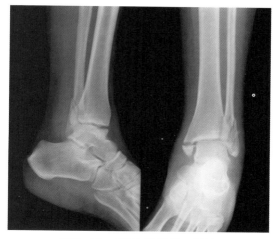

图5-10　踝骨骨折的X线片

扫码获取

☆ 配套电子书
☆ 专业公开课
☆ 案例分析
☆ 行业资讯

渥太华脚踝损伤诊断标准：

胫骨或腓骨后段远端6cm处的骨压痛；

任一踝端骨压痛；

受伤后不能立即负重或在急诊室行走不超过四步；

第五跖骨基底部骨压痛（撕脱骨折）；

舟骨骨压痛（AVN-Kohler's病风险）。

其他

脊椎骨折

脊椎骨折可以是创伤性骨折，也可以是骨质疏松性（脆性）骨折，二者的处理办法完全不同（详见第十二章），可以用 Denis 3 - column 分型系统进行分型（图 12-12）。创伤性脊椎骨折可伴有神经系统改变，需立即请专科医生检查处理。神经损伤后出现骶骨保留是较好的预后指标。

骨质疏松性椎体骨折导致脊柱前柱楔状畸形，通常不伴或很少伴有外伤，仅需要休息和适当镇痛。近年来越来越多地使用后凸成形术和椎体成形术使患者恢复身高，灌注骨水泥来减轻疼痛。

开放性骨折

英国骨科协会创伤标准（BOAST）开放性骨折指南（第 4 号）逐渐改变了开放性骨折的处理方法。下肢骨干骨折与高能量创伤有关，由于其软组织覆盖不良易造成开放性骨折（图 5-11）。Gustilo 和 Anderson 为通常用于确定开放性骨折处理的分类系统提供了基础，最终分型要依靠术中探查。所有被确定为骨科急症的开放性骨折需在 24 小时内接受广谱抗生素治疗、广泛的组织探查清创治疗及骨折断端稳定。在初次清创后，能对软组织做出准确的评估，初步判定的骨折等级会有所改变。在对病人进行初步复苏和暂时骨折稳定后，所有 3 级和部分 2 级损伤患者都应被送到创伤中心进行最终治疗。

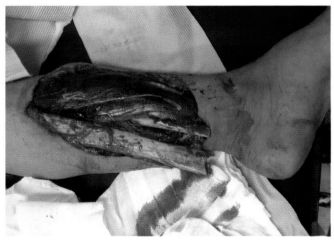

图5-11　腿部开放性骨折

开放性骨折的Gustilo Anderson分型法：

1 级　伤口长度小于1cm；较少创口污染、软组织损伤与骨粉碎；

2 级　伤口长度大于1cm；中度创口污染、软组织损伤和骨粉碎；

3 级　高能量损伤造成不同程度的软组织缺失（伤口长度大于10cm）、骨膜损伤和血管损伤。

　　3A　广泛软组织撕裂伤但有足够的软组织覆盖骨组织，骨膜撕裂比较局限。

　　3B　广泛软组织损伤和缺损、骨膜剥离、骨外露、骨折粉碎，创面需使用局部或转移皮瓣修复（需整形外科辅助）。

　　3C　合并主要的大血管损伤，需要进行修复以保留患肢（需血管外科辅助）。

　　开放性骨折的治疗需要多学科的介入，包括骨科、整形外科和血管外科。开放性骨折或骨膜剥离导致软组织严重破坏的骨折，有不愈合和术后感染的风险。在这种情况下，可使用圆形框架（如Ilizarov框架，图5-12）进行外固定，作为短期应急措施或最终固定。

　　骨－筋膜室综合征通常与长骨骨折有关，但可发生于身体任何部位闭合的骨－筋膜室中。腿部肌肉分布在胫骨周围的四个独立的隔室内，表面有一层坚韧的纤维筋膜层覆盖。其中任何一个隔室的压力升高（例如，由于受伤后肌肉肿胀），都会造成静脉回流不畅、氧合不良及肌肉坏死并随后进一步肿胀的恶性循环。为了打破这个恶性循环，必须用筋膜切开术来对隔室进行减压（如图5-13）。

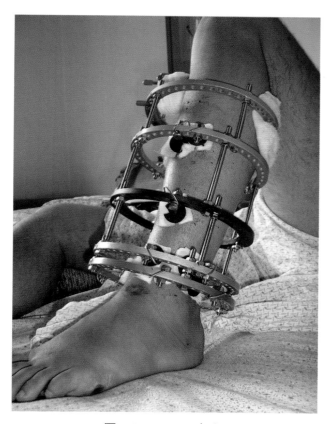

图5-12　Ilizarov框架

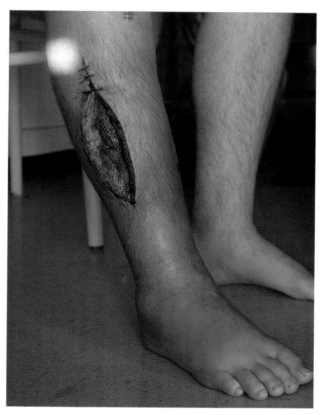

图5-13　腿部筋膜切开术

植入物周围骨折

近年来，行原位关节置换术的老年关节炎患者越来越多，随之而来的是植入物周围的潜在损伤。这种损伤可以发生在任何植入物周围，最常见于髋关节和膝关节，因为这是最常行关节置换术的部位。采用温哥华分型法对这部分骨折进行分型（图5-14）。这类骨折的处理相当复杂，需要专科医生处理，既要修复骨折，又要根据需要修复植入物。

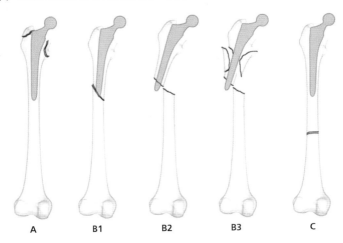

图5-14　股骨假体周围骨折的温哥华分型

应力性骨折

重复或不寻常的动作会对骨骼造成相当的创伤，从而产生应力性（或不完全）骨折，常见于足跖骨、神经性厌食症者及高强度运动员的胫骨和股骨颈。

延伸阅读

［1］Brinker, M.R. (2013). Review of Orthopaedic Trauma, 2nd revised ed. Springhouse Publishing Co.

［2］British Orthopaedic Association Standards for Trauma (BOAST) 4: guidelines for open fractures. https://www.boa.ac.uk/wp–content/uploads/2017/12/ BOAST–Open–Fractures.pdf.

［3］British Orthopaedic Association Standards for Trauma (BOAST) (2012). Guidelines for hip fractures. www.boa.ac.uk/wp - content/uploads/2014/12/ BOAST - 1.pdf.

［4］NICE guidelines for hip fracture management. www.nice.org.uk/guidance/ cg124.

［5］Solomon, L., Warwick, D., Nayagam, S. (2001). Apley's System of Orthopaedics and Fractures. 8th Edition. New York: Arnold.

第六章 肩关节和肘关节骨折

Andrew Sankey and Peter Reilly

Chelsea and Westminster Hospital, London, UK

概述

- 肩关节病变可分为：
  - 外伤，退行性病变，运动损伤；
  - 骨和软组织病变。
- 在没有外伤的情况下失去被动外旋功能通常是冷冻肩或骨关节炎。
- 肩部 X 线片不足会导致遗漏后脱位。
- 减少伴随骨折的脱位可能导致骨折碎片移位。

肱骨近端解剖

肱骨近端分为四个部分：关节面或关节头、大结节、小结节和肱骨干（图 6-1），有解剖颈和外科颈。肩胛下肌插入小结节，而其他三个肩袖肌腱插入大结节。血液供应包括旋肱前动脉和旋肱后动脉，神经支配是由腋神经和臂丛神经的其他分支支配。

病史采集

病史采集应确定患者的年龄、惯用手、职业及兴趣爱好。退行性肩袖撕裂和骨关节炎好发于老年患者，撞击伤和冷冻肩易出现在中年患者中，肩关节不稳定常见于年轻运动员。这些也并不绝对。例如，虽然比较少见，但年轻患者也可能患上创伤后关节炎或急性创伤性肩袖撕裂。

体征

肩部损伤可造成多部位疼痛，如颈椎、肩胛和肩胛旁肌区、肩锁关节（ACJ）、肩峰下间隙和盂肱关节（GHJ）。

区分疼痛的性质和部位对于寻找病因非常重要。射击样疼痛和烧灼样疼痛通常是神经性疼痛（C5），并且可能会辐射到肘部以下（C6~T1）；上部疼痛多是由于 ACJ 损伤；背部疼痛可能是肌筋膜疼痛；膈肌痛可累及肩尖。然而，在绝大多数情况下，肩部疼痛局限于外侧三角区（图 6-2），由肩峰下滑囊炎引起的牵涉痛所导致。

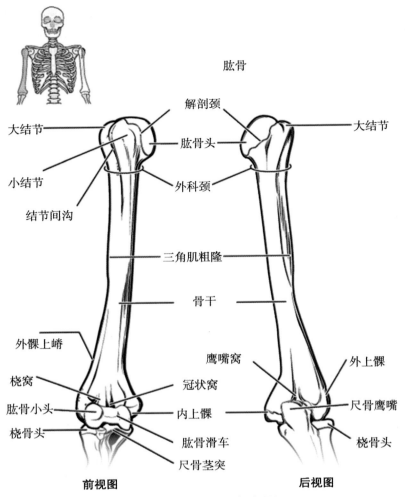

前视图   后视图

图6-1 肱骨近端解剖图

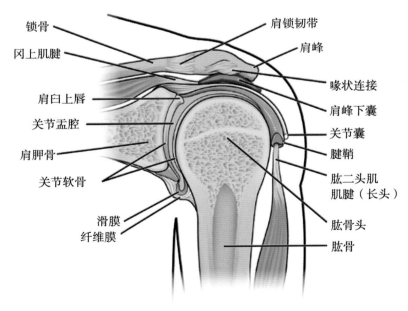

图6-2 肩部骨骼肌肉解剖图

肩袖撕裂的特征是无力，但疼痛可能会抑制运动，也会有无力的表现。

GHJ 关节囊炎性粘连或骨关节炎导致关节运动受限，继而出现肌肉僵硬。疼痛导致运动抑制，也可有僵硬的表现。

查体

与所有关节损伤的查体一样，肩关节损伤的查体也需要"视诊、触摸和移动"。在视诊过程中，若发现肌肉萎缩，可能是继发于长期肩袖撕裂（图 6-3）或腋神经损伤导致的三角肌麻痹。

锁骨外侧端在 ACJ 脱位后会明显突出；有感染时会出现发红、肿胀，偶尔还有引流窦；查体时发现的伤疤可能是既往手术留下的；上臂远端二头肌隆起（大力水手征）表明肱二头肌长头（LHB）断裂（图 6-4）。应与肘前部急性疼痛和瘀伤相鉴别，后者与整个肱二头肌的近端回缩相关，且常有远端肱二头肌肌腱断裂，后期会导致更多问题（图 6-5）。

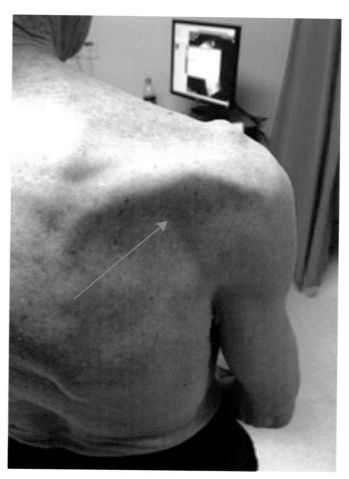

图6-3　慢性肩袖撕裂继发肌肉萎缩

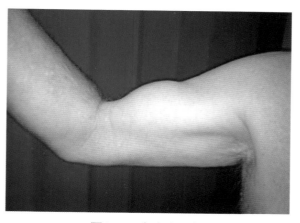

图6-4　大力水手征

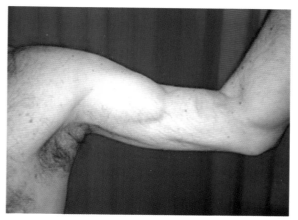

图6-5　肱二头肌远端肌腱断裂

触诊在除 ACJ 和 LHB 损伤之外的肩关节损伤检查中的价值有限。ACJ 损伤部位比较表浅，很容易辨认，压痛可能表明有潜在的关节炎。肱二头肌沟位于肱骨近端前侧面，触痛是 LHB 肌腱炎的征兆。

运动功能检查包括主动运动、被动运动和抗阻力检查。完全的主动运动功能需要完整的肩袖（冈上肌、冈下肌、小圆肌和肩胛下肌）与肱盂关节囊良好的顺应性。被动运动在一般情况下都是正常的，除了 OA 和粘连性关节滑囊炎（包括肩袖撕裂）外。肩关节外旋无力提示冈下肌和可能的小圆肌撕裂；肩胛下肌内旋、外展可由冈上肌病变引起（图6-6）。

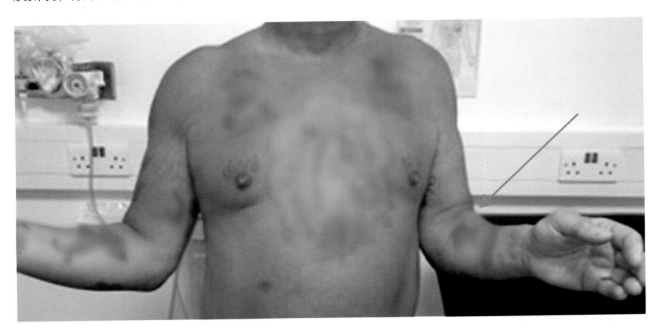

图6-6　外展受限

针对个别情况的特殊检查在本章后面会有涉及。

影像学检查

除非患者要做核磁共振扫描，否则必须进行 X 线片检查（肩关节前后位，GHJ 视位，轴位）。综合的影像学检查可提示 ACJ、GHJ 骨关节炎、肩袖内钙化沉积，以及由急性创伤导致的骨折或脱位等病理表现。即便是疼痛且患肢固定在吊带里的患者，也可以做轴向 X 线影像学检查，像 Velpeau 或 Stripp 视图一样。

超声波扫描（USS）

USS 是一种快速且相对便宜的检测方法，可用于诊断肩峰下滑囊炎、撞击伤、ACJ 滑膜炎和肩袖撕裂。肩峰下间隙或 GHJ 的诊断或治疗性穿刺，可在超声波引导下精准定位。

核磁共振扫描（MRI）

MRI 主要用于诊断肩关节不稳定和肌腱撕裂（在关节造影的辅助下进行），并有助于制订修复肩袖撕裂的方案（图6-7）。由于价格昂贵又费时，且通常不会比普通 X 线片和 USS 提供更多信息，故不应将其作为常规检查。

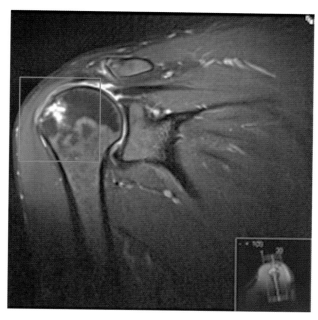

图6-7　冈上肌腱撕裂的MRI扫描

肩峰下撞击综合征

　　肩峰下撞击综合征表现为肩关节外侧疼痛，与肩部以上运动相关，疼痛延伸至背部，常表现为夜间痛。撞击伤发生后，上肩袖（冈上肌）在手臂外展时夹在肩峰下表面和肱骨头之间；肩峰下囊产生炎症（滑囊炎），冈上肌也可能发生炎症（肌腱炎）。有20%的人会在一生中的某个时段发生肩峰下撞击综合征。一般没有运动受限，肩关节外展角度在60°～120°之间可能出现疼痛，前屈和内旋也会疼痛（图6-8）。X线检查可以是正常的，超声可以确诊。治疗方法主要是肩峰下囊注射类固醇激素和理疗。

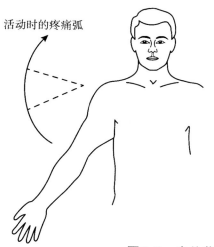

活动时的疼痛弧

主动运动：患者直立，手臂缓慢外展（肩胛平面）。

阳性测试：在不同角度，疼痛发作或达到最大。

图6-8　肩关节外展的疼痛弧

钙化性肌腱炎

　　钙化性肌腱炎的表现与肩峰下撞击综合征相似，只是发病突然且严重。肌腱内的钙质吸收（最常见于冈上肌腱），导致肌腱压力升高和相关的滑囊炎。影像学检查可确诊（图6-9）。治疗常采用在超声指导下穿刺和抽吸钙化沉淀物，并在肩峰下囊内注射类固醇，往往能迅速缓解症状。

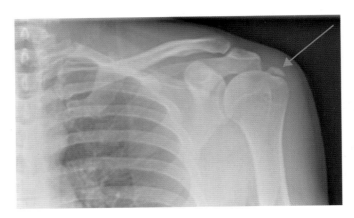

图6-9 钙化性肌腱炎

肩袖撕裂伤

在 60 岁以上的中老年患者中，肩袖撕裂伤主要是由退行性变引起的，好发于冈上肌腱。查体可见冈下肌和冈上肌萎缩。当肌腱脱离肩关节时，由于肩袖撕裂，LHB 容易破裂（图 6-3）。由于症状轻，疼痛不剧烈，肩袖撕裂伤很少需要急诊干预。

有症状的肩袖撕裂伤可采取保守治疗，如肩峰下间隙注射类固醇，或通过理疗来增强袖带肌肉和肩胛旁肌肉。保守治疗无效的，可采取外科手术治疗。多数撕裂是可修复的，不管是采用关节镜下或是手术切开修复；但是，大面积撕裂或慢性损伤伴有肌腱收缩和肌肉萎缩的往往无法修复。这种情况比较难处理，不同的治疗方案可能有不同程度的改善。年轻患者最好采用肌腱转移治疗（背阔肌和大圆肌可用于冈上肌和冈下肌撕裂）。新的实验性治疗方法包括球囊间置人工关节置换术和上囊膜修补术，还没有中长期的结果数据支持。然而，如果出现肩袖关节炎（肱骨头近端移向肩峰，继而出现肩肱关节软骨溶解和肱骨头塌陷），唯一可行的选择是反向几何全肩关节置换术。

冈上肌撕裂

临床上，冈上肌撕裂表现为肩胛骨平面外展受阻，手臂内旋无力伴疼痛。被动活动范围不受限，但是主动活动范围可能会缩小，尽管三角肌可以代偿冈上肌撕裂带来的运动受限。外旋抗阻试验用于检查有无冈下肌和小圆肌撕裂，压腹试验和内旋抬离试验用于检查有无肩胛下肌损伤。超声和 MRI 有助于诊断并确定治疗方案。

关节囊炎性粘连（冷冻肩）

关节囊炎性粘连好发于五六十岁的女性，与糖尿病和其他内分泌疾病有关。主要表现为与滑囊炎（外侧三角肌）一致的疼痛，运动和夜间加剧，GHJ 在数周或数月内逐渐僵硬。GHJ 的包膜变厚，限制了运动范围，主动和被动外旋受限最严重。需要与骨关节炎（OA）鉴别诊断，用 X 线片即可排除，无须行进一步的影像学检查。

临床分为三期：

1. 冷冻期：由于疼痛加剧，活动范围逐渐丧失，持续 2～9 个月。
2. 僵化期：即使疼痛改善，但活动范围持续恶化（高达 50%），持续 4～12 个月。
3. 解冻期：在接下来的 12～42 个月内逐渐恢复正常的活动范围和功能。

冷冻肩是一种自限性疾病，绝大多数患者在 2 年内可不治而愈。处理办法主要是注射止痛剂或类固醇激素来减轻疼痛。液体扩张疗法，即在影像引导下向 GHJ 注射 20~30ml 生理盐水、类固醇和局部麻醉剂，通常可以有效地缓解症状。若因耐药等情况，症状无缓解、影响生活，可行手术干预，如麻醉下操作或囊膜松解术。

肩关节脱位

简介

肩关节脱位好发于年轻人，分为创伤性和非创伤性两类。97% 的病例脱位方向为前脱位，2% 的病例为后脱位（继发于癫痫发作或电击时向前倒下），1% 的病例为下脱位（直立性肱骨脱位，由于 GHJ 过度外展所致）。

查体

查体有助于诊断脱位的方向。外展和外旋受限，怀疑有前脱位；若复位时，向肱骨近端施加向后作用力，则可确诊为前脱位。屈曲、内收和内旋受限则怀疑有后脱位。

创伤性脱位

外展和外旋位置的手臂外伤会导致肱骨头向前移位，导致前下关节唇剥离（Bankart 损伤）和前脱位。通常需要在使用止痛剂和镇静剂的同时进行肩关节重新固定。复发性脱位需要手术稳定。

神经麻痹

前脱位可造成腋神经麻痹，表现为外侧三角肌（徽章区）感觉丧失和三角肌无力。麻痹通常会在几周内自愈。

非创伤性肩关节脱位

非创伤性肩关节脱位可能是多方向的，并与关节松弛程度增加有关。双侧肩关节均可发生，患者通常能够自行复位，很少需要手术处理，理疗是主要的治疗方法。

其他

很少见的第三类患者，常伴有肌肉发育不良，会因急性肩关节脱位而到急诊科就诊。患者可能失去正常的神经肌肉控制，并不由自主地脱位。这类患者的肩关节结构正常。若不能确诊，应请肩关节方面的专家来会诊，行 MR 关节造影，确定有无手术指征。

肱骨近端骨折

肱骨近端骨折是常见的老年骨折，常因患者骨质疏松，摔倒时手部受力导致骨折，可在平片上观察位移和角度,用 Neer 分类系统进行分类(图 6-10)。大多数肱骨近端骨折可以使用聚乙烯吊带、悬吊石膏或 U 形板进行非手术治疗，再继以临床随访、镇痛和理疗，可使患者在数月内恢复几乎全部功能。依从性不好的患者可行肩关节置换术。术前要对手术风险和价值做好评估，尤其是对于有合并症或一般情况较差的老年患者。对于患处严重移位或成角骨折、粉碎性骨折、骨折脱位、开放性骨折和多发性创伤的患者，可选择手术治疗，如使用钢板和螺钉进行切开复位内固定，包括肱骨近端内锁定系统（PHILOS，图 6-11）钢板或完全 / 半关节置换术（图 6-12）。

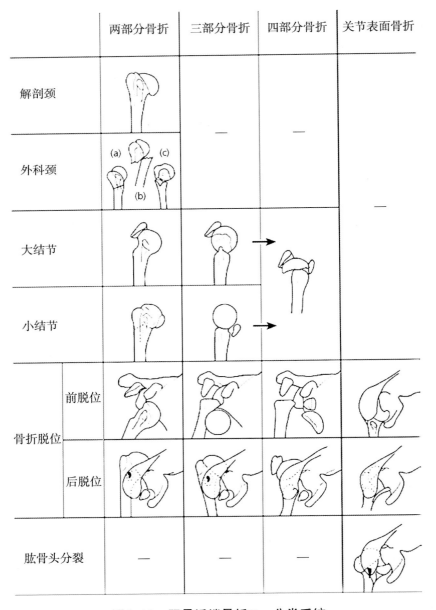

图6-10　胫骨近端骨折Neer分类系统

扫码获取
☆配套电子书
☆专业公开课
☆案例分析
☆行业资讯

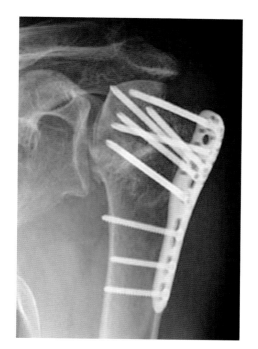

图6-11　PHILOS钢板

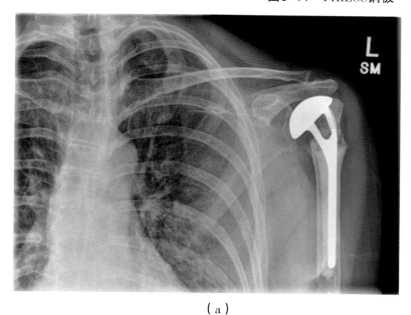

（a）

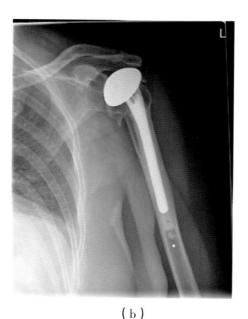

（b）

图6-12　肩关节置换术

肩关节炎

　　骨关节炎可累及肩关节，导致肩关节疼痛、僵硬和功能减退，影响日常生活活动。治疗的顺序包括镇痛、理疗、影像学引导下关节内注射，最后是关节置换。人工关节置换术包括：①表面置换或无柄假体，常用于年轻患者；②半关节置换术；③全肩关节置换术（TSA），需要肩袖完整；④反置式人工全肩关节置换术，常用于70岁以上的老年患者，对肩关节功能需求低，伴有肩袖关节病，或其他疾病晚期（包括髋臼成形），但三角肌功能必须完好；手术越大，术后活动范围就越受限（例如，对于反置式 TSA，可达到 90° 外展 / 屈曲，手部可以触及嘴、脸和头部）；⑤关节融合术。

常见肩关节疾病的诊断步骤（表 6-1）。

表6-1 常见肩关节疾病的诊断步骤

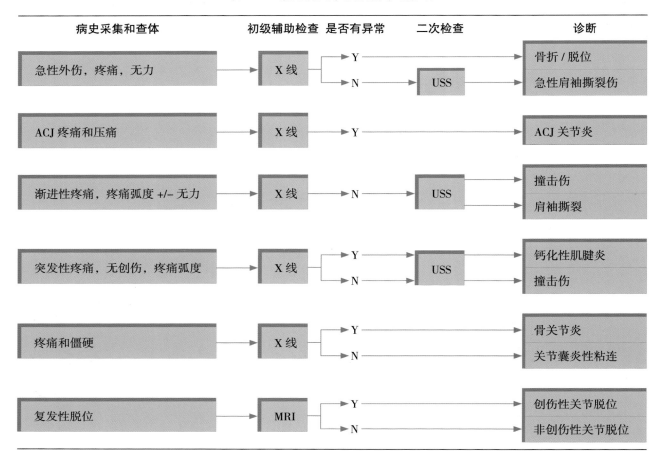

病史采集和查体	初级辅助检查	是否有异常	二次检查	诊断
急性外伤，疼痛，无力	X 线	Y / N	USS	骨折 / 脱位 / 急性肩袖撕裂伤
ACJ 疼痛和压痛	X 线	Y		ACJ 关节炎
渐进性疼痛，疼痛弧度 +/- 无力	X 线	N	USS	撞击伤 / 肩袖撕裂
突发性疼痛，无创伤，疼痛弧度	X 线	Y / N	USS	钙化性肌腱炎 / 撞击伤
疼痛和僵硬	X 线	Y / N		骨关节炎 / 关节囊炎性粘连
复发性脱位	MRI	Y / N		创伤性关节脱位 / 非创伤性关节脱位

肘关节损伤

肘关节周围的肌腱病变是造成肘部疼痛的主要原因。

网球肘（肱骨外上髁炎）

重复运动，如经常做挥拍运动和长期从事园艺活动，使伸肌肌腱起始部（CEO）受到反复牵拉。长此以往，肌腱退化，微撕裂累积，最终导致肱骨外上髁远端 1cm 处疼痛（图 6-13）。手腕和手指伸展受阻会导致疼痛。X 线检查可无异常，可通过超声确诊。处理方法包括休息、理疗、反作用力支撑和在超声引导下于伸肌肌腱起始部行干针疗法。保守治疗无效的，可行手术松解伸肌肌腱起始部。

高尔夫球肘（肱骨内上髁炎）

高尔夫球肘的发病与网球肘相似，不同之处在于它会影响到肘关节内侧的屈肌肌腱起始部，手腕和手指弯曲受阻，会引起疼痛，治疗方法与网球肘相似。

肱二头肌远端肌腱断裂

肱二头肌远端肌腱断裂发生于突然向上提举时，肘前窝会立即出现瘀青，肱二头肌在肘关节屈曲受阻时向近端缩回（图6-5），远端触诊找不到肌腱。肱二头肌远端肌腱断裂的直接后果是明显的旋后和屈曲无力。因此，与肩关节处的 LHB 肌腱断裂不同，需要紧急手术修复。

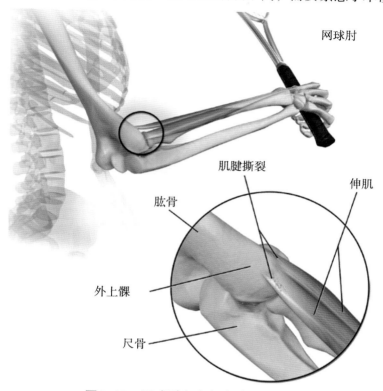

网球肘

肌腱撕裂

伸肌

肱骨

外上髁

尺骨

图6-13　网球肘和高尔夫球肘的触痛区

鹰嘴滑囊炎

尺骨鹰嘴滑囊炎好发于肘部后侧，尺骨近端浅表，是由于长期倚靠肘部造成的，因此得名"学生肘"。检查时注意有无痛风表现。肘部的运动范围不受限。

急性滑囊炎会引起红肿、发热，可使用非甾体抗炎药（NSAIDs）治疗，同时避免肘部受压。这可能很难与感染性鹰嘴滑囊炎进行区别，后者表现为扩张性蜂窝织炎和炎性血液标志物升高。穿刺抽吸易引起炎症复发及窦道形成，因此只适用于慢性病例，且要严格无菌操作。

化脓性肘关节炎的患者会感到全身不适，如体温升高，红肿不局限于肘关节后部，由于剧烈疼痛，活动范围会明显受限，患病局部需要急诊手术清洗。

肘关节炎

肘部的骨关节炎和炎性关节炎（例如，类风湿性关节炎或银屑病性关节炎）会引起肘关节疼痛、活动受限甚至畸形。骨关节炎时会产生游离体，可导致关节交锁，此时可用关节镜移除游离体（图 6-14）。终末期关节炎需要手术治疗，出现僵硬时可局部清创和行关节囊松解术；疼痛和僵硬不能缓解时，则需行关节置换术。

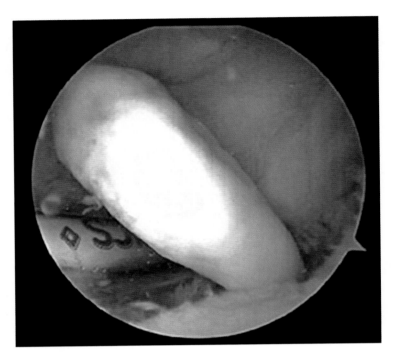

图6-14　关节镜下的肘关节游离体

肘管综合征

尺骨神经在肘关节水平经过内侧髁后部时，受到刺激和压迫产生症状（尺神经炎），称为肘管综合征。轻症病例可导致尺侧 1½ 手指间歇性感觉异常，严重的压迫会导致手部小肌肉无力，最终导致手无力和精细运动困难。第一背侧骨间肌和小指展肌萎缩在临床上最常见，在肘管附近行 Tinel 检测，能再现患者的麻痹症状。神经传导检测能诊断肘管综合征并确定神经压迫程度。重症患者需行外科松解术。

延伸阅读

［1］Rees, J.L. (2008). The pathogenesis and surgical treatment of tears of the rotator cuff. Journal of Bone and Joint Surgery (Br.) 90 (7): 827－832.

［2］Robinson, C.M., Dobson, R.J. (2004). Anterior instability of the shoulder after trauma. Journal of Bone and Joint Surgery (Br.) 86 (4): 469－479.

［3］Solomon, L., Warwick, D., Nayagam, S. (2010). Apley's System of Orthopaedics and Fractures, 9th ed. Boca Raton, FL: CRC Press.

第七章　手部和腕部损伤

Issaq Ahmed[1] and Philippa Rust[2]
1 Royal Infirmary of Edinburgh, Edinburgh, UK
2 NHS Lothian, Edinburgh, UK

概述

- 手对于日常生活来说至关重要，无论是日常活动还是交流，因此，患者往往害怕手的功能丧失。
- 功能良好指感觉运动正常，活动有力且无痛。
- 手外伤通常发生于居家生活、运动和工作中。
- 手部治疗要最大限度地提高术后效果。
- 拇指功能占整个手功能的一半。

临床评估概况

手腕损伤的治疗目的不仅是恢复伤处的功能，而且要恢复整个上肢的功能。病史采集时应仔细确定患者的主诉（表 7-1），询问患者的职业和业余爱好，对慢性病和急性创伤的成功治疗也至关重要。

选择条件

对于非创伤性损伤，在全面了解发病过程、病情进展、功能受限情况和采取过哪些治疗措施的同时，还应密切关注损伤的确切部位。知道何种情况会缓解或加重症状是确定治疗方案的关键（表 7-2）。在诊断疾病及制订治疗方案时，要了解患者是否有潜在疾病，如痛风、类风湿性关节炎或全身性骨关节炎，以及是否存在糖尿病、甲状腺功能失调、心脏病或其他疾病。

创伤情况

病史应该包括创伤机制、创伤发生的时间和环境。患者通常会推迟就医，尤其是闭合性腕关节损伤的患者。因此询问病史时要记录患者的病情演变，采取过何种治疗措施及当前的功能损伤情况。这些患者中的多数人后期可能涉及赔偿问题，因此一定要详细记录原始病史（表 7-2）。

表7-1　手部和腕部疼痛的常见原因

	青年患者	老年患者
手指疼痛	腕管综合征 肘管综合征	腕管综合征 远端指间关节炎
手疼痛	感染性关节炎 腕管综合征	扳机指
桡侧腕关节疼痛	桡骨茎突狭窄性腱鞘炎 急性舟状骨骨折或骨不连 桡骨远端/茎突骨折	拇指关节根部炎症 舟状骨（骨折）骨不连进行性塌陷性骨关节炎（SNAC）或慢性肩胛骨（韧带损伤）进行性塌陷（SLAC） STT关节痛
手腕背中部疼痛	Kienbock's（月骨缺血性坏死） 腕部腱鞘囊肿 肩胛骨韧带不稳 腕骨中部不稳	3级或4级SLAC/SNAC
尺侧腕关节疼痛	三角纤维软骨复合体（TFCC）撕裂 月骨三角骨不稳 桡尺骨远端关节不稳 尺侧腕伸肌腱鞘炎 钩骨骨折不愈合	桡尺骨远端关节炎 尺骨撞击综合征 豆状骨三角骨关节炎

表7-2　手外科病人的基本病史

总述	选择条件	创伤情况
年龄	疼痛史	损伤机制：切割伤、挤压或牵引
惯用手	对日常生活的影响	损伤时间
职业和兴趣爱好	家族史	上次进食时间
既往治疗史	既往检查和干预措施	破伤风状态
药物和过敏史，包括镇痛药	患者在术后是否有人看护	
社会史，包括吸烟史	—	

查体

　　手和腕部的损伤评估通常遵循标准的肌肉骨骼系统评估原则，包括视诊、触诊和运动检查，和一些特殊的查体，以及神经血管损伤情况评估和详细的功能评估。查体从颈部、肩部和肘部的活动范围开始，因为手只有在能够达到一定的空间位置时才有用。对静止状态下手的观察应包括手和手指的姿势，并与对侧进行比较（表7-3）。手指的运动如图 7-1 所示。

表7-3　手部查体

方法	部位	情况
视诊 （手的外观）	指甲	杵状指，点状出血，凹陷，发白
	皮肤	颜色，如有无肝掌 皮肤状态，有无皮炎、牛皮癣和伤疤 有无皮损，如皮肤癌（基底细胞癌）
	关节	有无形状或大小异常，如手指畸形、关节畸形或肿胀
	肌肉	有无大小鱼际肌萎缩
触诊	神经	测试正中神经、尺神经和桡神经的感觉和运动功能
	循环	血管炎，艾伦试验
	皮温，手掌筋膜、肌肉和骨骼	肿块，如神经节或双棘肌，关节压痛，肌肉萎缩
运动	功能和抓握力	粗动作，如"握拳""张开手"
	主动和被动运动范围	手腕：屈曲和伸展，旋后和旋前 拇指：与其他四指对指，在每个手指关节处伸展和弯曲

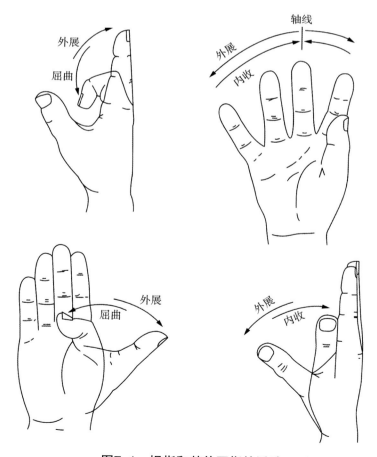

图7-1　拇指和其他四指的活动

触诊发现有压痛时，尽可能准确地确定疼痛部位，有助于后续确诊。因此，对表面解剖结构的了解至关重要。由于僵硬对手的功能影响很大，故应详细记录活动范围，以便以后进行对比测试。应根据患者的主诉制订相应的活动范围测试和韧带测试。

血管情况

可以用评估毛细血管再充盈或多普勒超声评估远端脉搏的方法来对血管功能进行评估。手掌的血管通畅性可以通过艾伦试验来验证，该测试用手按压桡动脉和尺动脉（占手部血供的70%），同时嘱患者握拳数次。先后松开桡动脉或尺动脉，观察血管再灌注情况，能否在5秒内充盈至指尖毛细血管。

神经情况

若怀疑有神经损伤或压迫，应详细检查神经功能。轻触可以检测手的感觉（图7-2），在临床上简便易行，也可使用两点判别法或塞姆斯-温斯坦单丝阈值测试。主要外周神经的运动测试见表7-4。

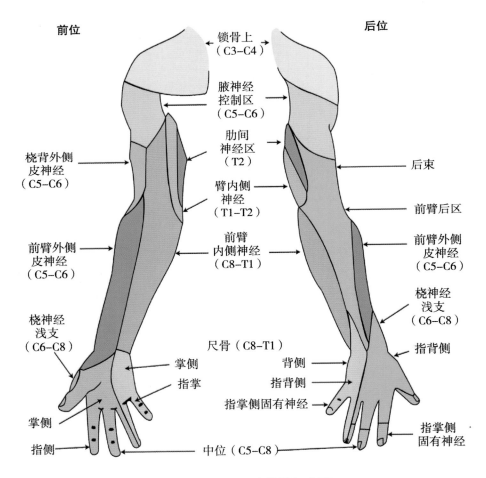

图7-2 手和手腕的神经支配

表7-4　手部运动功能的神经测试

部位	测试
中部-LOAF肌群	双蚓状肌外侧，大拇指对向肌，拇短展肌和拇短屈肌
	观察鱼际肌
	检查拇指外展功能（拇短展肌）
尺骨-其他手部小肌肉	观察大鱼际肌和指底间隙
	外展指（背侧指间肌）
	内收指（掌侧骨间肌）
桡神经-伸肌	伸指
	伸拇（拇长伸肌）
总体-手部所有小肌肉	观察有无肌肉萎缩

在创伤患者中，检查伤口远端的手部功能通常可以确定受伤部位。应评估指浅屈肌（FDS）和指深屈肌腱（FDP）的功能，如图7-3所示。通过测试每根手指双侧感觉的敏感性，可以检测尺神经和桡神经末梢的功能。为了确诊骨折，应仔细检查每根骨的肿胀情况和触感，并确定相关的影像学检查。

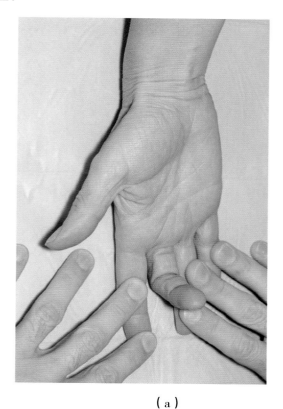

（a）

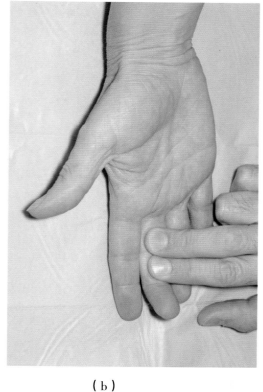

（b）

图7-3　（a）FDS试验；（b）FDP试验

神经卡压综合征

腕管综合征

解剖

腕管综合征（CTS）是夜间手部感觉异常的最常见原因，任何有此症状的患者，无论年龄多大，都应考虑罹患此征。腕管是由腕骨和腕横韧带组成的解剖结构（图7-4），腕管内腕正中神经受压，导致腕管综合征。屈肌支持带包括4个指浅肌腱、4个指深肌腱、桡侧腕屈肌、拇长屈肌和正中神经。

发病机制

腕管综合征的诱因是原发性（特发性）和类风湿性关节炎、肢端肥大症、创伤后（如桡骨远端骨折）、糖尿病和妊娠等。

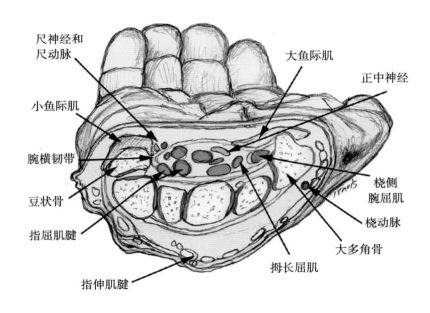

图7-4　腕管横截面

临床表现

其特征性症状为正中神经支配区域的刺痛、麻木，这些症状可能使患者在夜间从睡眠中醒来，或在白天时出现在手举高和抓握（如驾驶）的时候。有时将患肢悬在床边或摇晃患肢会减轻症状。

查体

在疾病进展期，患者可能会出现手部无力和持物掉落，检查时可见大鱼际肌萎缩（图7-5）。具体查体见表7-5。

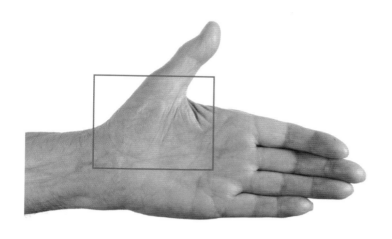

图7-5 大鱼际肌萎缩

表7-5 腕管综合征的检查和试验

查体	试验描述	结果
Phalen征	保持手腕最大屈曲状态一分钟或更短时间，可出现症状	敏感性61%
		特异性83%
联合卡压试验（如正中神经压迫试验）	在腕管上施加压力，手腕保持屈曲	敏感性82%
		特异性99%
Tinel征	在腕折痕处叩击正中神经，引起正中神经分布区的感觉异常	敏感性74%
拇指外展	应测试APB的强度	严重的腕管综合征时强度减弱
记录感觉评估结果	正中神经，尺神经，桡神经	长期腕管综合征患者正中神经分布区域感觉敏感性降低

辅助检查

神经传导检查有助于检验手腕正中神经传导减慢的程度。

治疗

保守治疗：初步治疗可采用夜间支具固定，能帮助确诊腕管综合征，轻症者可减轻症状。如果是短期的原因（如妊娠）导致 CTS，可以采取腕管内（非神经）注射糖皮质激素。在诊断未明时也可以用此方法缓解症状，但效果往往是暂时的。

手术治疗：门诊患者在局部麻醉下行开放性腕管减压术，是最佳治疗方法，注意不要损坏手掌皮肤和正中神经的返支。尽管该方法可以使大部分病例永久治愈，但还是会产生一些并发症，如感染、瘢痕、僵硬和复杂的局部疼痛综合征、柱状疼甚至复发（约10%）。初次手术成功后，很少会真的复发，多是由于误诊，或腕横韧带分离不彻底，以及延误治疗导致正中神经损伤无法恢复。近年来，内窥镜腕管减压术很受欢迎，其缩短了康复时间，但长期预后与传统手术无差别。

肘管综合征

肘管综合征或称肘部尺神经卡压征，是第二常见的压迫性神经病变。

临床表现

主要症状为小指和无名指尺侧麻木和刺痛，患者常主诉肘部疼痛，夜间或长时间肘部弯曲状态下症状加重。

查体

查体可见肘关节屈曲试验阳性，即肘关节完全屈曲超过 30 秒后，尺神经上方和内上髁后方 Tinel 征呈阳性，在某些情况下，屈肘时尺神经半脱位出髁状沟。在远端，尺神经分布区通常感觉减退。疾病后期常发展为手指外展无力甚至可出现萎缩。在 Froment 测试中，要求患者用拇指和食指用力捏住一张卡片，此时会用到拇内收肌，该肌受尺神经运动支末梢支配。Froment 征阳性的患者拇指和食指捏住卡片时不能用力捏紧且拇指指间关节（IPJ）屈曲，尺神经支配的拇内收肌无力，使用拇长屈肌代替。

鉴别诊断

主要的鉴别诊断包括颈椎病（神经根型）、胸廓出口综合征和尺神经远端在腕部受压。

辅助检查

神经传导测试和肌电图有助于鉴别诊断，但即使在肘管综合征的中晚期也可能是阴性。

治疗

保守治疗：通常采用夹板固定、限制活动和使用抗炎药物。

手术治疗：若症状在 3~6 个月没有消失，或者患者出现明显的肌肉萎缩，可行尺神经减压术伴或不伴尺神经前移（以减少复发的风险），来缓解症状和延缓病情发展。

尺侧爪形手和尺神经悖论

肘部高尺神经损伤导致小指和无名指的指浅屈肌无力，手部固有肌肉（包括小指和无名指蚓状肌）的无力，最终导致手的尺骨侧完全无力。在修复这种近端损伤后，神经末梢再生，首先恢复对近端肌肉的神经支配。继而指浅屈肌功能恢复，无名指和小指弯曲，但由于内在肌肉仍然薄弱，手部失去平衡。因此，当病变由近端移向远端时，形成尺侧爪形手，这就是尺骨悖论。

肌腱压迫综合征

狭窄性腱鞘炎

发病机制

在狭窄性腱鞘炎中，腱管或腱鞘内的肌腱节段变厚，肌腱出现黏液样变性。

临床表现

最初患者常表现为疼痛，最终出现关节滑动，有时甚至在肌腱通过腱鞘时呈现爪形或扣动扳机的姿势。常见于糖尿病或肾功能衰竭患者，有时被认为是过度使用导致，但大多数情况下发病原因不明。

扳机指

好发人群

扳机指好发于中年女性，常累及无名指、中指和拇指。

发病机制

扳机指是最常见的肌腱疾病，由于掌指关节水平屈肌腱鞘 A-1 滑轮结节性增厚和狭窄，屈肌腱被束缚（图 7-6）所致。

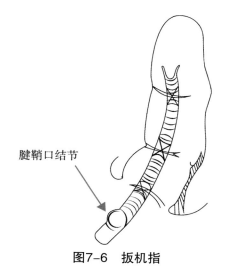

腱鞘口结节

图7-6　扳机指

危险因素

原发性（特发性）扳机指、类风湿性关节炎、糖尿病和肾透析后淀粉样蛋白沉积。

临床表现

患者的手指在屈曲时常会锁死，需强行撬开才能伸展，在由屈曲到伸展的过程中，能听到明显的弹响声。

治疗

有些病例在没有任何干预的情况下会随着时间的推移而好转。初步治疗可使用夹板伸展或局部注射皮质类固醇（成功率 80%）。如果症状再次出现或持续进展，则需要在局部麻醉下手术松解 A-1 滑轮。

de Quervain氏腱鞘炎

发病机制

拇长展肌（APL）和拇短伸肌（EPB）肌腱在腕关节的第一个（共六个）背侧室收缩（图 7-7）。这在需要照顾儿童的母亲中尤其常见（如尿布拇指），由于使用过度而导致疼痛加剧。

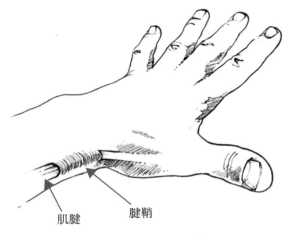

肌腱　　　　腱鞘

图7-7　de Quervain氏征

查体

标志性阳性体征是桡骨茎突的第一背侧室有明显的压痛且 Finkelstein 征呈阳性，即患者拇指屈曲握拳，将拇指握于掌心内，然后使腕关节被动尺偏，引起桡骨茎突处明显疼痛。若拇指伸展受阻，疼痛也可能会重现。

治疗

包括抗炎治疗、注射可的松、夹板支撑（必须包括拇指和腕关节）。若保守治疗失败，可行第一背侧室手术松解术（术中避免损伤桡神经浅支）。

其他肌腱压迫综合征

桡侧腕屈肌（FCR）肌腱炎是不太常见的腕关节周围肌腱压迫症，可伴有舟状骨－小多角骨－大多角骨（STT）关节炎，并累及尺侧腕伸肌（ECU）肌腱（见表 7-1）、桡侧腕短伸肌（ECRB）和桡侧腕长伸肌（ECRL）肌腱（即交叉综合征）。治疗方法同 de Quervain 氏腱鞘炎。

Dupuytrens病

好发人群

本病好发于有凯尔特和斯堪的纳维亚血统的老年男性，提示该病有遗传易感性。

风险因素

性别、年龄、吸烟、酗酒及糖尿病都是该病的危险因素。

病理改变

该病的发病机制包括手掌筋膜的改变，正常的成纤维细胞变厚和收缩，转化为肌纤维母细胞。正常的筋膜带可以"锚定"脂肪和手掌皮肤，变厚和收缩后，将手指（尤其是无名指和小指）拉拽，使其屈曲挛缩，并导致网间隙变窄（图 7-8）。

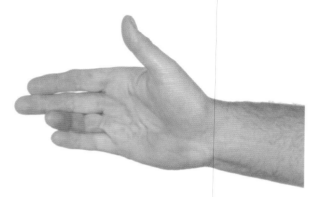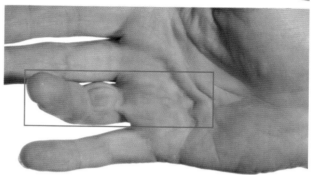

图7-8　Dupuytren挛缩

临床表现和查体

随着时间推移，以上病理改变会导致功能异常。患者主诉洗脸时手指会不自主伸进眼睛，或戴手套有困难。当挛缩加重时，手不能平放在桌子上（Hueston 桌面试验）。

最常见的症状是掌中瘤状物。随着病情发展，逐渐演变成沿手指筋膜带分布的无痛索状组织，导致 MCP 和 / 或 PIP 关节挛缩。

治疗

按摩或使用夹板往往对病情进展无效。这一时期最佳治疗方法就是手术切除。在英国，传统的治疗方法是筋膜切除术，但是行结节切除术的患指，其 5 年复发率高达 50%。

目前，治疗 Dupuytrens 病的最新进展，是局部注射溶组织胶原酶。尽管研究表明该方法在中短期内有效，但其使用仍存在争议。该方法操作简单、损伤小，只需在局部麻醉下分两步进行。操作前，应详细告知患者可能出现的注射后局部反应，包括肿胀、瘀青、皮肤撕裂等。

退行性变

手部和腕部关节炎是一种常见病（表7-6），随着病情的加重，患者可能会因为疼痛或功能丧失而出现明显的手部功能受限。

表7-6　手部关节炎

关节炎类型	常见累及部位	检查方法
骨关节炎	拇指根部，DIPJ	影像学检查
类风湿性关节炎	腕关节，MCPJ，PIPJ	CCP抗体，影像学检查
银屑病性关节炎	PIPJ	影像学检查，皮肤活检
痛风	腕关节，拇指	血尿酸盐检查，关节穿刺抽吸有无结晶
反应性关节炎	先前有骨折/外伤的关节	影像学检查，炎症因子检查

骨关节炎

结节性骨关节炎是手部最常见的骨关节炎。

临床表现和查体

主要表现为关节肿胀、发炎、疼痛，但疼痛可能会在几年后消退，留下骨性骨赘（最常见的是 DIPJ 的 Herbenden 结节，图 7-9）。PIPJ 关节也会受累（Bouchard 结节），并可出现明显的成角畸形。

治疗方法

非手术治疗：包括局部抗炎、口服镇痛、夹板固定和透视下关节内注射类固醇。

手术治疗：重度 PIP 和 DIP 骨关节炎导致持续性疼痛或关节畸形的，可行关节融合术或关节置换术。

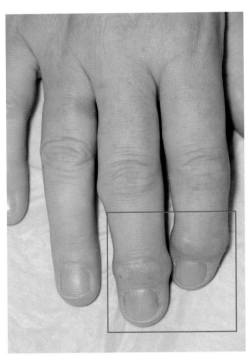

图7-9　Herbenden结节

第一腕掌关节（CMC）炎

好发人群

该病的发病率随着年龄的增长而升高，好发于绝经后妇女。

临床表现和查体

拇指根部骨关节炎（小多角骨 - 掌骨关节）患者通常因疼痛和抓握功能丧失而就诊，通常根据患者的主诉就可以诊断，如患者可能会说在用手转动钥匙开门等抵抗抓握的活动时会出现疼痛。查体常见拇指根部有隆起，呈"Z"字形（图 7-10）。小多角骨 - 掌骨关节常有压痛，该处的研磨试验呈阳性。几乎全部的患者都可通过 X 线检查确诊，但对病情程度常会造成轻判（图 7-11）。

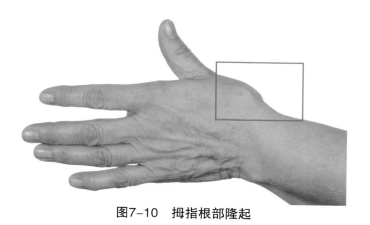

图7-10　拇指根部隆起

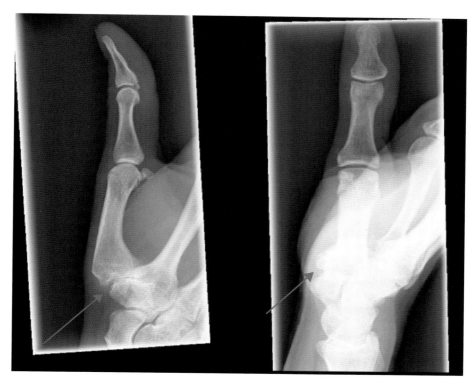

图7-11　拇指根部骨关节炎X线表现

治疗

非手术治疗：首先采取前述的一些非手术治疗，如注射皮质类固醇激素，可以改善症状和延迟手术。

手术治疗：在85%的病例中，多角骨切除治疗均有效。若病损局限于小多角骨－掌骨关节，关节融合术可能是更好的选择，尤其是对于需要力量和稳定性多于活动能力的患者，如年轻的体力劳动者。

创伤后骨性关节炎

创伤后OA可发生在关节损伤后，这会导致软骨磨损和继发性关节炎形成。手部的PIP关节最常受累。在腕关节处，骨关节炎继发于SNAC后的生物力学改变，或舟月韧带损伤后未经治疗（如

SLAC）而导致的磨损。与其他部位的 OA 一样，创伤后骨关节炎的治疗方案取决于症状和分期，早期选择非手术治疗，治疗无效再进行手术治疗。

类风湿性关节炎

病理机制

类风湿性关节炎通常发生在手部（图 18-2），该病是一种系统性疾病。在手部会因为血管翳而形成软组织长期炎症，从而破坏韧带，导致关节畸形和骨质腐蚀。

临床表现和查体

在疾病过程中，肌腱可因浸润受累而导致断裂和功能丧失。在腕关节处，韧带损伤可导致桡骨腕掌侧和尺侧半脱位，腕关节桡侧偏斜畸形。手指的 MCP 关节通常会向尺侧偏移，进一步损害手的功能。PIP 关节可能会发展成严重的滑膜炎，这可能导致 boutonnière 或天鹅颈畸形。DIP 关节常不受累。

治疗

最佳治疗方案是系统性综合治疗。

· 非手术治疗：早期治疗着眼于医学干预，疾病调节剂有利于控制炎症和防止关节畸形。按摩加夹板固定，有利于维持手部力量。

· 手术治疗：若非手术治疗不能阻止病情发展，根据患者自身情况，可选择多种手术治疗，如腱鞘膜切除术、骨突出物切除术，甚至人工关节置换术和关节融合术。

腱鞘囊肿

腱鞘囊肿是一种发生在关节或腱鞘弯曲处的活动性囊性肿物，有蒂连接于关节或腱鞘（图 7-12）。通常为无痛性的，体积过大时可产生压痛。腱鞘囊肿内充满富含透明质酸的透明黏稠液体，因此可透光。通常不需要影像学检查。由于腱鞘囊肿常能自发消退，因此手术切除的风险（复发率高达 5%~10%）远大于其收益（表 7-7）。针刀或穿刺抽吸可避免手术，但也要警惕复发的风险。

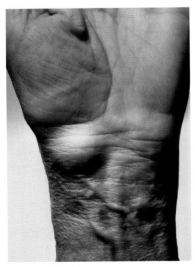

图7-12　掌腕神经节位于桡侧腕屈肌腱和桡动脉之间

表7-7 腱鞘囊肿好发的四个部位

部位	潜在关联	治疗
腕关节背侧	舟月骨间关节	穿刺抽吸（20%复发率）
腕关节掌侧，毗邻桡动脉	舟大三角骨关节	由于毗邻桡动脉，穿刺抽吸时应谨慎
掌指根部	屈肌腱鞘	可自行缓解
指背，甲襞近端	DIP关节	囊肿切除后，甲沟消失

炎症和感染

屈肌腱鞘炎是外科急症（表7-8），需要手术切开，探查伤口和腱鞘层，收集混浊腱鞘液送检、冲洗，并在48~72小时内复查冲洗情况，静脉注射抗生素并抬高患处。延迟治疗会导致纤维化和挛缩，从而缩小运动范围，降低手部功能。手术重建过迟，会导致长期残疾。

表7-8 屈肌腱鞘炎

病史	检查	病程	治疗
穿透伤（如玫瑰刺伤）	Kanavel征：1.梭形肿胀 2.屈肌腱鞘肿胀 3.半屈曲姿势 4.被动伸展痛	延伸至手掌或鱼际间隙 广泛感染 手指僵硬	紧急手术切开引流和冲洗 静脉注射抗生素 抬高患处 康复治疗

被人或动物咬伤后有很高的感染风险（表7-9）。有些医院倾向于尽早清洗伤口，而有些医院则倾向于等待观察，如果静脉注射抗生素对感染无效或感染加重再进行手术。若发生蜂窝织炎、上行淋巴管炎或脓肿，患者就有发生败血症的危险。可每天勾画出感染范围，观察治疗后的消退情况。

表7-9 人类/动物咬伤

咬伤类型	病史	致病菌	治疗
人类	争斗/咬伤：牙齿伤及掌骨	啮蚀艾肯菌 金黄色葡萄球菌 α-溶血性链球菌	手术治疗：清创术-二次愈合 抗生素（复方阿莫西林克拉维酸）
猫狗咬伤	患者直到感染，才会就医	多杀性巴氏杆菌 金黄色葡萄球菌 α-溶血性链球菌	适当的手术清创术 抗生素（复方阿莫西林克拉维酸）

手外伤

详尽的病史采集和查体对疾病的诊断尤其重要，见表7-2、7-3和7-4。

1. 指尖伤（图7-13）：治疗的目的是使指尖无痛，保持皮肤完整性和敏感度。如果只是表皮损伤，没有骨外露，可考虑用敷料治疗和二次愈合。甲板下血肿可引起搏动性疼痛，可行甲板环钻术或甲板剥除减压。任何甲床损伤都需修复，如果有软组织缺失和骨外露，需用局部皮瓣覆盖或截断手指。不管怎样，末节指骨粉碎性骨折（即簇状骨折）应按开放性骨折处理，并用夹板固定，口服阿莫西林克拉维酸。可以剥除甲板，并告知患者甲板会分层再生，可能需要 6 个月的时间。新生甲板的质量、颜色和厚度均与其他未损伤的甲板不同。对于任何创伤病例，康复治疗都是重要的治疗手段，可以有效地缓解僵硬。

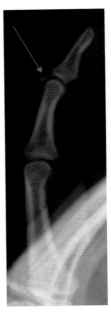 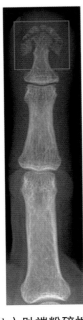 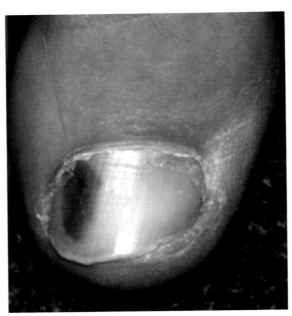

（a）指骨槌伤X线片 　（b）趾端粉碎性骨折 　　　　　（d）甲下血肿

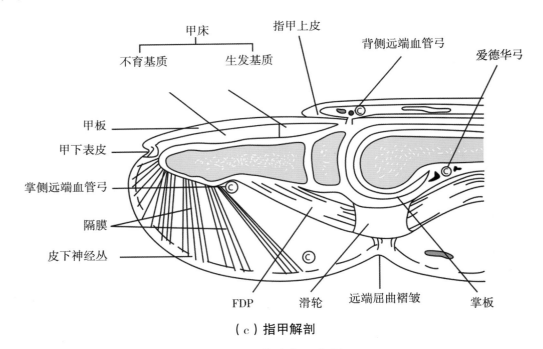

（c）指甲解剖

图7-13　指尖伤示意图

2.肌腱和韧带损伤需仔细评估。开放性损伤需及早寻求专业医生的帮助。

a.闭合性槌状指，伴 DIP 关节主动伸展运动丧失（伸肌肌腱断裂所致），需行影像学检查。如果有骨折，根据骨碎片大小和骨折位置，可选择夹板固定制动 6 周以上或进行手术治疗。肌腱槌状畸形，需立刻用过伸夹板（或称槌状夹板）固定 8 周。

b. 花束样畸形可由外伤导致 PIP 关节中央滑脱引起。X 线检查除骨折之外的，可行 PIP 关节延伸夹板固定。

c. Rugger jersey 指是指远端指骨的 FDP 肌腱撕裂，因为伤及屈肌肌腱的血管，需要紧急手术修复。

3. 韧带损伤

a. 滑雪者 / 猎场管理员拇指，是指尺骨副韧带撕裂。检查方法为：给尺侧腕韧带（UCL）施压时，评估 MCP 关节尺侧的抓握能力和韧带柔韧度与对侧有无变化。影像学检查寻找是否有因外展所致的撕脱性骨折。部分韧带撕裂可用石膏管或拇指夹板固定，完全的韧带损伤需手术修复。

b. PIP 关节脱位，导致掌侧侧副（+/-）韧带损伤。需行关节复位及影像学检查，确保关节完全复位，且骨折面积不超过 25% 以上关节面。在满足以上条件的情况下，可使用背侧封闭夹板治疗，并行康复治疗以预防关节僵硬。

手骨折

仔细评估手部及骨折的位置和对齐情况后发现，大多数手部骨折都是位移小、稳定的关节外骨折，可以用捆绑带（在没有旋转畸形的情况下）进行治疗。最常见的是第五掌骨颈部骨折（拳击手骨折）。不稳定骨折需要转诊，包括趾骨骨折、关节内骨折和粉碎性骨折。最常见的夹板是安全固定位置夹板（POSI；也称为爱丁堡夹板），手腕伸展 0°～30°，MCP 关节屈曲 70°～90°，IP 关节完全伸展。

关节内骨折的常见部位（图 7-14）包括第一掌骨基底部（Bennett 骨折脱位）、Rolando（至少包含三个碎片粉碎）和第五掌骨基底部（反向 Bennett 骨折）及 PIP 关节。这些部位骨折的治疗遵循关节复位和维持的原则，直到愈合充分，才可以开始活动。然而，由于手的功能依赖于运动，应及早使用可拆卸的热塑性夹板控制运动。

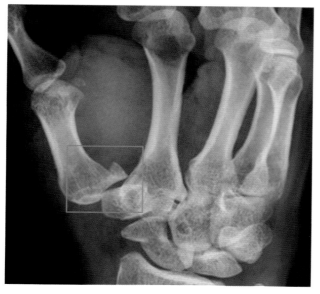

（a）

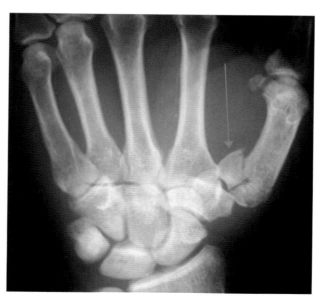
（b）

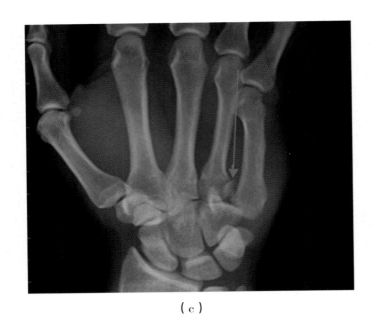

（c）

图7-14 （a）Bennett骨折（b）Rolando骨折（c）反向Bennett骨折的X线片

手腕损伤

舟骨骨折

背景

舟骨骨折是最常见的腕关节骨折，好发于年轻男性。典型的损伤机制是摔倒时伸手支撑。早期诊断和治疗，是避免舟骨不愈合进行性塌陷（SNAC）和不可逆转的缺血性坏死的关键。

查体

目前还没有可靠的临床试验来证实舟骨骨折的诊断。解剖鼻烟窝的明显肿胀（以 APL、EPL 和 EPB 为界）增加了舟骨骨折的概率，但这是非常轻微的表现。对解剖鼻烟窝或舟骨结节施压时疼痛，或对第一掌骨施加轴向压力时会有疼痛，是舟骨骨折的阳性表现。

辅助检查

骨折初期 X 线片可以是阴性的，需进一步的评估和检查（CT 或 MRI 扫描）以做出诊断。在10~14 天内可以重复拍摄具有特定舟状骨视图的 X 线片，以更好地显示骨折线。

治疗

治疗的目的是实现骨折愈合和功能恢复，同时避免并发症，如缺血性坏死（AVN）、骨折不愈合或畸形愈合（图 7-15）。由于桡动脉逆行供血（从远端到近端），舟骨骨折可导致 AVN。骨折越近，发生 AVN 的可能性越高。治疗可以采用石膏固定舟骨，骨折移位大的可手术治疗。

见此图标 微信扫码
扫码领取《ABC骨科与创伤》学习资源

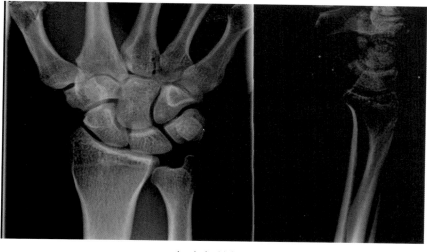 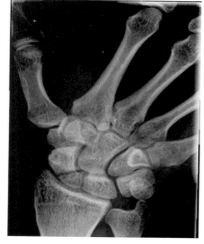

（a）初始损伤时　　　　　　　　　　（b）6个月后显示骨折不愈合

图7-15　舟骨骨折的X线片

延伸阅读

［1］Adebajo, A., ed. (2010). Chapter 1: Pain in the hand and wrist. ABC of Rheumatology. Hoboken, NJ: Wiley - Blackwell Publishers.

［2］Anakwe, R.E., Middleton, S.D. (2011). Osteoarthritis at the base of the thumb. BMJ 343: d7122.

［3］Bland, J.D.P. (2007). Carpal tunnel syndrome. BMJ 335: 343.

［4］British Society for Surgery of the Hand website: www.bssh.ac.uk.

［5］Leversedge, F., Goldfarb, C., Boyer, M. (2010). A Pocket Manual of Hand and Upper Extremity Anatomy Primus Manus. Philadelphia: Lippincott, Williams, and Wilkins: 24 - 29.

［6］Solomon, L., Warwick, D., Nayagam, S. (2001). Apley's System of Orthopaedics and Fractures. Hodder Publishing.

［7］Wolfe, S., Pederson, W., Hotchkiss, R., et al. (2016). Green's Operative Hand Surgery. Volume 1 & 2. Churchill Lovingstone. Elsevier.

第八章　骨盆和髋臼骨折

Hani B Abdul - Jabar and JasvinderDaurka

Imperial College Healthcare NHS Trust, London, UK

概述

- 骨盆骨折可分为：

低能量损伤 VS 高能量损伤；

稳定 VS 不稳定；

致命伤或非致命伤。

- 低能量骨盆骨折常见于老年人，多为轻微跌倒所致。
- 高能量骨盆骨折不太常见，通常是高速公路交通事故造成的。
- 闭合性骨折的死亡率为 15%~25%，开放性骨折的死亡率高达 50%，出血仍然是导致死亡的主要原因。
- 2/3 以上的患者存在相关损伤，尤其是高能量损伤患者，包括长骨骨折、性功能障碍、头部损伤、腹部损伤和脊柱骨折所致功能异常和慢性疼痛的高发病率。
- 骨盆稳定可通过捆绑、外固定和精确手术实现。
- 髋臼骨折继发于高能量损伤，通常是通过股骨传递的间接创伤引起。
- 在老年人中，多为轻微跌倒造成的低能量损伤。
- 必须紧急处理以减少相关髋关节脱位，并对稳定性进行评估。
- 必须记录复位前后的神经血管状况，并进行骨骼牵引。
- 髋臼骨折延迟处理或处理不当可加速骨关节炎或髋关节功能障碍。

骨盆

骨盆骨折可由低能量损伤或高能量损伤所致。低能量损伤骨盆骨折比较常见，多为轻微跌倒所致。发病率随年龄增长而增加，在 90 岁以上人群中达到峰值。高 BMI 和男性是骨盆骨折的潜在危险因素。骨盆骨折的死亡率很高，并呈现上升趋势。其 1 年、2 年和 5 年的死亡率分别为 10%、20% 和 50%。痴呆和高龄女性患者的预后较差。高能量损伤骨盆骨折较少见，多为高速公路交通事故引起。这些患者中，有 2/3 同时罹患其他肌肉骨骼损伤，1/2 以上有多系统损伤。

解剖

骨盆由三块骨组成（图 8-1）：骶骨和两块髋骨，髋骨是由髂骨、坐骨和耻骨融合而成的。在后方，髋骨通过骶髂关节（SI）和骶骨相连，在前方形成耻骨联合。受力时，以耻骨联合作为支撑点，维持骨盆的稳定。

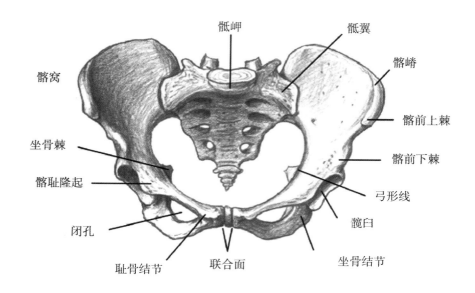

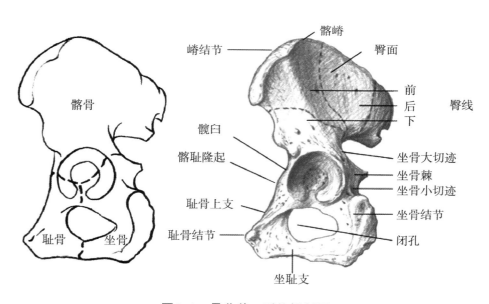

图8-1　骨盆前、后位解剖图

骨盆的物理稳定性在很大程度上取决于共同构成骨韧带环的韧带和骨骼的综合特性（图 8-2）。主要的血管都嵌入盆腔内，这些动脉及其相关静脉在骨盆破裂时都可能受到损伤。臀上动脉在不稳定的骨盆后部损伤中最常受损，阴部和闭孔血管损伤最常见于骨盆前环损伤。了解骨盆解剖结构，有助于骨科医生认识到哪些骨折形式更容易对这些主要血管造成损伤，并可能导致腹膜后出血，甚至死亡。

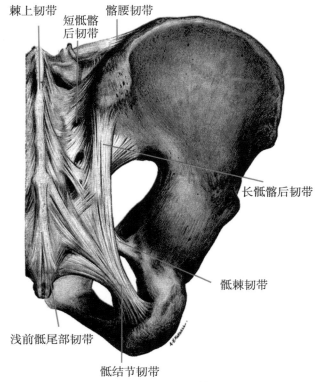

棘上韧带　髂腰韧带
短骶髂后韧带
长骶髂后韧带
骶棘韧带
浅前骶尾部韧带
骶结节韧带

图8-2　骨盆韧带

影像学检查

X线检查

1.骨盆正位片：观察两边骨盆有无不对称、旋转或移位，有无骨折线，以排除骨折（图8-3）。

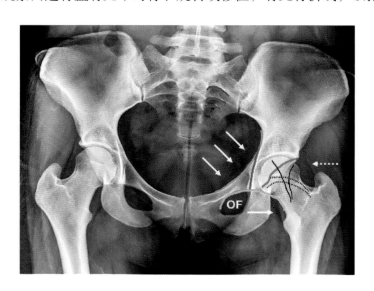

图8-3　骨盆正位X线片

注：正常骨盆正位片：肢体左侧标示出了一些重要的线和解剖结构，对侧未进行标注。紫线：骶弓线；蓝线：髂耻线；红线：髂坐线；橙线：沈通氏线；绿线：髋臼前壁；黄线：髋臼后壁；实心黑线：股骨颈压缩骨小梁。黑色虚线：股骨颈张力小梁；斜箭头：闭孔脂肪条；虚线箭头：臀（小）脂肪条；实心水平箭头：髂腰肌脂

肪条；OF：闭孔。

2. 入口视图：用于观察有无前后平移、半骨盆有无内旋或外旋及 SI 关节间隙有无加宽（图 8-4）。

3. 出口视图：用于观察有无垂直位移，半骨盆有无屈曲或外展，有无骶孔破裂（图 8-4）。

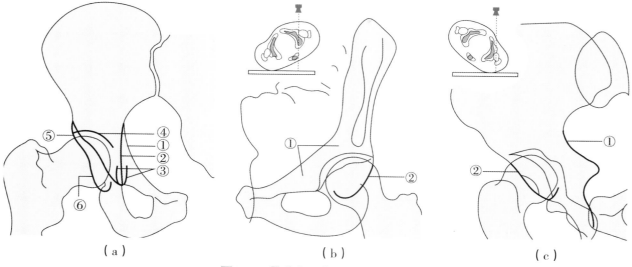

（a）　　　　　　　　　　（b）　　　　　　　　　　（c）

图8-4　骨盆入口视图和出口视图

注：（a）髋臼在骨盆前后位的影像学标志。①髂耻线；②髂坐线；③泪滴；④顶线；⑤髋臼前缘；⑥髋臼后缘。髂耻线、髋臼前缘和泪滴是前柱的标志，髂坐线和髋臼后缘是后柱的标志。（b）通过将伤侧朝 X 射线束 45° 旋转获得的半骨盆闭孔斜视图，正面可见闭孔环和髂耻线。①前柱区；②髋臼后缘，后壁骨折在这个角度最为明显。（c）髂骨斜视窗，通过旋转受伤侧远离 X 射线束获得。髂翼正面可见，延伸至髂翼的骨折线在这个角度最为明显。①可见更大的坐骨切迹，代表后柱；②髋臼前缘在这个角度最清晰。

骨盆不稳定的影像学特征

1. 后骶髂关节移位大于 5mm。

2. 骶骨后部骨折间隙的存在。

3. 撕脱性骨折：坐骨棘、骶骨和第五腰椎横突骨折。

CT扫描

CT 扫描可以更好地显示骨盆后环损伤，有助于确定骨折粉碎程度、碎片大小和旋转程度（图 8-5）。

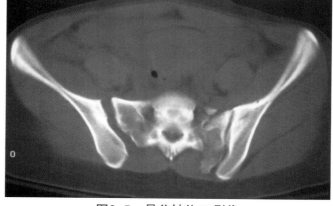

图8-5　骨盆轴位CT影像

骨盆骨折分型

Tile、Burgess 和 Young 分型法是应用最广泛的骨盆损伤分型法。

Tile 分类系统是根据后骶髂关节（SI）复合体的完整性进行分类。

1.A 型损伤：此型损伤患者的 SI 复合体是完整的，是稳定骨折，可行非手术治疗。

2.B 型损伤：此型损伤可由内在或外在旋转应力导致，包括后 SI 复合体的部分损伤，通常都不稳定，需手术处理。

3.C 型损伤：此型损伤的特征是后 SI 复合体的完全损伤，造成旋转不稳和垂直不稳，需手术处理。

Burgess 和 Young 分型法根据损伤机制进行分型（图 8-6）。损伤力包括侧向压缩力（LC）、前后压缩力（APC）、垂直切力或混合力。

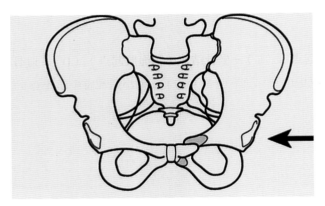

（a）侧向压缩骨折

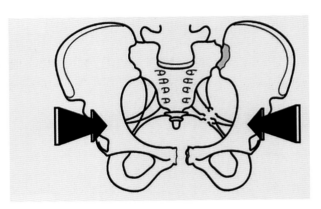

（b）翻书骨折，前后压缩骨折

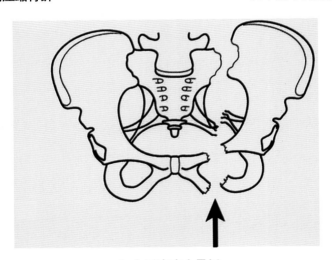

（c）垂直应力骨折

图8-6　Burgess 和 Young 分型系统

撕脱性损伤

　　由于骨盆和髋部肌肉剧烈收缩而在肌肉附着部位发生的骨折可见于图 8-7，其并发症包括骨折不愈合、慢性疼痛和骨坏死。治疗上首选保守治疗，保守治疗失败、骨折不愈合或移位骨折时，手术治疗可作为最后的治疗手段。

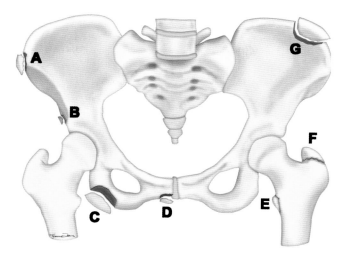

图8-7　撕脱性骨折示意图

注：（A）=ASIS（缝匠肌起点）；（B）=AIIS（股直肌起点）；（C）= 坐骨结节（腘绳肌起点）；（D）= 耻骨副交感神经（髋内收肌起点）;（E）= 股骨小转子（髂腰肌止点）;（F）= 股骨大转子（臀小肌和臀中肌止点）；（G）= 髂嵴（腹斜肌附着点）。

急诊检查

1. 连续进行血清血红蛋白和红细胞压积检查，以监测失血情况。

2. 尿液分析可发现肉眼血尿或镜下血尿。

3. 对育龄期女性需行妊娠检查。

4. 交叉配血，必要时大量输血。

5. 监测凝血功能、血糖水平、U&E 和 LFTs。

6. 尿道造影或膀胱造影。

骨盆损伤的治疗

图 8-8 列出了骨盆骨折治疗方案选择的概述。机械性不稳定的骨折损伤患者，前期治疗应依据 ATLS 原则。对损伤的早期评估，结合事故发生的经过，可以初步判断致伤能量的大小及损伤的类型。导致腹腔压力增加的损伤可引起大出血，需要减少腹腔容积，这样有助于凝血块的形成及填塞止血。

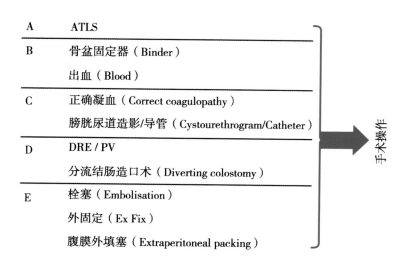

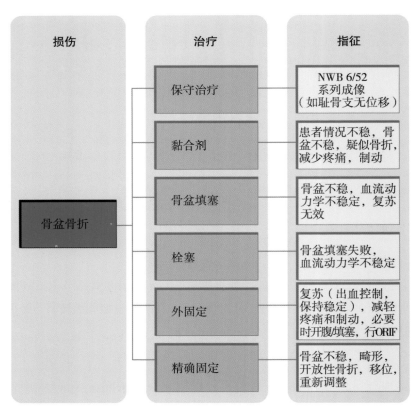

图8-8　ABC骨盆评估方案和治疗方案

骨盆固定器

在急诊科，外固定器的使用已经减少，取而代之的是骨盆固定器。无论是临时固定器，还是市面上可以买到的骨盆固定器产品，都应用简便，而且效果不错。在使用时必须尽可能小心，以防再次损伤的发生，如侧向压缩损伤，偶尔也会出现皮肤坏死。骨盆固定器应用于大转子时，腿部应保持伸展和内旋姿势（图 8-9）。

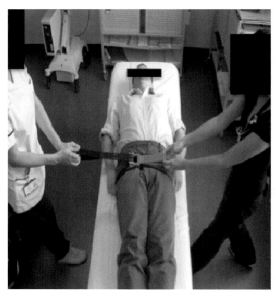

图8-9　骨盆固定器的正确放置

血管造影/栓塞

血管造影 / 栓塞技术在与骨盆骨折相关的出血控制中的应用是有争议的，应用时应考虑多个因素，包括所在医疗机构的常规方案、患者的稳定性、血管造影套件的接近程度及介入放射学人员的操作经验等。

相关泌尿外科创伤

外伤患者出现血尿症状提示可能有骨盆骨折。出现同侧胁腹部、腹股沟韧带、大腿近端或会阴上的血肿，也要考虑是否有骨盆损伤。男性尿道损伤的症状包括直肠检查时发现前列腺高位或过软，阴囊血肿或尿道口出血。在这部分男性患者及使用 Foley 导尿管不畅的女性患者中，采用逆行尿路造影往往提示有骨盆损伤存在。

膀胱破裂和膀胱颈损伤通常需要开腹直接修复。建议早期行泌尿外科手术治疗。

开放性损伤

出现皮肤或黏膜的开放性损伤，通常不能使用内固定治疗，并且常需行结肠造口术。密切监测瘘口，以确保没有粪便污染骨科伤口。骨盆骨折的紧急护理优先级很高，按照 ATLS 和骨盆特定规程（图 8-8）进行。

外固定器（ExFix）

外固定器（ExFix）是指在骨盆损伤时使用的一种可旋转的固定器，可起到不完全稳定的固定作用（图 8-10）。这是一种在最终重建骨盆结构前的临时固定术，其目的是减少骨盆容积，有助于出血静脉丛中血栓形成。在进行结肠造口术的开腹手术之前，将多个钢针插入到髋臼骨上和髂上嵴。

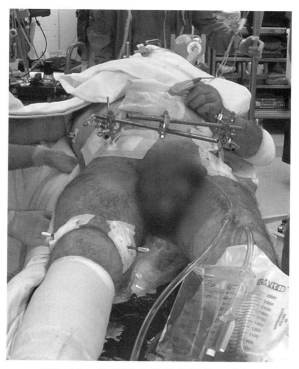

图8-10　前外固定器替代骨盆固定器

完全重建

骨盆骨折最终治疗方案的选择，取决于外科医生对骨盆的骨韧带解剖结构（图8-2）的了解，以及对因特定骨折类型而受损结构的认识。老年人的低能量损伤骨盆骨折很少需要手术稳定，因为后骶髂关节和盆底韧带结构完好无损，可抵抗生理负荷并维持内在稳定性。不稳定骨盆骨折的最终治疗方案旨在维持稳定性和恢复功能。其他要考虑的因素包括防止腿长短不一致、坐姿不平衡和姿势不稳而导致残疾。骨盆血供丰富，无论骨折碎片保持在什么位置，骨盆都可愈合。但是，韧带损伤愈合的可能性较小。就骨盆骨折而言，残余位移与预后之间的关系很难量化，因为损伤类型越严重，神经、膀胱、尿道和血管损伤的发生率就越高。保守治疗通常为6周不负重，并进行一系列的影像学检查。

手术治疗指征：

1. 耻骨联合分离 >2.5cm（图8-11）。

2. SI 关节移位 >1cm。

3. 骶骨骨折移位 >1cm。

4. 半骨盆移位或内部旋转 >160°。

5. 开放性骨折。

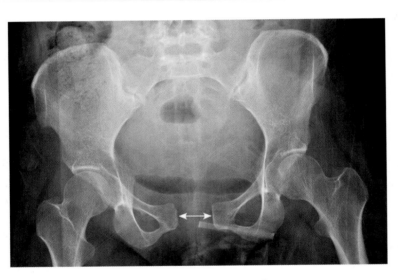

图8-11　X线显示耻骨联合分离>2.5cm

预后

骨盆骨折是一种会改变患者生活的损伤。患者应该在骨盆专业科室进行随访，以确保在疼痛、全身状态、泌尿系统和性功能障碍等方面得到全面的建议和指导，这些都是常见的骨盆骨折并发症。血栓的发病率很高，需要长期预防。

髋臼骨折

髋臼骨折的发生率约为每年每10万人中发生3例移位骨折。大多数发生在男性（70%），平均年龄40岁，但近年来，老年人骨折的发生率越来越高。髋臼骨折的治疗目的是通过恢复和保持髋关节的一致性和稳定性来预防创伤后骨关节炎和长期残疾。了解骨折类型对于选择合适的治疗手段和固定技术是非常重要的。

解剖

髋臼由骨盆的三块骨组成：髂骨、坐骨和耻骨。双柱理论认为髋臼由两根骨柱支撑，形成一个"倒Y"形结构，通过坐骨与骶骨相连（图8-12）。

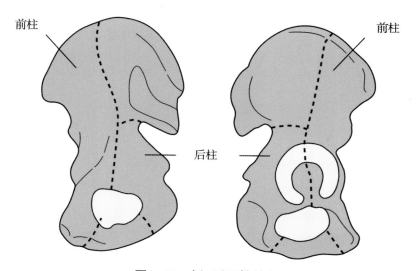

图8-12　倒Y形双柱髋臼

在行髋臼固定手术时，死冠血管，即髂外（上腹部）和髂内（闭孔）血管的吻合处，通常存在与耻骨上支外侧分离的风险（图8-13）。

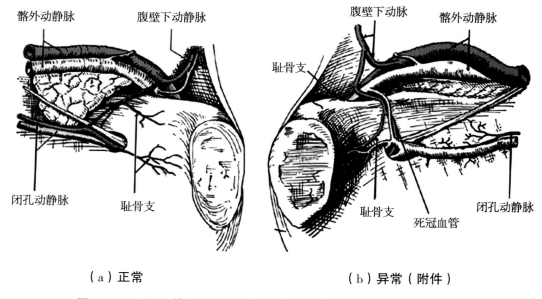

（a）正常　　　　　　　　　　　（b）异常（附件）

图8-13　死冠血管闭孔和髂骨外血管之间常见的小口径吻合示意图

注：(a) 正常的死冠血管示意图，闭孔动脉异常起源于髂外血管；(b) 异常的死冠血管示意图。选自

GrantJ.C.B.（1972 年），Grant 解剖学图集（第 6 版），Williams&Wilkins，马里兰州巴尔的摩。

影像学检查

X线检查

应行骨盆的前后位 X 线检查。

X线片中，评估连续性缺失的6条线（图8-4）：

1. 髂耻线；

2. 髂坐线；

3. 放射性泪滴；

4. 顶线；

5. 髋臼前缘；

6. 髋臼后缘。

Judet 视窗（图 8-14）：是髋臼的斜位 X 线片，骨盆与髋臼呈 45° 倾斜。这两个视窗分别为闭孔斜视窗和髂骨斜视窗。每个视窗突出显示特定的骨骼解剖区域（表 8-1）。

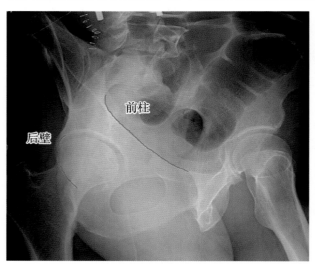

（a）

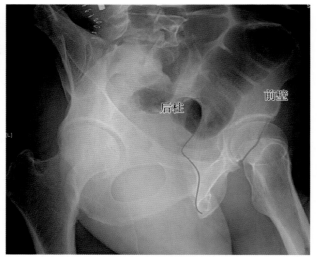

（b）

图8-14　X线片显示（a）闭孔斜视窗和（b）髂骨斜视窗

表8-1　Judet 视窗的解剖

闭孔斜位视窗	髂骨斜位视窗
前柱	后柱
后壁	前壁

CT扫描

骨盆和髋臼的 CT 扫描有助于区别骨折类型和制订手术方案。CT 可以识别在 X 线片上看不到的髋臼骨折，并且可以确定骨折线的方向。

髋臼骨折分型

Judet-Letournel 分型法描述了五种基本（或简单）骨折模式，以及五种复合（或相关）模式。复合骨折至少包括两种基本形式（图 8-15）。

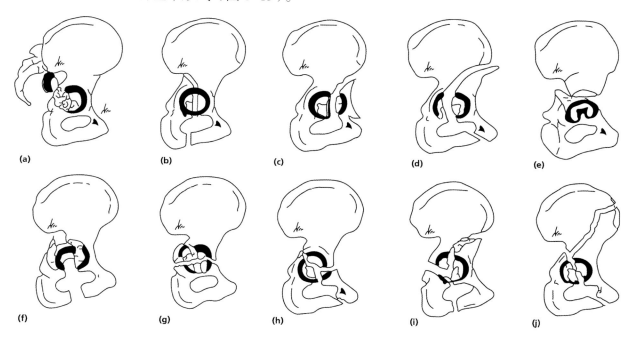

图8-15　髋臼骨折的Judet-Letournel分型法

注：Judet-Letournel 共有 10 种骨折类型，分为 5 种基本类型和 5 种复合类型。其基本型骨折为：（a）后壁；（b）后柱；（c）前壁；（d）前柱；（e）横切面。复合型骨折有：（f）后柱和后壁；（g）横壁和后壁；（h）T 形；（i）前柱（或壁）及复合的后壁半横截面；（j）双柱骨折。

治疗

保守治疗：骨折移位 <2mm 和后壁累及 <20% 的骨折，在 6~8 周内避免负重。

手术治疗：上缘移位 >2mm，骨折累及后壁超过 40%~50%，关节内松动或无法复位的错位骨折，需行 ORIF。若有明显的骨量减少和 / 或明显碎片，应采用急诊全髋关节置换术进行复位和内固定。

预后

髋关节创伤后退行性病变是最常见的并发症，可以通过紧急解剖复位以建立关节一致性来降低发生率。异位骨化在扩大手术中发病率最高，可服用吲哚美欣或使用小剂量放射治疗。

延伸阅读

［1］British Orthopaedic Association Standards for Trauma (BOAST 3). (December 2008). Pelvic and Acetabular Fracture Management, at www. boa. ac. uk/wp - content/uploads/2014/12/BOAST - 3.pdf.

[2] Butterwick, D., Papp, S., Gofton, W., et al. (2015). Acetabular Fractures in the Elderly: Evaluation and Management. Journal of Bone and Joint Surgery (Am.) 97: 758－768.

[3] Daurka, J., Rankin, I., Jaggard, M.K., et al. (2015). A priority - driven ABC approach to the emergency management of high - energy pelvic trauma improves decision making in simulated patient scenarios. Injury 46: 340－343.

[4] Guthrie, H.C., Owens, R.W., Bircher, M.D. (2010). Fractures of the pelvis. Journal of Bone and Joint Surgery 11: 1481－1488.

[5] Hill, R.M., Robinson, C.M., Keating, J.F. (2001). Fractures of the pelvic rami. Epidemiology and five - year survival. Journal of Bone and Joint Surgery 83: 1141－1144.

扫码获取
☆配套电子书
☆专业公开课
☆案例分析
☆行业资讯

第九章 髋关节骨折

Simond Jagernauth and Joshua KL Lee

The Royal London Hospital, Barts Health NHS Trust, London, UK

概述

· 髋部疼痛可能来自其他部位，如腰椎或骶髂关节，在给患者查体时需排除这些原因。

· 髋部骨折和骨关节炎给 NHS 造成了巨大的临床负担和增加了老年患者的死亡率。

· 成人股骨头的主要血液供应来自髋关节囊内的支持带血管。

· 髋部骨折的血液供应中断需手术处理。

· 髋关节骨折的外科治疗包括：①用空心螺钉或动力髋螺钉修复髋关节；②髋关节半关节置换术或全髋关节置换术进行髋关节置换。

· 如果保守治疗无效，髋关节骨性关节炎通常采用全髋关节置换术治疗，偶尔可进行表面修整。

解剖

肌肉骨骼解剖

髋关节是人体最大的滑膜关节，由股骨头（球）和髋臼（窝）组成。髋臼由髂骨、坐骨和耻骨构成，通常形成于青少年末期。髋关节囊是一种纤维结构，内衬滑膜。滑膜附着在髋臼近端，向前插入转子间线，向后插入转子间嵴近端约 1cm 处（图 9-1）。

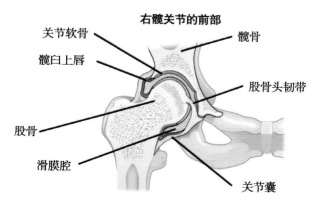

右髋关节的前部

关节软骨 · 髋骨 · 髋臼上唇 · 股骨头韧带 · 股骨 · 滑膜腔 · 关节囊

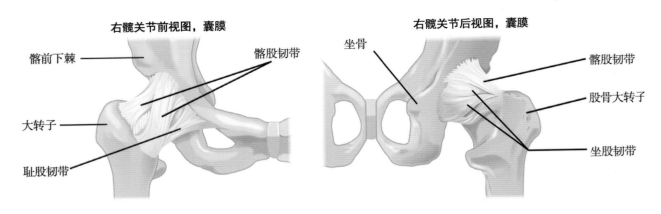

图9-1　髋关节解剖图

血供

成人股骨头的血液供应有三个来源：支持带血管、营养动脉（穿过髓腔）和圆韧带动脉（图9-2）。主要的动脉供应来自支持带血管，这些血管穿过关节囊，沿着股骨颈到达股骨头。支持带血管来源于股深动脉的分支——旋股内侧动脉（与旋股外侧动脉相比，旋股内侧动脉支持股骨头70%的血供），该动脉在关节囊内沿股骨颈从远端走行至近端。这种血管分布与髋部骨折关系密切，某些类型的骨折会破坏股骨头的血液供应，导致股骨头缺血性坏死。

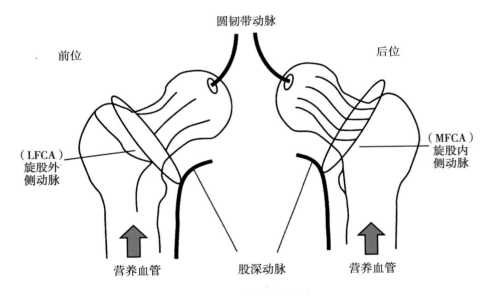

图9-2　股骨头血供

病史

一份完整的病史应该包括患者的症状、对功能的需求及他们的症状对生活方式的影响（表9-1），这将有助于指导查体、后续的辅助检查和治疗方案的选择。切记髋关节疼痛有时会表现为孤立性膝关节疼痛。病史记录应包括以下内容：

·疼痛：休息痛，夜间痛，运动相关疼痛；

·行走距离；

·功能限制：能否剪足趾甲、上下楼梯，是否跛行；

·僵硬；

·"咔嚓"声；

·不稳定性；

·脊椎或膝盖牵涉痛。

临床查体

临床查体可以非常可靠地发现髋关节的问题。查体时，应同时检查脊椎，以排除与髋关节疼痛类似的腰椎或神经根性疼痛。髋关节查体应采用系统化方法，包括"望诊、触诊、活动、特殊检查"（图 9-3）。若骨折移位，患者的腿可能会变短并向外旋转。坐骨神经功能和外周脉搏都应检查并清楚记录。

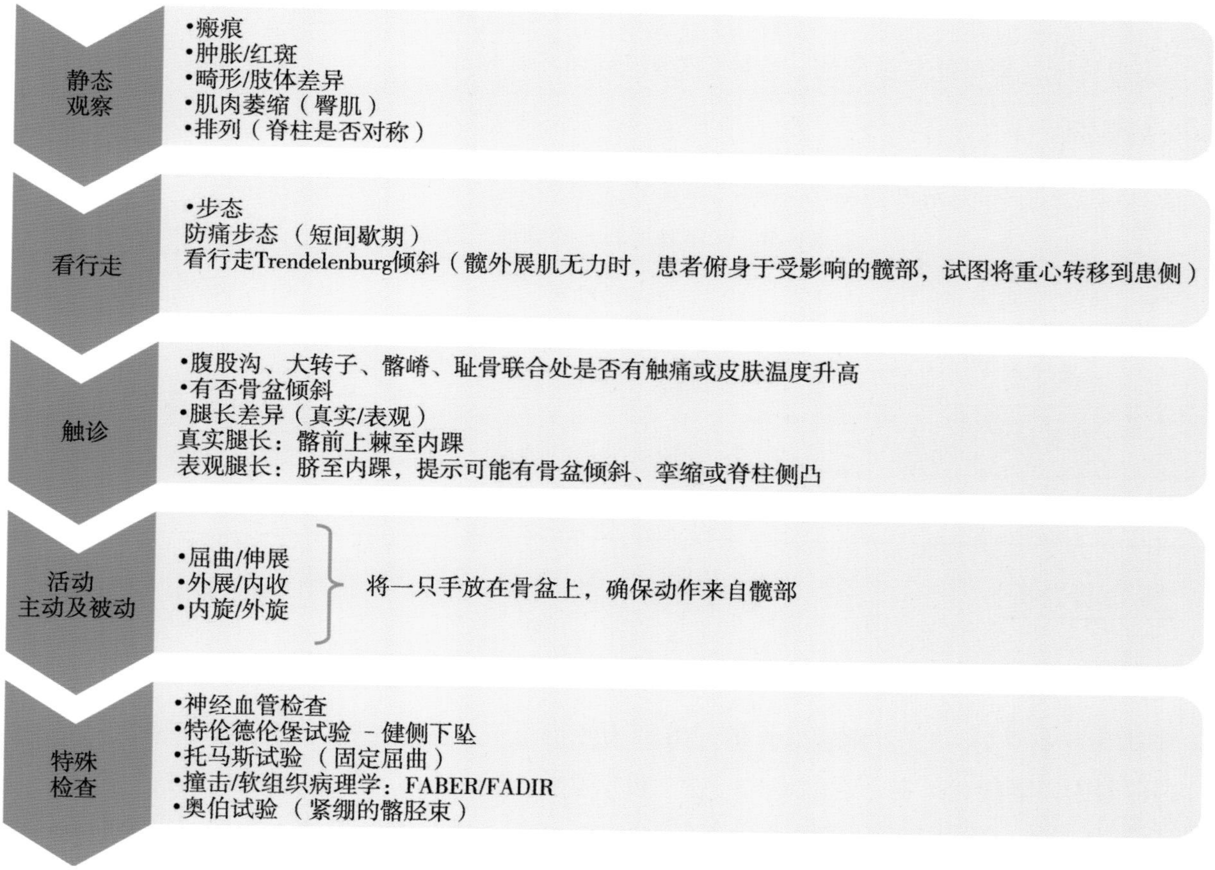

静态观察	·瘢痕 ·肿胀/红斑 ·畸形/肢体差异 ·肌肉萎缩（臀肌） ·排列（脊柱是否对称）
看行走	·步态 防痛步态（短间歇期） 看行走Trendelenburg倾斜（髋外展肌无力时，患者俯身于受影响的髋部，试图将重心转移到患侧）
触诊	·腹股沟、大转子、髂峰、耻骨联合处是否有触痛或皮肤温度升高 ·有否骨盆倾斜 ·腿长差异（真实/表观） 真实腿长：髂前上棘至内踝 表观腿长：脐至内踝，提示可能有骨盆倾斜、挛缩或脊柱侧凸
活动主动及被动	·屈曲/伸展 ·外展/内收　　将一只手放在骨盆上，确保动作来自髋部 ·内旋/外旋
特殊检查	·神经血管检查 ·特伦德伦堡试验 – 健侧下坠 ·托马斯试验（固定屈曲） ·撞击/软组织病理学：FABER/FADIR ·奥伯试验（紧绷的髂胫束）

图9-3　髋关节查体

见此图标 微信扫码　扫码领取《ABC骨科与创伤》学习资源

特殊检查

（1）特伦德伦堡征

· 髋外展肌（臀中肌和臀小肌）萎缩患者呈阳性；

· 扶稳患者，要求患者每次单腿站立。若患者骨盆向一侧倾斜，则为阳性；

· 切记：健侧下沉。

（2）托马斯试验

· 用于评估是否存在髋关节屈曲挛缩；

· 患者仰卧，健侧髋部弯曲，使膝盖靠近胸部。这样可以稳定骨盆，消除腰椎前凸的影响。若评估侧的大腿抬起，则存在屈曲畸形。

（3）腿长测量

· 真实腿长：从髂前上棘到内踝；

· 表观腿长：脐至内踝；

· 实际长度差异可能是由骨骺、股骨上端骨骺滑脱、髋关节发育不良、缺血性坏死或关节炎引起的；

· 表观长度差异可能是由挛缩、脊柱侧弯或骨盆倾斜引起的。

一般情况

注意以下按年龄组划分的鉴别诊断，如表 9-3 所示。

表9-3　按年龄组划分的髋部一般情况

15~45周岁	45~60周岁	>60周岁
发育不良	骨关节炎	
腿长短不一	缺血性坏死	
撞击伤		后THR

髋关节骨折

临床负担

英国每年有 7 万 ~7.5 万例髋部骨折，NHS 为此付出了 20 亿英镑的代价（NICE 和 BOAST 1 指南）。随着人口老龄化，在不远的将来，这一数字必将不断提高。伤后第一个月死亡率为 10%，一年死亡率为 33%。老年髋部骨折患者往往有严重的合并症，多学科治疗至关重要，以提供最佳治疗时机达到完全康复。

损伤机制

老年人损伤多为低能量损伤（例如从站立姿势摔倒），但年轻人损伤多为高能量损伤（例如道路交通事故或从高处坠落）。

影像学诊断

应行髋部 AP 和髋关节侧位片以诊断有无损伤。注意沈通氏线有无缺失（图 9-4）。若高度怀疑髋部骨折，但在 X 线片上看不到，应行 MRI 扫描以确诊。若现有条件不允许做 MRI 扫描，CT 扫描也是一种不错的选择。任何累及股骨粗隆远端的骨折，或怀疑有病理性骨折（如转移性骨病）时，需要对整个股骨进行影像学检查。

髋关节骨折大致可分为囊外骨折和囊内骨折（图 9-5 和图 9-6）。

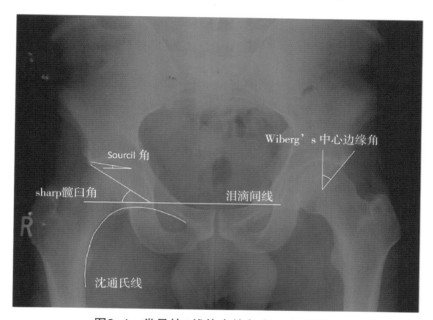

图9-4　常见的X线片中的角度、沈通氏线

髋臼角（Tonnis 角）或 Sourcil 角正常值 0~10°；垂直中心边缘角（Wiberg 角）正常值 ≥ 25°；Sharp 髋臼角（在 Sourcil 角和骨盆泪滴之间）<38°，如果大于则表示发育不良；注意左髋凸轮的微小病变。

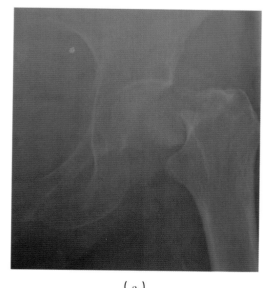 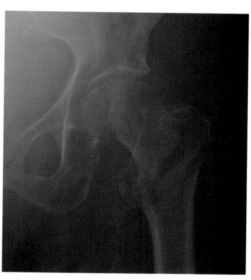

　　　　　（a）　　　　　　　　　　　　　　　　　　　（b）

图9-5　髋关节骨折X线片：（a）囊内骨折（b）囊外骨折

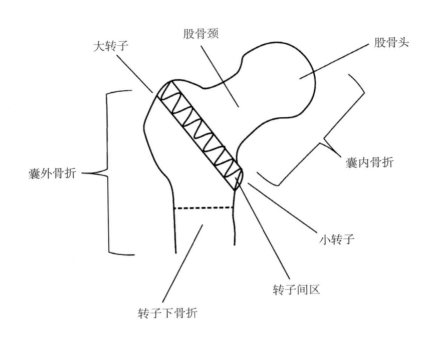

大转子　　　股骨颈　　　　　　股骨头

囊内骨折

囊外骨折

小转子

转子间区

转子下骨折

图9-6　髋部骨折示意图

髋关节囊外骨折

　　此类骨折包括大转子和小转子之间的转子间骨折和小转子远端的转子下骨折。与囊内骨折不同，股骨头的血液供应是有保存的，因此很少发生缺血性坏死或骨折不愈合。骨折部位的接触表面积越大，实现完全愈合的概率越高。手术固定是治疗的首选，常用动态髋螺钉（DHS）或髓内钉（图9-7）。之所以称为动态髋螺钉，是因为螺钉在其板中可以滑动，患者可以在短时间内恢复承重和活动，骨折会逐渐愈合。某些断裂构造是不稳定的（例如反向倾斜），这些可能需要髓内钉固定。

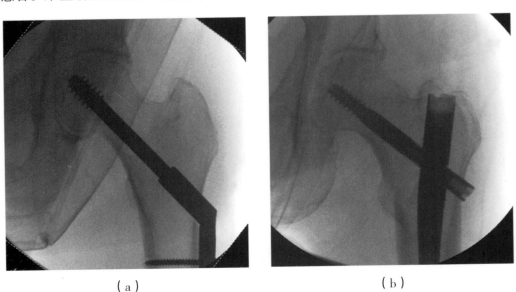

（a）　　　　　　　　　　　　　　　（b）

图9-7　（a）动态髋螺钉；（b）髓内钉治疗髋关节囊外骨折的X线片

股骨颈囊内骨折

Garden 分类法（I–IV）通常用于对股骨颈囊内骨折进行分类（图 9–8）。血液供应对骨折愈合很重要，这类股骨颈囊内骨折可导致股骨头的血供中断，甚至缺血性坏死。如果患者能够适应全身麻醉或脊柱麻醉，则应进行手术治疗。

是否手术治疗取决于骨折移位的程度、患者年龄、心理状态和伤前活动能力（图 9–9）。

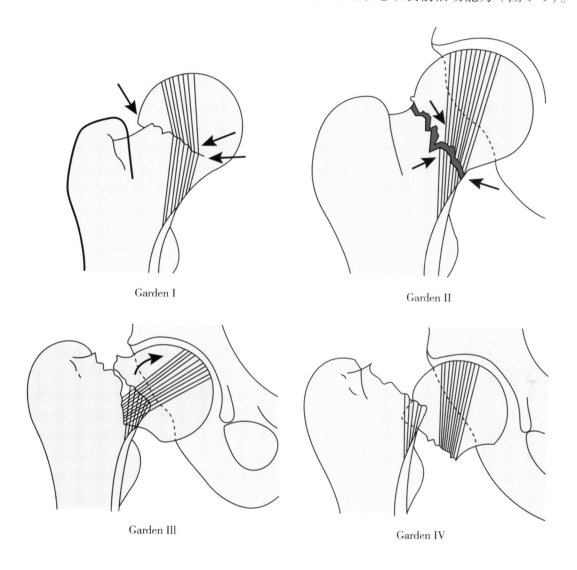

Garden I

Garden II

Garden Ill

Garden IV

Garden I：骨小梁成角，其下皮质完整。无明显移位。

Garden II：骨小梁排列整齐，上下皮质可见骨折线。无明显移位。

Garden Ill：明显完整骨折线，股骨头轻微移位和/或旋转。

Garden IV：股骨头损伤严重，通常是完全的移位。

图9-8　髋关节囊内骨折的Garden分类法

注：Garden 分类法用来描述股骨颈囊内骨折，近来常被简化分为移位型或无移位型。Garden 分类法仅供历史参考。

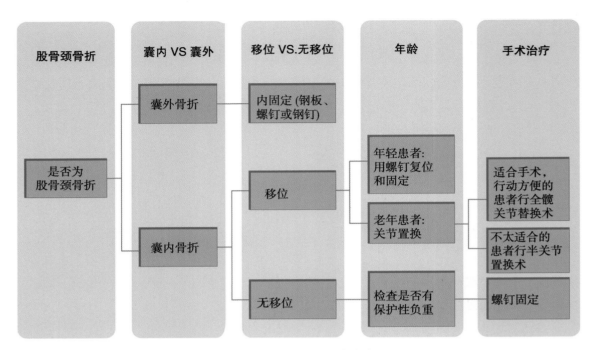

图9-9 股骨颈骨折的治疗

无移位骨折

无移位骨折可通过股骨颈手术固定（如空心螺钉或动态髋螺钉），这是在假设股骨头的血液供应最小限度中断的前提下进行，因为骨折不会移位，可以愈合。

青年移位性骨折

青年的移位性骨折也可以通过手术固定来治疗,以期骨折复位固定后能维持血供。若手术成功,患者的骨折愈合,髋关节功能完全恢复。若出现股骨头缺血性坏死或髋关节不愈合,则需要进行全髋关节置换术。

老年移位性骨折

在老年患者中，移位性股骨颈骨折发生股骨头缺血性坏死（18个月内高达30%）和骨折不愈合的概率很高。因此，建议行关节置换术，股骨头可以被单独整体置换（半关节置换术，图9-10）

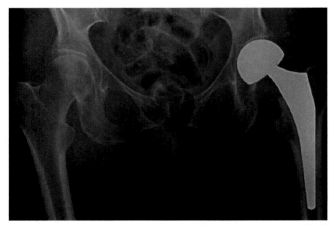

图9-10 骨水泥半关节置换术治疗髋关节囊内骨折的影像学表现

或作为全髋关节置换术的一部分（髋臼也被替换，图9-11）。没有认知障碍，在受伤前能够独立行走，健康的年轻患者可行全髋关节置换术，因为这部分患者对髋关节功能需求更大。

髋关节骨折治疗指导概述

在英国，为了使髋关节骨折的治疗方案标准化并提升治疗效果，推荐使用全国治疗规范。

英国股骨颈骨折治疗规范：

患者到达急诊科后，36小时内行手术治疗；

骨科及老年科医生共同处理；

由老年科、骨科和麻醉科医生共同评估；

由老年科医生评估围手术期（入院72小时之内）患者状况；

术后由老年科护理；

组建多学科康复团队；

骨折预防评估（摔倒和骨健康）；

术前、术后简单心理评估（AMTS）。

来源：www.nice.org

《CG124髋关节骨折：快速参考指南》

2011年6月22日

髋关节骨关节炎

概述

骨关节炎是最常见的关节炎，当累及髋关节时，会造成伤残性疼痛。在年轻患者中，可继发于其他疾病，如骨软骨炎、髋关节发育不良或股骨上部骨骺滑脱。在老年患者中，继发于外伤、缺血性坏死和佩吉特病的概率增加。若找不到根本原因，则称为原发性骨关节炎。髋关节软骨压力增高，导致软骨破坏甚至损失，最终致其下的骨组织暴露。

症状和体征

患者常自诉有进行性的腹股沟或大腿前部疼痛，常放射至膝部，偶尔会表现为单侧膝关节疼痛。短时间内活动可使疼痛加剧，并伴有髋关节僵硬。行走时常跛行且伴腿部疼痛，或需借助拐杖才能行走（减轻髋关节负重，降低痛感）。

随着疾病的进展，髋关节活动范围进一步受限。最先影响的是髋关节内旋。在疾病进程后期，由于股骨头骨质缺失，可表现为患肢缩短。托马斯试验可提示有髋关节固定弯曲畸形，特伦德伦堡征可能呈阳性。提示外展肌萎缩，或继发于疼痛。

影像学诊断

典型的骨关节炎影像学表现为关节间隙变窄、骨刺产生、软骨下囊肿和软骨下硬化（图9-11）。

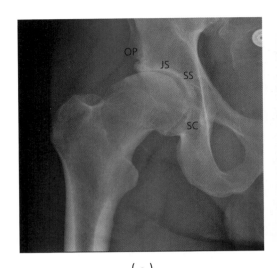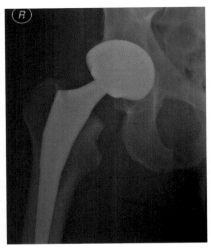

（ａ）　　　　　　　　　　　　　　　　　（ｂ）

图9-11　（ａ）髋关节骨关节炎（OP，骨赘；JS，关节间隙丧失；SS，软骨下硬化；
SC，软骨下囊肿）的X线片（ｂ）非骨水泥全髋关节置换术X线片

治疗

保守治疗：疾病早期，核心治疗是进行锻炼，包括增强局部肌肉强度和全身有氧运动。可少量服用单纯镇痛药，如对乙酰氨基酚、非甾体类解热镇痛药或弱阿片类药物。

手术治疗：疾病后期，伴发关节疼痛、功能丧失或生活质量降低时，可考虑行全髋关节置换术。

全髋关节置换

全髋关节置换可以用骨水泥固定，也可以通过植入物表面的骨生长来固定（图9-11）。移除受损的股骨头，并在股骨内植入金属柄，然后用陶瓷或金属制成一个替代股骨头的球体放在金属柄上。髋臼成形，然后用塑料或陶瓷衬垫将塑料或金属套筒固定。这两个部分构成了新型人工髋关节。

炎症性髋关节炎

炎症性关节炎是由潜在的免疫介导引起的一种系统性疾病，包括类风湿性关节炎、系统性红斑狼疮和强直性脊柱炎。在这些情况下，髋关节的滑膜有炎症。患者可能会有与骨关节炎类似的腹股沟、臀部或大腿疼痛，行走时有疼痛跛行，查体可见髋关节活动范围缩小。实验室检查提示炎症标志物升高，如血沉和CRP。应进行免疫筛查。髋部X线片可显示关节间隙狭窄、关节侵蚀、骨赘和弥漫性骨质减少。非手术治疗包括运动和单纯镇痛。患者可服用抗风湿类药物，如甲氨蝶呤或柳氮磺胺吡啶，可能有助于延缓疾病的进展。保守治疗无效的患者可考虑行全髋关节置换术。

髋关节缺血性坏死

髋关节缺血性坏死（AVN）是由于股骨头血供中断引起的，导致软骨和骨骼坏死，并最终导致骨质破坏（图9-12）。外伤性原因包括囊内股骨颈骨折和髋关节脱位。非外伤原因包括酗酒、服用类固醇激素、镰状细胞病、系统性红斑狼疮、炎性肠病和骨髓增生性疾病。患者可能出现逐渐发作的髋部疼痛，随着髋关节活动范围的缩小可发展为剧烈疼痛。X线片显示股骨头变平，伴有软骨下囊肿和硬化。疾病早期患者采用双膦酸盐治疗效果显著。手术治疗包括早期的股骨头核心减压术、

截骨术或疾病后期的全髋关节置换术。

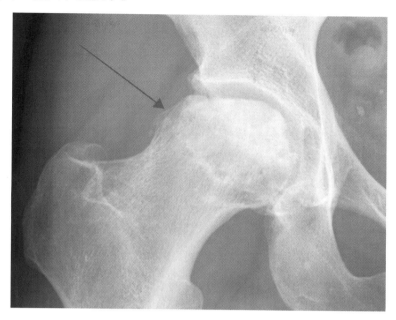

图9-12　右髋缺血性坏死

转子滑囊炎

转子滑囊炎是一种常见的疾病，其特征是大转子上的囊性炎症，可能是由于过度使用或大转子创伤造成的，但往往找不到根本原因。患者可能会自诉大腿外侧疼痛，患侧卧位难以入睡。他们经常指出疼痛部位是大转子，髋关节的被动内收可能会加重疼痛。超声扫描或核磁共振可以提示转子囊内液体增多。非手术治疗包括使用非甾体抗炎药和理疗，大转子囊局部注射皮质类固醇可起到减轻炎症和缓解疼痛的作用。对于保守治疗无效的患者，可以进行关节囊切除术。疼痛辐射至远端可能导致髂胫束（ITB）综合征。

盂唇撕裂伤

盂唇撕裂伤发生在髋关节的髋臼盂唇，常由髋部外伤所致，好发于运动员。患者可能只会在剧烈活动时出现髋关节疼痛，常伴髋关节弹响。查体可发现髋关节疼痛，关节屈曲、外展和内旋时有弹响。核磁共振关节造影可以确诊。非手术治疗包括理疗、非甾体抗炎药和皮质类固醇局部注射。对于保守治疗失败的患者，可以行髋关节镜清创或修复盂唇撕裂。

股骨髋臼撞击症

股骨髋臼撞击症是一种好发于青年人的疾病，损伤引起股骨颈（凸轮型）或髋臼（钳夹型）形状异常，如图9-13所示。可导致髋部在极端活动时，股骨颈和髋臼异常衔接，特别是屈曲和内旋时伴有疼痛。现在认为股骨髋臼撞击症可能是大多数原发性或特发性髋关节炎的病因。查体可发现髋关节屈曲能力减弱，尤其是内旋时。X线片可显示股骨头－颈部交界处的轮廓缺失和股骨头的非球面性改变。MR关节造影也可以提示是否有任何相关的盂唇撕裂和关节软骨损伤。治疗包括避免剧烈活动和理疗。手术治疗包括关节镜或手术切开去除畸形，可以有效改善症状。

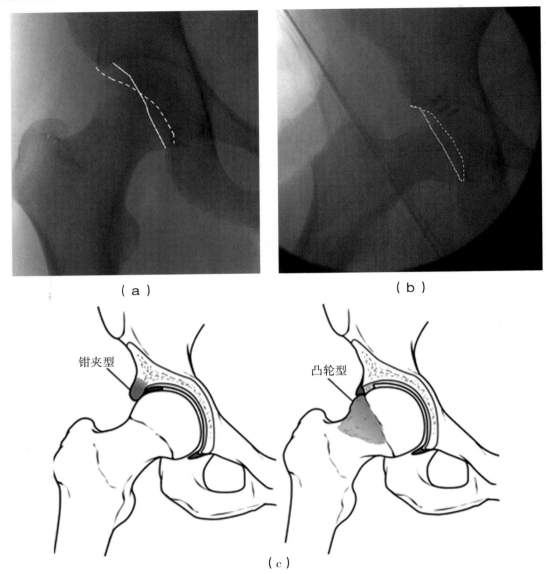

（a）　　　　　　　　　　　　　　　（b）

（c）

图9-13　股骨髋臼撞击症：髋臼后倾时的交叉征

注：（a）术前片显示交叉征，虚线代表髋臼前缘。（b）该患者通过髋臼缘切除和盂唇修复成功地治疗了钳夹型病变。前虚线和后实线在边缘相交，为正常髋部影像。（c）显示钳夹型和凸轮型损伤的示意图。

延伸阅读

［1］American Academemy of Ortopaedic Surgeons website, http://orthoinfo.aaos. org/main.cfm.

［2］British Orthopaedic Association Standards for Trauma (BOAST) 1 guideline: Patients sustaining a fragility hip fracture, https://www.boa.ac.uk/wpcontent/ uploads/2014/12/BOAST - 1.pdf.

［3］NICE guidelines. Hip Fractures, https://www.boa.ac.uk/wp-content/uploads/ 2014/12/BOAST-1.pdf.

［4］Nice guidelines. Osteoarthritis, http://www.nice.org.uk/nicemedia/pdf/CG 59NICEguideline.pdf.

第十章 膝关节损伤

Nawfal Al - Hadithy[1] and Chinmay M. Gupte[1,2]

1 Imperial College Healthcare NHS Trust, London, UK

2 MSk Lab, Charing Cross Hospital, Imperial College London, London, UK

概述

- 膝关节损伤原因可分为：

外伤性（如骨折）；

运动损伤或重复性劳损；

退行性病变或炎症反应引起（骨关节炎或类风湿性关节炎）；

- 膝关节骨性关节炎是发达国家中引起行动不便最常见原因之一。

- OA 的治疗取决于患者症状，包括休息痛、夜间疼痛、残疾和畸形。保守治疗措施（如助行器、理疗、镇痛、关节内注射）可缓解症状。

- 最常见的运动损伤包括半月板撕裂、十字韧带损伤和髌骨损伤。手术治疗包括半月板修复、切除和韧带重建（最常见的是前交叉韧带）。理疗也是治疗这些疾病的关键。

- 膝关节退行性病变的外科治疗包括截骨术和关节置换术。关节镜对骨关节炎的治疗几乎无效。

- 髌股关节疾病可导致前膝关节疼痛或髌骨不稳。大多数可以通过一些保守的措施来治疗，如理疗、矫形或减肥。

解剖和功能

膝关节是由胫股关节和髌股关节组成的滑车关节。由于骨性表面的不协调，它本质上是不稳定的。其稳定性是通过膝盖、关节囊和肌肉中主要韧带的组合来维持的。膝关节功能包括：

- 站立时瞬间承重；
- 在运动、推进和爬楼梯过程中传递肌肉力量；
- 跳跃时减震。

胫股关节

胫股关节将身体重量从股骨传递到胫骨，其正常活动范围为 –5°（过度伸展）到 150°（屈曲）。

此外，当膝关节完全伸展时，胫骨外旋5°，这被称为膝关节锁扣机制，允许膝盖在站立时锁定，以减少股四头肌的疲劳。

韧带

膝关节韧带（图10-1和表10-1）用于稳定膝关节，可分为关节内韧带（前交叉韧带 ACL/后交叉韧带 PCL）和关节外韧带（内侧副韧带 MCL/外侧副韧带 LCL/后交叉韧带 PCL）。这些韧带维持膝关节在三个不同平面（x，y，z）的平移和旋转。任何韧带的断裂都会导致膝关节不稳定，可通过临床查体发现。完全性韧带断裂通常与内囊和后囊撕裂有关，如果力量足够大，前交叉韧带和内侧半月板也可能受损（也称为 O'Donoghue 悲哀三联征，图10-2）

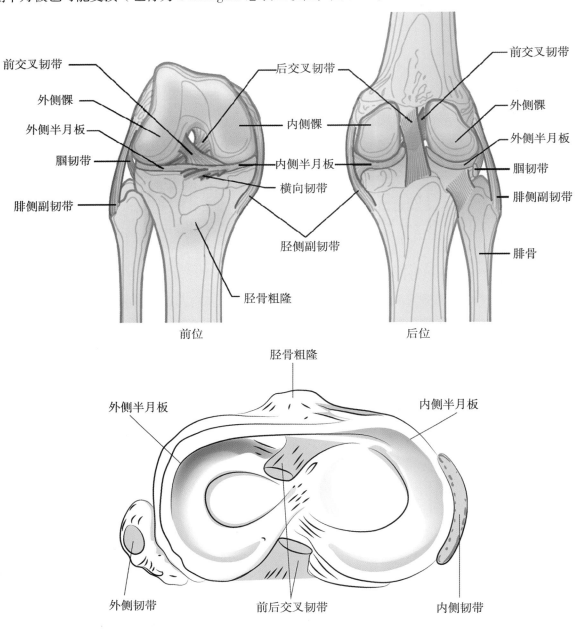

图10-1　膝关节解剖示意图

注:（a）前后膝关节的支撑结构;（b）显示半月板和交叉韧带的膝关节横截面图。

表10-1　膝关节韧带的解剖和功能

韧带	前交叉韧带	后交叉韧带	内侧副韧带	外侧副韧带
功能	防止胫骨相对于股骨前移	防止胫骨相对于股骨后移	防止外翻成角	防止内翻成角
关节囊内或囊外	囊内	囊内	囊外	囊外
连接	胫骨平台中部至股骨外侧髁	胫骨后至股骨内侧髁	股骨内上髁至胫骨内侧近端	股骨外上髁至腓骨近端
特殊检查	前抽屉试验拉赫曼试验	后抽屉试验胫骨后沉试验	外翻应激试验中的松弛和疼痛	内翻应激试验中的松弛和疼痛

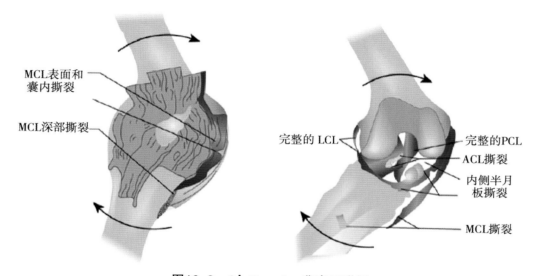

图10-2　O'Donoghue悲哀三联征

注：（a）MCL 的浅层和深层部分撕裂，内侧囊破裂；（b）反 O'Donoghue 悲哀三联征：前交叉韧带、MCL和内侧半月板撕裂（可能发生在受伤时或受伤后）。

膝关节解剖结构如图 10-3 所示。胫股关节内有内侧和外侧半月板，半月板是 C 形纤维弹性软骨，有两个主要功能。

1. 力量传递：增加股骨和胫骨之间的一致性，减少了应力接触力，有助于减震，并可传递高达80% 的负荷。

2. 稳定性：进一步加深胫骨表面，起到止动块的作用，有助于前后稳定性。

髌股关节

髌股关节（PFJ）由髌骨和股骨远端（股骨滑车）之间的关节组成，是伸肌机制的一部分。它的主要功能是将股四头肌产生的力传递给髌腱，增加伸肌机制杠杆臂。伸肌机制由股四头肌组成，股四头肌与髌骨相连（股四头肌肌腱），髌骨通过髌腱附着在胫骨结节上。髌骨有向外侧偏移的趋势，受到股骨外侧髁、股四头肌内侧拉力（股内侧斜肌）和髌股内侧韧带的约束。

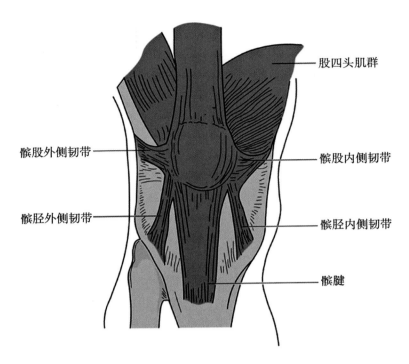

股四头肌群

髌股外侧韧带

髌股内侧韧带

髌胫外侧韧带

髌胫内侧韧带

髌腱

图10-3　髌股关节解剖与膝关节伸肌机制

膝关节血供

膝关节血液由其周围各血管及分支提供。主要来源有：

1. 腘动脉的五条膝关节分支；

2. 股动脉膝关节降支；

3. 旋股外侧动脉降支；

4. 胫前动脉两条返支；

5. 胫后动脉旋腓支。

膝关节神经分布

1. 股神经通过其分支到达股骨头；

2. 坐骨神经穿过胫神经和腓总神经膝支；

3. 闭孔神经后段。

病史和查体

　　一份完整的病史应该探究患者的症状、损伤机制、目前的治疗方法及对患者生活方式的影响，如功能受限情况和疼痛，尤其是在休息或夜间影响睡眠时。这将有助于指导相关查体和之后的辅助检查和治疗方案的选择。值得注意的是，膝关节疼痛可能是髋关节或背部疾病的最初表现。病史采集应包括疼痛、相关症状（关节松脱、肿胀）、受伤史、已接受治疗、功能性障碍（步行距离、运动限制）、其他关节受累情况（风湿病）和一些儿童问题（如骨软骨缺损、髌骨不稳）。

查体应包括图 10-4 所述的内容。

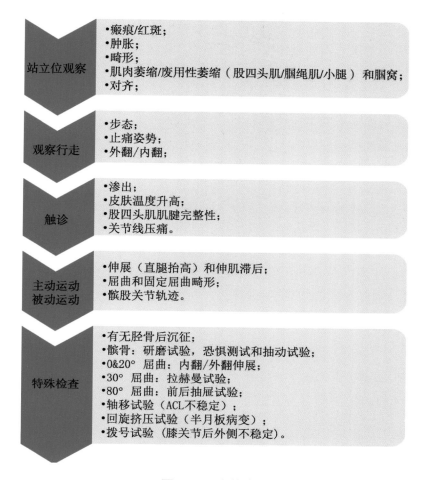

图10-4　查体步骤

膝关节骨性关节炎

背景

膝关节骨性关节炎是一种常见病，由关节软骨逐渐丧失所致。好发于女性和老年患者（60 岁以上）。危险因素包括高 BMI 和创伤，创伤包括前半月板 / 韧带撕裂、骨异常排列（内翻 / 外翻）和遗传倾向。

症状

患者常自诉疼痛进行性加剧。采集病史应注意患者运动能力改变，如步行距离、关节受累步态（如 PFJ 关节炎症状常因爬楼梯和深屈而加重）及疼痛严重程度（休息痛或夜间痛）。患者可能会出现跛行，随着关节炎的进展，关节活动范围会减小。查体能发现关节积液、关节排列不正（内翻—内侧隔室，外翻—外侧隔室）、髌骨后有摩擦音、胫股关节压痛。

膝关节骨性关节炎的相关病史/体征

1. 疼痛史

局部疼痛：是否有放射痛？（如果疼痛来自腹股沟，可能是髋关节骨性关节炎；如果放射到足，可能是腰椎引起的。）

爬楼梯痛：PFJ 关节炎。

夜间痛：提示严重的疾病、感染或肿瘤。

其他关节受累：风湿病引起。

2. 功能

步行距离。

关节交锁或松弛：关节松动 / 半月板撕裂 /PFJ 关节病变。

僵硬：术前活动度训练对术后活动度的恢复至关重要。

3. 既往治疗史

既往治疗：理疗 / 镇痛 / 局部注射 / 关节镜检查。

如果既往采取过局部注射治疗，症状是否有改善？如果没有，那可能是髋关节或脊椎疼痛。

4. 既往损伤

ACL 撕裂 / 半月板撕裂 / 关节镜检查病史。

手术：关节炎的危险因素。

髌骨脱位是 PFJ 关节炎的危险因素。

5. 家族史

炎性关节炎 / 骨关节炎家族史。

影像学检查

影像学检查通常包括承重的前后位 X 线片、外侧（HBL）位片、关节轮廓（髌股关节）和 Schuss/Rosenberg 视图，主要用以诊断是否有外侧室骨关节炎（图 10-5）。关节间隙的消失和单侧隔室疼痛提示可能存在孤立性关节炎，会影响治疗。应考虑是否有膝关节症状病史。

病史采集中需注意的重要问题

·疼痛：休息痛，夜间痛，活动相关性疼痛。

·残疾：例如在旋转或下楼梯时关节松弛。

·步行距离。

·相关症状：关节肿胀、松弛、交锁。

·畸形发育：内翻 / 外翻。

·跛行。

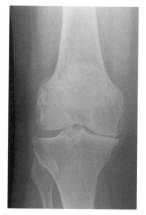

内侧室骨关节炎
导致内翻畸形

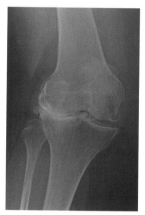

外侧室骨关节炎
导致外翻畸形

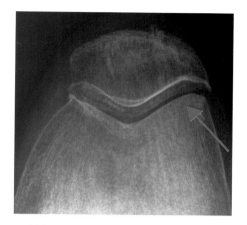

外侧髌骨关节面关节炎的天际线图

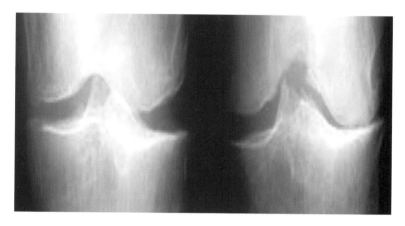

在30°屈曲位（R）拍摄的Schuss视图有助于
显示外侧室关节炎。（L）立位视图

图10-3　膝关节骨性关节炎的影像学依据

治疗

保守治疗：包括控制体重、使用助行器和镇痛（如扑热息痛、非甾体抗炎药或弱阿片类药物）。理疗和非冲击性运动（如骑自行车、交叉训练和游泳），即使在疾病晚期也能很好地耐受。局部注射皮质类固醇或透明质酸改善症状效果有限，且持续时间短暂。局部麻醉剂被用作诊断工具，或在不适合手术干预的患者中与类固醇同时使用。

手术治疗：在疾病晚期，保守治疗失败时，可以考虑进行重新调整截骨术或关节置换术（单髁单间室或全关节置换）。

全膝关节置换术（TKR）

在英国，每年约进行超过8万例全膝关节置换术（TKR）（图10-6）。TKR的适应证包括症状严重者、保守治疗不能缓解者，以及畸形进行性加重者。

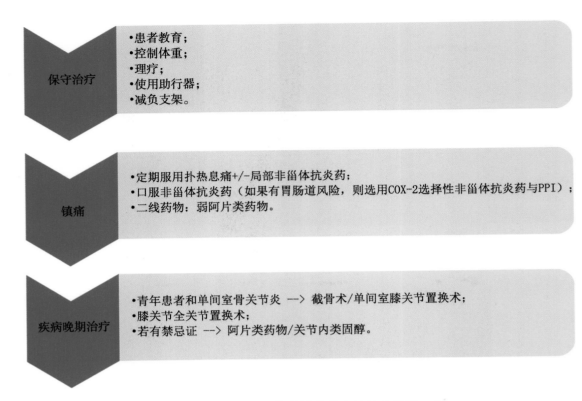

图10-6　膝关节骨性关节炎的治疗选择

手术步骤

TKR 通常采用前正中切口，切除受影响的股骨远端和胫骨近端，用金属假体代替，通过骨水泥固定在适当的位置，或通过涂层（如羟基磷灰石）与骨整合在一起。金属假体与关节表面间加入高分子聚丙乙烯耐磨垫片。前交叉韧带在术中可能受损，有时后交叉韧带也会被损伤。TKR 的目标是使植入假体达到最佳位置，能长期固定，与髌股关节衔接平衡，并达到无感染愈合。

手术并发症

TKR 并发症包括感染、早期松动、排列不齐、髌股关节紊乱和一些常见并发症，如静脉血栓栓塞症和神经血管损伤。

预后

虽然 TKR 成功率不及髋关节置换术（THR），且患者仍然会感到疼痛、敏感或僵硬，但 TKR 的预后也非常好，术后满意率为 80%~90%。英国联合登记处（NJR）的数据显示，TKR 在 10 年内需要修复的累计百分比略高于 3%。

单间室膝关节置换术（UKR）

当关节炎累及一个间室时，可以单独更换。最常见的是内侧室受累，其次是 PFJ，外侧室较少累及。UKR 通常是移除关节腔并用金属和聚乙烯假体代替。单间室膝关节置换术（UKR，图10-7）的优点包括保留非关节炎骨和前交叉韧带（ACL），一些研究报告显示其在保留功能方面优于 TKR（例如患者可以下坡）。UKR 比 TKR 更安全，危及生命和继发深部感染的风险更低。需要注意的是关节炎可以发展到其他部位，因此需要对 TKR 进行修复手术。UKR 和 PFJ 的 10 年累积修复率分别为 12% 和 19%，高于 TKR。

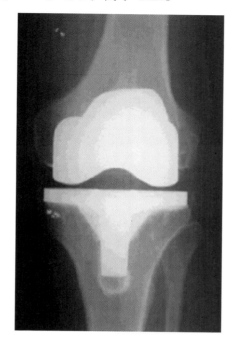
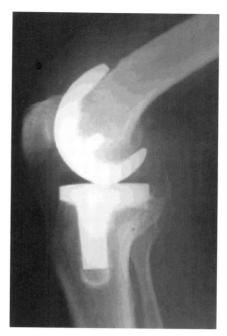

图10-7　TKR的X线片

骨关节炎的治疗概述

治疗方式包括图 10-8 中的几种情况。除了用于机械性锁定和错位外，关节镜检查通常不适用于骨关节炎。类固醇注射也可作为辅助诊断的工具。

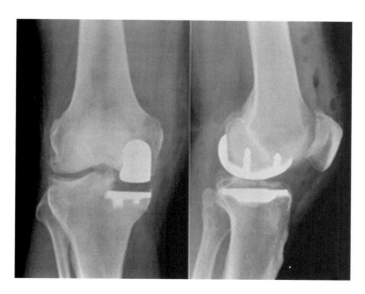
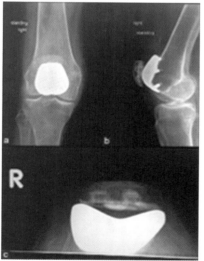

图10-8　（a）内侧UKR（b）髌股关节置换术

运动损伤

图 10-9 突出显示了一些常见的运动损伤原因。病史采集和查体见表 10-2。

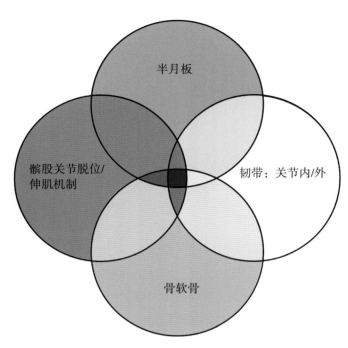

图10-9　常见的运动损伤诱因

表10-4　运动损伤：病史和治疗

运动损伤	相关病史/查体	治疗
ACL撕裂	急性肿胀（关节积血） 持续不稳定，尤其是在旋转时 查体：拉赫曼试验/前抽屉试验	保守治疗（理疗和修复）或手术 手术适合年轻、运动量大的患者，可使其恢复旋转或运动功能
其他韧带损伤（侧韧带/后交叉韧带）	下台阶不稳 膝关节前部疼痛 持续不稳定的PCL－后部凹陷和后部抽屉样改变	通常可以用支架进行保守治疗。如果持续不稳定且无法愈合，可考虑重建
急性半月板撕裂	伤后6~24小时内肿胀（程度轻于韧带损伤） 机械症状（交锁/错位）	半月板修复/切除
膝关节脱位（胫股关节）	高能量损伤，通常会累及多条韧带 急性骨科急症（10%腘动脉损伤）	腘动脉损伤评估 受损韧带的外科重建
髌骨脱位	扭伤或直接损伤 肿胀和疼痛 髌骨错位 无法直腿抬高	减少髌骨支撑 复发病例的髌股内侧韧带重建或稳定手术

半月板撕裂

背景

半月板损伤，在年轻、运动量大的患者中常为严重创伤后的急性撕裂，在老年患者中多为退行性病变。内侧半月板比外侧半月板更容易受损，在前交叉韧带有缺陷的膝关节中两者都较常见。

症状和体征

半月板撕裂最主要的症状是局限于内侧或外侧隔室的疼痛。由于半月板在伸直时插入胫股关节，可发生膝关节交锁。较少见的固定屈曲畸形发生于半月板大翻转撕裂（桶柄撕裂）时。其他可导致膝关节交锁的原因包括骨关节松动、前交叉韧带断裂和髌股关节病变。

影像学检查

年轻患者的 X 线片通常正常，老年患者可能出现钙化（软骨钙质沉着症）。核磁共振成像是诊断半月板撕裂的金标准。

治疗

治疗方法的选择取决于损伤严重程度和持续时间。

保守治疗：半月板撕裂早期治疗包括镇痛、理疗、避免扭动和下蹲动作。

手术治疗：最常见的外科治疗为关节镜下受损半月板切除术。研究显示，在膝关节退化并伴有骨关节炎的情况下，半月板手术只能暂时缓解症状，除非存在关节交锁或错位的特定机械症状。对于年轻患者，根据半月板撕裂的位置和特点，可以通过关节镜对半月板进行修复，以维持功能并预防继发性骨关节炎。然而，术后可能会有一段时间的屈曲和负重受限（最多 6 周），并且有再次撕裂的风险，这种情况需行半月板切除术。表 10-3 总结了半月板修复的要点。

表10-3　半月板修复指征

半月板修复指征	优点	缺点
·撕裂特征：纵向撕裂，血管区内，损伤时间小于3个月 ·年轻/运动量大的患者 ·无系统性疾病（如免疫抑制） ·BMI<30kg/m^2 ·能够完成术后康复训练	·与半月板切除术相比，能降低骨关节炎的发病风险 ·有助于膝关节保持稳定 ·有助于术后功能恢复（如运动功能）	·有再次撕裂的风险，此时需要进一步手术（半月板切除术） ·术后康复方案：6周不负重，3个月内避免扭动或蹲下

前交叉韧带撕裂

膝关节前交叉韧带损伤好发于年轻、运动量大的患者，多为足部着地时发生的膝关节扭伤和非接触性扭伤。患者常感到"砰"的一声，并立即出现关节血肿。查体可见关节腔积液，通过拉赫曼试验（最敏感）、前抽屉或枢轴移位试验可诱发关节前后不稳定，并应与健侧膝关节进行比较（表10-6）。

MRI 扫描是首选的影像学检查方法，也可用于评估其他结构有无损伤，如是否合并半月板撕裂。治疗方法的选择取决于患者年龄、活动量和膝关节不稳定的严重程度。患者需进行前交叉韧带康复训练以维持膝关节活动度，增加股四头肌和腘绳肌功能，恢复本体感觉。对于活动量大、需进行扭动式或接触式运动的年轻患者，需手术干预，可用植入物重建前交叉韧带，并用假体和螺钉固定到位（图 10-10）。植入物的选择取决于患者情况和外科医生偏好，可从患者的腘绳肌、髌腱、股四头肌肌腱进行自体移植。

表10-4　膝关节查体的特殊检查

	拉赫曼试验	前抽屉试验	轴移试验
膝关节位置	膝关节屈曲30°	膝关节屈曲80°~90°	在外翻应力作用下膝关节屈伸，胫骨内旋
阳性表现	过度前移 软性韧带终止点	过度前移 软性韧带终止点	在伸展时，由于髂胫束的作用，胫骨外侧平台向前半脱位。当膝关节屈曲时，能明显感觉到胫股关节复位产生"咔嗒"声 最好在患者放松时进行

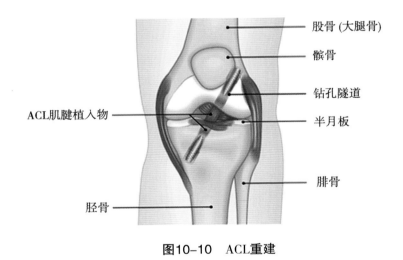

图10-10　ACL重建

股骨 (大腿骨)

髌骨

钻孔隧道

半月板

ACL肌腱植入物

腓骨

胫骨

伸肌腱断裂

损伤机制

伸肌腱断裂可能是由于股四头肌断裂、髌骨骨折或髌腱断裂引起的。一般来说，患者年龄越大，伸肌损伤越靠近近心端。股四头肌断裂最常见于40~70岁的男性，由伸肌腱向心性负荷加重或直接外伤（髌骨骨折）导致。患者常会自诉当他们从楼梯上跳下或踏错台阶时，突然有撕裂感。髌腱损伤多见于年轻患者（20~40岁），股四头肌损伤多见于中老年患者。髌骨骨折可能是由于膝关节过度屈曲导致横向骨折，或直接外伤造成的多发性骨折或星状骨折。

查体

查体可发现髌骨移位（髌腱断裂时尤为明显，股四头肌断裂时为髌骨前移）和主动伸展功能丧失。当被要求进行直腿抬高时，会看到伸肌滞后。

影像学检查

X 线片显示髌骨移位或髌骨骨折。如不能确诊，可以进行超声或核磁共振检查。

治疗

保守治疗：股四头肌 / 髌骨肌腱部分撕裂或伸肌腱完整的未移位髌骨骨折，可采用非手术治疗，如完全伸展状态下固定膝关节、逐步增加负重、使用铰链护膝使膝关节屈曲。

手术治疗：股四头肌和髌腱断裂的手术治疗包括切开缝合修复。移位髌骨骨折常采用张力带钢丝切开复位和内固定。多发性骨折可能需要环向（环扎）钢丝，而不是 8 字形张力带钢丝。

膝关节前部疼痛

膝关节前部疼痛的原因很多，且难治愈。表 10-5 罗列了可能引起疼痛的病变部位。

根据年龄，膝关节前部疼痛的病因包括：

·青少年：髌骨不稳、胫骨粗隆骨软骨病、髌骨软化症。
·成人：髌骨 / 股四头肌肌腱炎、滑囊炎、髌股关节炎、脂肪垫撞击症、髂胫束综合征。

表10-5　不同解剖位置的病变

区域	病变
股四头肌	肌腱炎
	断裂
髌骨	双分裂
	软骨病
	侧向超负荷
	不稳定
	骨折
髌腱	近端肌腱炎
	远端肌腱炎
	肌腱炎
	断裂
髂胫束	过紧
	发炎

续表

区域	病变
脂肪垫	发炎
	撕脱
滑膜皱襞	内侧/外侧/髌骨上
	发炎
鹅足肌腱	肌腱炎
	滑囊炎
滑囊	急性或慢性滑囊炎

髌骨不稳

诱因

髌骨不稳可发生于急性创伤后，也可能是由于全身韧带松弛导致，通常发生在诱因出现的第二个十年内。其诱因多样化（图 10-11），如股内侧斜肌过度松弛或无力、股骨外侧髁发育不全、胫骨结节外移、滑车槽浅或稳定韧带（髌股内侧韧带）断裂。

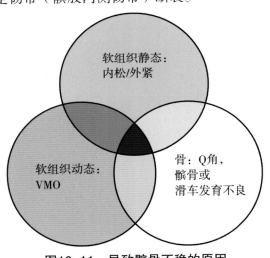

图 10-11 导致髌骨不稳的原因

表现

患者可能表现为髌骨脱臼，或表现为髌骨被动外侧移位不稳定。在膝关节伸展过程中，髌骨过度外展时，可以出现"J 征"，是由于髌骨在屈伸过程中与滑车接触时，突然进入槽内产生的。

治疗

保守治疗：以增强臀肌和股四头肌的力量。

手术治疗：膝关节持续不稳定者可采取手术治疗，具体治疗方案取决于导致不稳定的病因，总结见表 10-6。

表10-6 髌骨不稳的手术治疗

诱因	髌股内侧韧带断裂	胫骨结节错位	浅股骨滑车
阐述	髌股内侧韧带附着于髌骨和股骨内上髁，在髌骨外移时起稳定作用	胫骨结节错位，髌骨会发生侧向半脱位	滑车平浅可造成髌骨横向滑落
手术治疗	用股薄肌/半腱肌植入物重建髌股内侧韧带	胫骨结节复位截骨术	滑车成形术以加深滑车

Osgood‐Schlatter病（OSD）

OSD 是一种胫骨结节牵引性骨骺炎，多见于十几岁的超重男孩。患者会发现屈膝时前膝关节疼痛加剧，查体可发现胫骨结节增大。膝关节伸直受阻时可引起疼痛。侧位X线片显示胫骨结节碎裂（图10-12）。保守治疗成功率超过90%，包括镇痛、活动矫正和股四头肌拉伸。

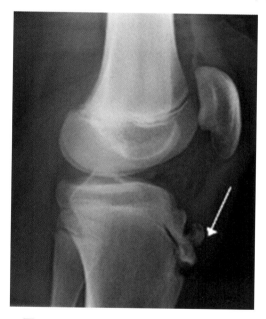

图10-12 Osgood‐Schlater病的X线片

髌骨软骨病

髌骨软骨病是一种以髌骨关节软骨改变为特征的疾病，常见于年轻女性，病因尚不明确。髌骨软骨病的症状与髌股关节炎相似，包括前膝关节疼痛，在上下楼梯及长时间屈膝（蹲/坐）后感觉更差。

在病变非常轻微时，查体无显著发现。比较典型的症状包括捻发音，髌骨不正迹象和髌骨压迫疼痛。MRI 显示关节软骨和下方骨骼有高信号。

主要的治疗方法是保守治疗，包括使用非甾体抗炎药和康复治疗，重点是加强臀肌和股内侧肌的力量。手术治疗的效果往往不尽如人意，其目的是减轻髌骨外侧关节面的压力，包括在关节镜下进行关节外侧松解或刮除不平整的软骨表面或皮瓣。

髌骨/股四头肌肌腱炎

髌骨/股四头肌肌腱炎是由于过度使用造成的损伤，常见于跳远运动员，其损伤机制是伸肌肌腱的近心端重复收缩。查体可发现肌腱－骨连接处的压痛和偏心负荷加重时疼痛加剧。X线片通常无异常；但MRI显示肌腱增厚，信号增强（图10-13）。

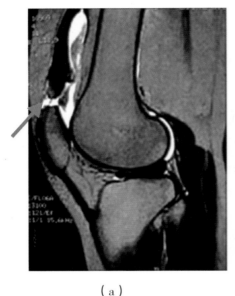 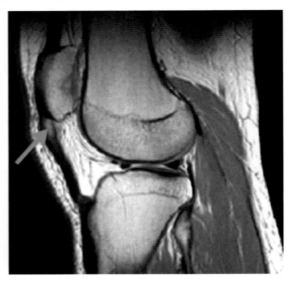

（a）　　　　　　　　　　　　　　　（b）

图10-13　矢状位MRI显像

注：（a）矢状位T2 MRI显示远端股四头肌肌腱信号增强；（b）矢状位T1MRI显示髌腱近端信号增强，治疗包括活动矫正，停止体育活动直到症状消失，并进行理疗以伸展伸肌。很少需要手术清创。

髌前滑囊炎

髌前滑囊炎的特点是膝前部发炎，常见于过度下跪（水管工/装饰工）。查体可见膝关节前方有一个孤立的肿胀处（图10-14），膝关节活动范围相对局限（参见脓毒性关节炎）。皮温可升高，尤其是在感染病例中，应静脉注射抗生素治疗。无菌性滑囊炎的治疗包括加压包扎和使用非甾体抗

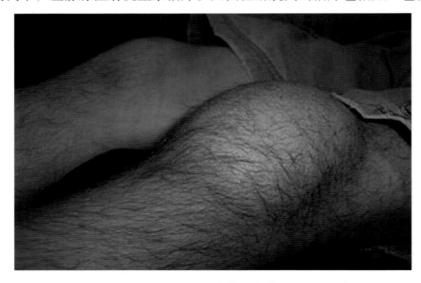

图10-14　髌前滑囊炎

炎药，也可以考虑抽吸，但 50% 以上的病例会复发。很少需要手术切除。

延伸阅读

［1］Moseley, J.B., O'Malley, K., Petersen, N.J., et al. (2002, July). A controlled trial of arthroscopic surgery for osteoarthritis of the knee. New England Journal of Medicine 347 (2): 81 – 88.

［2］Sihvonen, R., Paavola, M., Malmivaara, A., et al. (2013, December). Arthroscopic partial meniscectomy versus sham surgery for a degenerative meniscal tear. Finnish Degenerative Meniscal Lesion Study (FIDELITY)Group. New England Journal of Medicine 369 (26): 2515 – 2524.

［3］Skou, S.T., Roos, E.M., Laursen, M.B., et al. (2015, October). A randomized, controlled trial of total knee replacement. New England Journal of Medicine 373 (17): 1597 – 1606.

［4］van Adrichem, RA1., Nemeth., B1, Algra, A1., et al. (2017 February). Thromboprophylaxis after knee arthroscopy and lower - leg casting. New England Journal of Medicine 376 (6): 515 – 525.

☆配套电子书
☆专业公开课
☆案例分析
☆行业资讯

扫码获取

第十一章　足踝损伤

Nadeem Mushtaq[1], Ali Abbasian[2], Kapil Sugand[3,4], and Chinmay M. Gupte[3,5]
1 Imperial College Healthcare NHS Trust, London, UK
2 Guy's & St. Thomas' Hospital, London, UK
3 MSk Lab, Charing Cross Hospital, Imperial College London, London, UK
4 North West London Rotation, London, UK
5 Imperial College Healthcare NHS Trust, London, UK

概述

· 足踝病变在人群中很常见，可分为急性创伤性病症和慢性病症，如排列不齐、关节炎和糖尿病足。

· 足踝病变可以是系统性疾病的表现。

· X 线片应在承重状态下拍摄，以明确受力状态下的关节形态。

· 保守治疗包括矫形、石膏固定和理疗。

解剖

足踝部的基本骨骼解剖结构如图 11-1 所示。

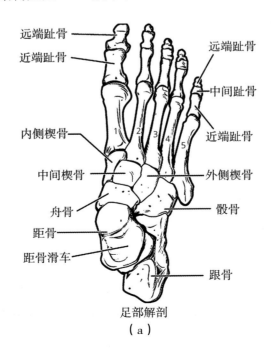

远端趾骨
近端趾骨
内侧楔骨
中间楔骨
舟骨
距骨
距骨滑车
远端趾骨
中间趾骨
近端趾骨
外侧楔骨
骰骨
跟骨

足部解剖

（a）

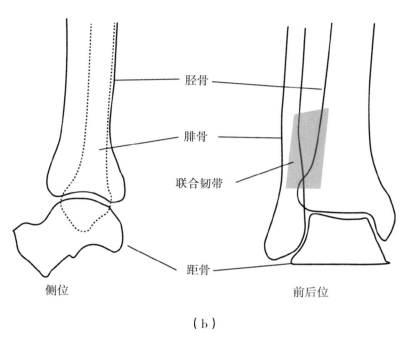

图11-1　足和踝的解剖

疼痛

在全科诊所或急诊中心，足踝痛都很常见。从儿童到老年人都可发病，病因方面从外伤到全身性疾病都可引起足踝痛。疼痛原因见表 11-1 所示。

表11-1　足踝痛的原因

踝	足		
	前	中	后
外伤、骨折、关节脱位、扭伤、肌腱炎、关节炎、溃疡、扁平足、足底内外侧神经刺激	甲沟炎、跖骨痛、莫顿神经瘤、痛风、囊膜炎、跗骨窦综合征	足距跗关节损伤、缺血性坏死（如Kohler儿童足舟骨病）、跗骨隧道综合征	足底筋膜炎、跟腱炎、骨刺

踇趾外翻（踇趾囊肿）

踇趾外翻是第一跖趾（MTP）关节水平的前足畸形，解剖显示第一跖骨内侧偏，踇趾外侧偏。这是一种常见病，在 18~65 岁的成年人中患病率约为 20%，在 65 岁以上的老年人中患病率为 35%。患病率随年龄增长而增加，女性发病率是一般发病率的两倍。

病因学

踇趾外翻被认为有遗传倾向，是由关节受到内在和外在力量的不平衡所造成的。MTP 关节或 TMT 关节不稳定，再加上穿的鞋紧，会导致典型的畸形。随着时间的推移，这种畸形会固定，并伴疼痛。某些疾病也可能导致病情加重。

导致拇外翻的疾病

痛风

类风湿性关节炎

银屑病性关节炎

结缔组织疾病中的关节高活动性（例如先天性结缔组织发育不全综合征和马凡氏综合征）

韧带松弛（如唐氏综合征）

多发性硬化症

腓骨肌萎缩症

脑瘫

临床表现

足踝损伤的临床表现主要取决于疼痛程度。

1. 拇囊疼痛（滑囊疼痛）；
2. 关节疼痛（关节囊伸展、关节半脱位、关节炎改变）；
3. 小足趾疼痛（跖骨转移痛 – 由于大足趾功能不全导致小足趾负荷过重，导致锤状趾畸形），主要影响第二趾和第三趾；
4. 籽骨痛（由于半脱位造成的）。

查体

查体时应着重检查以下各项，因为这些都可能影响治疗：

· 站立时拇趾外翻程度［负重；图 11-2 显示跖骨间（IM）角和拇外翻（HV）角］。

· 足趾内翻和由此产生的内侧胼胝体（图 11-2）。

· 第一 MTP 关节的被动活动度 – 术后对限制性背屈的改善不会太乐观。

· 第一 MTP 关节疼痛和僵硬，有明显的背侧骨赘（拇趾僵硬）。

· 相关的转移病变，如小足趾畸形、跖骨痛、跖骨胼胝体或跗跖骨关节炎。

· 足弓形状：内弓足或外翻足。

· 第一 TMT 关节不稳——定义为第一 MT 关节高于第二 MT 关节，并伴有背侧压力。

治疗

保守治疗：主要包括穿舒适的鞋子，以适应原发和继发畸形。若有关节松弛或扁平足，需矫形治疗。

手术治疗：主要涉及远端软组织松解和跖骨截骨术（分为不同类型，如 chevron 截骨、scarf 截骨、近端截骨等）。有些情况下，需行第一 TMT 关节融合术来缓解关节松弛和拇趾外翻。若存在相关的趾间外翻（如近节趾骨外翻偏斜），则也要对近节趾骨进行 Akin（内侧闭合楔形）截骨术（图 11-2）。

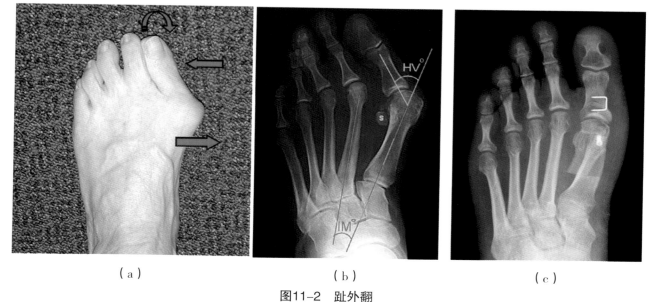

（a）　　　　　　　　　　　（b）　　　　　　　　　　　（c）

图11-2　趾外翻

注：（a）姆趾外翻：畸形表现为第一 MT 关节内侧偏斜、姆趾外侧偏斜和旋前。（b）术前 X 线片显示跖骨间（IM）角大于正常的 9°，姆趾外翻大于 15°。（c）籽骨半脱位、scarf 截骨和 Akin 截骨术后的 X 线片，显示角度有所改善。

姆僵直

姆僵直是指第一 MTP 关节僵硬，是退行性关节炎的结果，可为原发或继发。

临床表现和查体

姆僵直的临床表现为背屈活动受限，如穿高跟鞋、快速奔跑或猛冲。患者主诉足尖离地时疼痛（步态周期中站立阶段的一部分），背屈活动比跖屈活动受影响更大，疼痛更显著。X 线片显示关节间隙消失，背侧骨刺形成（图 11-3）。

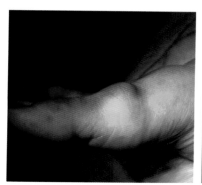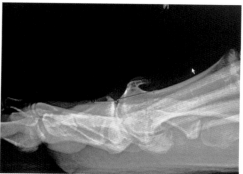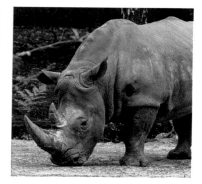

图11-3　姆僵直的临床表现及相应的X线片，典型的背侧骨刺呈犀牛角样

治疗

保守治疗：可选择硬鞋垫，以限制第一 MTP 关节的活动。局部注射类固醇激素可暂时缓解症状。

手术治疗：关节唇切除术可用于去除骨刺，从而改善关节活动范围，并缓解背屈疼痛。对于症状严重者，可行第一 MTP 关节融合术。也可行关节置换术，但其预后仍有待观察。

跖骨痛

跖骨痛是足底（跖骨头）疼痛的统称，是足踝外科的常见症状。

发病原因

跖骨痛的病因有很多，包括遗传的、后天的和医源性的，但潜在的机制是体重分布不均，最终导致前足负荷过重，胼胝体形成，如图 11-4 所示。跖骨长或足弓高（弓形足）的患者易罹患此症。跖骨在其邻近的跖骨手术后可能会相对变长，这是导致跖骨痛的医源性原因。

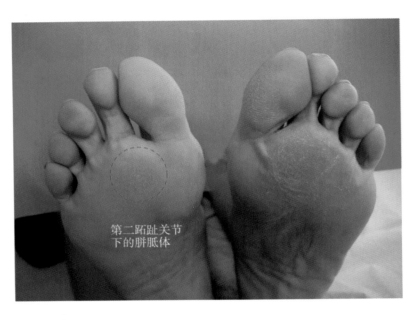

图11-4　跖骨痛发病原因

临床表现

患者会主诉行走时像"踩在石头上"。

治疗

保守治疗：通过矫形来提升跖骨头，减轻其负荷。
手术治疗：若保守治疗失败，可以进行缩短（+/- 抬高）MT 关节截骨术（即 Weil 截骨术）。

莫顿神经瘤

莫顿神经瘤是跖间神经的良性神经瘤，是由于跖间横韧带远侧的趾足底固有神经重复性创伤和缺血导致的。第三趾足底固有神经由内侧和外侧的自主神经组成，易发生栓系和牵引，故莫顿神经瘤最常见于第三跖骨间隙，其次是第二跖骨间隙，最后是第四跖骨间隙（图 11-5）。

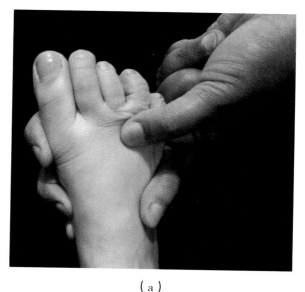
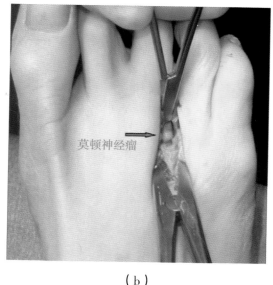

（a）   （b）

图11-5 （a）莫顿神经瘤 （b）术中所见莫顿神经瘤

注：莫顿神经瘤：挤压跖骨头部，同时捏住拇趾与第二趾之间的间隙，在第三跖骨间隙出现 Mulder 弹响。

发病机制

莫顿神经瘤的病因多种多样，任何增加神经压力的因素都可导致神经瘤：鞋子太紧、跑步导致的 MTP 关节重复性过度伸展、腓肠肌紧绷或占位性病变 – 神经囊肿和滑膜炎。

临床表现、查体和辅助检查

莫顿神经瘤会引起跖骨头之间的疼痛，而不是像跖骨痛那样在跖骨头上引起疼痛，同时可伴有麻木，跖骨压迫时可听到"咔嗒声"（Mulder 弹响）。这种症状常会引起过度诊断，因此在诊断神经瘤之前，所有引起前足负荷过重和跖骨痛的原因都应该被仔细排除。一项研究显示，超过一半的无症状足病患者在超声检查中会发现患有神经瘤。因此，使用 USS 或 MRI 可以帮助诊断。

治疗

保守治疗：包括选择合适的鞋子、使用矫形器以降低趾骨间隙压力、使用神经调节剂如加巴喷丁和超声引导下的类固醇激素注射。无论神经瘤大小，类固醇激素注射都只能起到暂时的效果。治疗 12 个月后，几乎所有患者的症状都会复发。

手术治疗：包括松解趾间横韧带和 / 或神经切除术。如果神经被切除，则会出现永久性的感觉丧失，应提前告知患者。

爪形趾、锤状趾和槌状趾畸形

爪形趾、锤状趾和槌状趾畸形都是涉及拇趾以外四趾的矢状面的畸形。发病原因多种多样，但爪形趾常见于神经系统疾病，查体时应予以注意。爪形趾多伴有 MTP 关节过度伸展，锤状趾有 PIP 关节屈曲畸形，槌状趾有 DIP 关节屈曲畸形。治疗方法的选择取决于畸形是可活动的还是固定的。对于可活动的畸形，可选择非手术治疗，如高足背的鞋或软组织手术（如肌腱转移术）。对于固定的畸形，骨科手术如关节融合术更为可取。

足底筋膜炎

足底筋膜炎是足跟疼痛最常见的原因，由于足底筋膜发炎和微撕裂造成（图11-6所示足底图）。其病因尚不完全清楚，但与某些类型的足型（如扁平足或弓形足）有关。50%的患者（通常是三四十岁的人）会出现足跟骨刺，除此以外，也会有足底筋膜的过度拉伸。常见病因包括原发性（特发性）、创伤、长时间站立和肥胖。

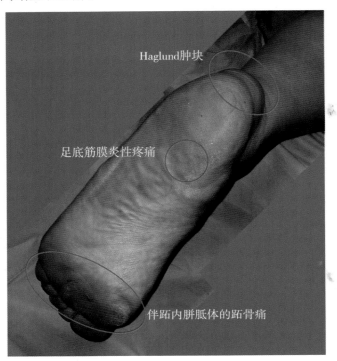

图11-6 腓肠肌紧绷患者的足底筋膜炎临床照片
足底筋膜炎表现为 Haglund 肿块、跟骨后囊肿、足底筋膜炎性疼痛和伴有跖骨胼胝体的跖骨痛。

临床表现和查体

足底筋膜炎的临床表现为单侧足跟疼痛，因负重而症状加重，尤其在长时间休息后站起时易发生，在晨起后迈出前几步时最为明显。足跟骨刺不是炎症的原因，无须针对它进行治疗。这种情况与腓肠肌紧绷有关，足趾背伸（锚机测试）时疼痛加重。触诊跟骨内侧结节处的筋膜插入部位可引起压痛，并随着足趾背伸致足底筋膜紧张度增加而疼痛加重。

辅助检查

足底筋膜炎通过临床症状即可诊断，影像学主要用来排除疼痛的其他原因。USS 或 MRI 扫描是首选的检查方法，但骨扫描也可以显示筋膜起始处的信号强度增加。

治疗

保守治疗：包括通过理疗来伸展小腿肌肉，夜间佩戴夹板来保持腓肠肌的伸展。非甾体抗炎药和类固醇也起着重要作用。但激素冲击疗法尚存在争议。

手术治疗：腓肠肌或足底筋膜松解可作为保守治疗失败后的最终手段。

后天性成人扁平足（足外翻）

后天性扁平足足纵弓消失伴有疼痛，是最常见的足踝疾病，影响 10% 的人（主要是女性）。随着病情的进展，后足外翻，前足旋后以代偿。跟舟骨关节半脱位时，前足在距舟骨关节处外展。

这种病理改变应区别于先天性扁平足：

· 先天性扁平足行动自如、无痛，通常是生理性的，在非洲 – 加勒比海地区人群中更常见。

· 后天性扁平足僵硬，常与关节融合、既往创伤或神经病变畸形有关。

造成后天性扁平足最常见的原因是胫后肌腱功能障碍（由炎症、退行性病变或断裂引起），可由多种原因引起（退行性病变、腓肠肌肌紧张、炎症性关节炎、中足关节炎、骨折畸形愈合、糖尿病和肥胖）。

临床表现和查体

患者主诉足踝内侧疼痛，有时肿胀，可延伸到足部远端。随着疾病的进展，跟骨腓骨撞击会导致踝关节外侧疼痛。从后侧观察患者的步态，以评估后足外翻畸形的程度（图 11-7）。查体时还要注意观察由于足前部外展引起的"足趾过多征"（通常只能看到第五和第四足趾的一半），以及单侧提跟试验（通常随着疾病的进展而消失）。还需检查后跟内翻的程度。只有一半的 X 线片能诊断出关节炎的改变和异常的角度，而核磁共振成像能准确识别胫后肌腱。后天性扁平足的功能障碍可分为四大类（表 11-2）。

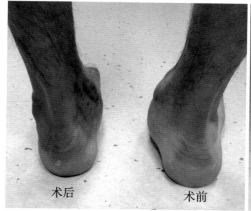
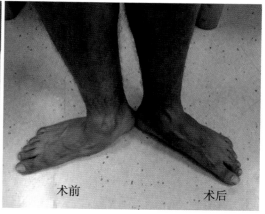

术后　　　术前　　　　　术前　　　术后

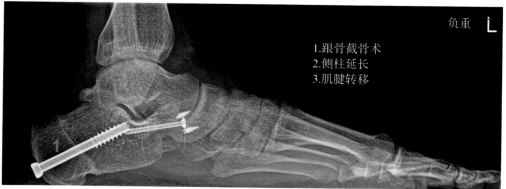

负重　L

1. 跟骨截骨术
2. 侧柱延长
3. 肌腱转移

图11-7　扁平足畸形

注：扁平足畸形：患者有双侧足外翻。左侧已经行手术治疗，正在等待右侧的手术。手术包括跟骨截骨术以改变跟腱的受力，侧柱延长以重建内侧弓，腓肠肌延长和肌腱转移以补偿胫骨后段肌无力（使用了FDL）。

表11-2　胫骨后功能障碍的Myerson改良Johnson&Strom分类法

	分期	症状	治疗
1	腱鞘炎不伴畸形	沿肌腱分布的疼痛和肿胀-能量完整，没有畸形	矫正
2	肌腱断裂，灵活扁平足	足弓塌陷，后足活动不稳，不能单侧提跟，后足仍能被动活动	肌腱增强，侧柱延长，跟骨截骨术
3	硬性后足外翻	后足不能活动	选择性/三重融合
4	踝外翻	出现踝关节炎病变	治疗同上，需单独处理踝部病变

治疗

保守治疗：根据疾病的分期进行治疗，但是基本上，如果后足仍然可以活动并且只有很小的退行性病变，那么应该推荐使用保留关节的手术，因为它可以达到95%左右的疼痛缓解和功能改善。休息、镇痛和矫形器等支持治疗也很重要。

手术治疗：症状严重者，首选手术治疗，放弃原有的关节结构，矫正畸形并缓解关节的任何退行性病变。传统的三关节融合术是首选的手术方式，成功率为60%，但半数病例会发生踝关节退行性病变。其他手术方式包括跟骨截骨术、肌腱修复或肌腱转移术（如FDL）。

弓形足（足内翻）

高于正常足弓的足部称为弓形足，常见于神经系统疾病患者（遗传性感觉运动神经障碍、脊髓异常和脊髓灰质炎），但也可发生在非神经病变的足部。因此，对弓形足的检查必须包括对脊髓的彻底评估。弓形足的诱发机制可以来自前足（异常足底第一趾列弯曲），或者来自后足（足跟内翻），随着病情发展，两种情况常并存。患者表现为爪形趾、复发性踝关节扭伤、腓骨肌腱炎、足外侧超负荷应力性骨折和跖骨痛。腓肠肌变得紧绷，还可发展为足底筋膜炎。

治疗

保守治疗：保守治疗从矫形开始，其原则是使第一个MT头向掌侧弯曲，使后足变成外翻状态，而不是修复内侧足弓，因为若仅仅修复内侧足弓，会使后足内翻加重，同时通过理疗的方法拉伸腓肠肌。

手术治疗：对于保守治疗失败的患者，可以考虑选择肌腱转移术、截骨术及腓肠肌松解术。对于固定畸形，可行关节融合术。

踝关节炎

踝关节炎和身体其他部位一样，其诱因可以是炎症性的、退行性的和创伤后的。85%以上的类风湿性关节炎患者在病程中出现足部或踝关节疼痛的症状。

原发性踝关节炎相比于髋关节炎和膝关节炎要少见得多，大多数踝关节炎继发于先前的创伤。踝关节是一个一致性很强的关节，任何骨折后的排列不良或严重的软骨损伤都会在 20 年内发展成终末期关节炎。踝关节炎的症状包括疼痛（尤其是负重时）、肿胀导致畸形、跛行。影像学检查可见典型的关节炎征象（AP 位、侧位、负重和足踝榫眼视图）。

治疗

保守治疗：包括理疗、镇痛、穿硬底鞋、使用踝关节支架。局部注射类固醇可以暂时缓解症状。

手术治疗：疾病晚期，骨赘会造成疼痛，踝关节前侧（也可能是后侧）软组织和骨受到冲击。此时可用关节镜或开放式的关节唇切除术和清创术来治疗。若踝关节严重受累，则只能选择关节置换术或关节融合术。关节融合术可以在关节镜下进行，也可以通过开放式入路进行。以前踝关节置换术（图 11-8）长期效果不佳，但现在第三代踝关节置换术 10 年生存率可达 90%。对于类风湿性关节炎患者，早期治疗可选择滑膜切除术。

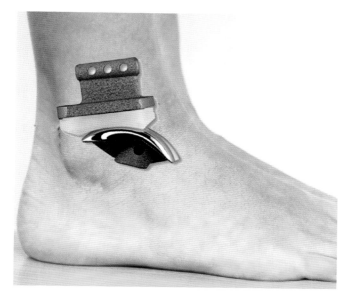

图11.8 第三代踝关节置换术

注：第三代踝关节置换术是符合踝关节解剖形态的，无限制，无骨水泥。结果表明 10 年生存率可达 90%。

足部关节炎

后足和中足关节的关节炎会导致疼痛甚至畸形。这些关节没有好的替代品，若保守治疗失败，则只能行关节融合术来矫正畸形和缓解疼痛。术前应告知患者，关节融合术后有骨不愈合的风险和进一步手术的必要性，尤其是有吸烟史的患者。相邻关节发展成关节炎的风险也很大，因为它们要代偿那些融合关节的功能。

跟腱疾病

分型和查体

跟腱疾病可分为急性和慢性。急性病变通常表现为肌腱完全或部分撕裂；慢性病变表现为在肌腱插入跟骨处（插入性肌腱炎），或更常见于在插入处上方 4~5cm 处（非插入性肌腱炎）的炎症反应。

急性跟腱疾病

在急性病变情况下，患者主诉足后跟被踢、割伤或击中后，感觉突然"砰"的一声，患处可见明显的肿胀、瘀青、血肿聚集和肌腱连续性中断，有明显的间隙（见图 11-9）。其触发活动包括进行球类运动（羽毛球、壁球和网球）和短跑，造成肌腱突然拉伸。患者因疼痛而无法受力，患侧的踝关节无法向足底方向屈曲，因而不能受力（要注意是否为假阴性，因为足底是完整的）。患侧静止时的张力也会降低（图 11-9），Simmond 测试结果为阳性：患者俯卧，双足悬在床沿上，挤压小腿不会产生足底屈曲。

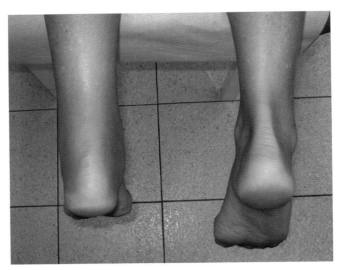

图11-9　左跟腱轮廓缺失的临床照片

治疗上可以选择保守治疗，使用足跟套或功能支架，也可选择手术治疗。研究显示，如果患者都能使用功能性支架尽早活动，那么手术和保守治疗的跟腱断裂发生率没有差异。手术治疗相比于保守治疗有一定优势，如能提高短跑运动员的推进力。

慢性跟腱疾病

在慢性病例中，患者通常表现为腿后部的肌腱疼痛，这种疼痛会随着重复性受压、剧烈活动和过度使用而加重。肌腱附着处的骨刺也是疼痛产生的原因。需要排除其他引起疼痛的危险因素，特别是深静脉血栓。慢性炎症会导致肌腱炎（疼痛、肿胀和增厚），从而增加了跟腱撕裂的风险（图11-9）。治疗方面可以选择理疗、类固醇注射（多次注射会使骨折风险增加）、激素冲击疗法或手术减压（+/– 移植 / 肌腱转移术）。

辅助检查

X 线片检查可以显示跟腱在其中间部分或其附着处（Haglund 肿块）的钙化或硬化。

超声波在急性撕裂中意义重大，可以移动足踝来评估撕裂肌腱末端之间的间隙，如果间隙很大，则应考虑手术。

核磁共振成像可用于诊断慢性病变，能很好地显示肌腱炎和肌腱内部的撕裂。

踝关节骨折与脱位

踝关节骨折是急诊科常见的一种损伤，初期的疼痛缓解后，也可到综合科室进行后续治疗。脱位可能是由于不稳定骨折或韧带损伤所致。踝关节骨折和脱位易发生在跌倒、绊倒和运动时。骨折类型取决于损伤机制，包括旋后与旋前、外旋与外展/内收。

根据损伤机制、损伤的方向和严重程度以及关节的完整性，对于损伤是否波及胫腓前韧带和胫腓后韧带、三个（内侧、外侧和后部）踝关节、三角肌韧带及腓骨骨折部位（根据 Weber 分型，图 11-10），都有一个可预测的损伤模式和先后顺序。距骨移位超过 2mm［图 11-11（a）］可能导致关节不稳定，需要 ORIF［图 11-11（b）］。否则，如果位移较小，可以用石膏套固定。

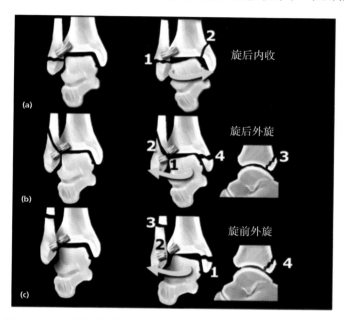

图11-10　踝关节骨折的Weber's 和 Lauge - Hansen分型法

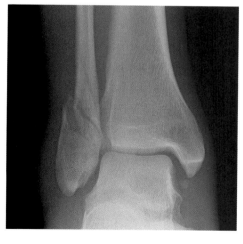
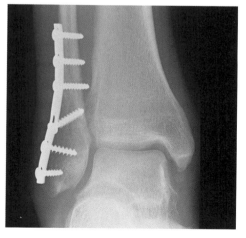

（a）　　　　　　　　　　　　　　　（b）

图11-11　X线片显示（a）WeberB型骨折和内踝撕脱骨折伴距骨移位　（b）ORIF用钢板和螺钉固定

治疗

治疗方案如图 11-12 所示。老年人开放性骨折有合并症（周围血管疾病或淋巴水肿）是骨折固定失败的高危因素。pilon 骨折（胫骨远端关节内骨折）可能会发展为不稳定骨折并导致关节脱位，在这种情况下，治疗可遵循"span（外固定作为临时固定）、scan（CT 扫描）和 plan（最终治疗方案）"原则。

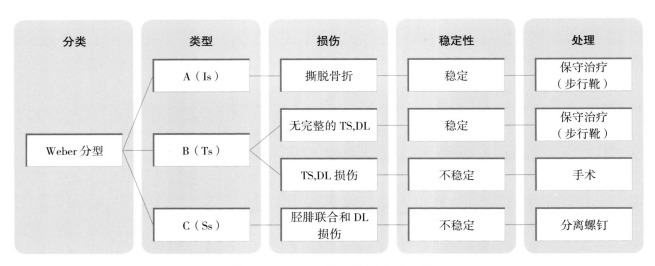

图11-12　Weber分型骨折治疗方案

注：Is 为胫腓联合下，Ts 为跨胫腓联合，Ss 为胫腓联合上，Ts 为距骨移位，DL 三角肌韧带。

踝关节脱位在进行复位前，不需要进行影像学检查，一旦临床确诊，则需立刻复位。拖延太久，易造成足踝皮肤破损或坏死，后期需要植皮。极少数情况下，外科医生会用后足钉固定踝关节骨折，从而牺牲距下关节来实现足踝的牢固固定。若术中关节没能正常融合，钉子位置移动，将导致踝关节和距下关节炎。严重骨折时，可以考虑将踝关节融合作为主要的治疗方法，但应避免距下关节融合。因此，应使用螺钉或钢板固定，而不是后足钉。

跟骨骨折

跟骨骨折较常见，且好发于特定人群中，如青年男性工人（屋顶修理工、建筑工、油漆工），从高处跌落并用后足跟着地时。表现为后足疼痛、肿胀、瘀青、不能负重。注意是否有其他不明显的损害。确保排除双侧跟骨或椎体骨折，并注意有无足部的骨–筋膜室综合征（发生率为 10%）。

早期治疗主要是对症治疗和保守治疗，因为过早的手术干预会导致并发症的发生率很高。吸烟、肥胖、有外周血管疾病或骨质疏松症的患者手术风险高，预后较差。患者必须住院卧床休息，把患足抬高，使用 Braun 夹板，同时悬吊几天，还需强效镇痛。影像学检查显示上约 75% 的病例有关节内受累：需要 X 线片和 CT 检查来评估损伤的严重程度。皮肤皱缩是肿胀正在消退的一个标志。

治疗方案包括保守治疗，6 周内避免负重（无石膏），随后 6 周在治疗靴中负重。手术治疗包括微创技术或开放手术固定骨折。在病变严重时，应考虑有无原发性距下融合。

致谢

本文中一些数字由 Sam Singh 先生和 Sandhya Lamichhane 女士提供。

延伸阅读

［1］Asplund, C.A., Best, T.M. (2013). Achilles tendon disorders. BMJ Mar 12: 346: f1262.

［2］Gulati, V., et al. (2015). Management of Achilles tendon injury: A current concepts systematic review. World Journal of Orthopedics 6 (4): 380－386.

［3］Horisberger, M., Valderrabano, V., Hintermann, B. (2009). Posttraumatic ankle osteoarthritis after ankle - related fractures. Journal of Orthopaedic Trauma 23 (1): 60－67.

［4］Mann, J.A., Mann, R.A., Horton, E. (2011, May). STAR™ Ankle: Longterm results. Foot and Ankle International 32: 473－484.

［5］Mann, R., Reynolds, C. (1983). Interdigital neuroma—a critical clinical analysis. Foot Ankle 3: 238－243.

［6］Riskowski, J., Dufour, A.B., Hannan, M.T. (2011). Arthritis, foot pain and shoe wear. Current Opinion in Rheumatology 23 (2): 148－155.

［7］Sheree, N., Smith, M., Vicenzino, B. (2010). Prevalence of hallux valgus in the general population: a systematic review and meta - analysis. Journal of Foot and Ankle Research 3: 21.

见此图标 微信扫码　扫码领取《ABC骨科与创伤》学习资源

第十二章 脊柱疾病

Syed Aftab and Robert Lee

Royal National Orthopaedic Hospital, Stanmore, UK

概述

- 背痛是一种常见的病症，可由椎间盘、骨骼、神经根或脊髓内的病变引起。
- 急性背痛患者要警惕有无马尾综合征，慢性背痛者要考虑是否罹患肿瘤。
- 多数背部疼痛可用保守治疗方法缓解，包括理疗、改变生活方式及使用镇痛剂缓解疼痛。
- 辅助检查包括 X 线片、CT 和 MRI 扫描，若怀疑有感染或肿瘤，应行血液学检查。
- 脊柱创伤可导致长期残疾，适当的治疗对维持脊柱功能，保证生活质量至关重要。

简介

背痛和 / 或神经根压迫和损伤是患者到急诊科和普通科室就诊的最常见原因。虽然大多数患者不会永久性残疾或危及生命，但仍需确定高风险患者。即使背部问题不会导致瘫痪或功能丧失，疼痛和不适也会极其严重，给社会带来巨大负担。

解剖

脊椎（图 12-1）由 7 块颈椎、12 块胸椎和 5 块腰椎组成，还有 5 块骶椎（融合在一起）和 3~4 块尾骨（融合在一起）。每一块椎骨由前方的椎体、椎板和后面的棘突，以及包含脊髓的椎管组成，前后部分通过椎弓根相连。关节突关节连接上下两个锥体，胸椎同时连接肋骨。椎骨之间的空间被椎间盘填充，由坚硬的外环和柔软的内髓核组成。软组织（如韧带）和骨结构共同构成椎骨的稳定结构。

脊髓源自枕骨大孔，穿过椎间孔，终止于 L1/L2 水平，形成脊髓圆锥。其下连接马尾，马尾从这里开始到 S2 结束。脊髓发出神经根，穿过神经孔，皮肤感觉小体是皮肤表面受特定脊髓神经根控制的区域（图 12-2），神经肌组是由脊髓特定神经根控制的肌肉（表 12-1）。表 12-2 列出了神经反射。

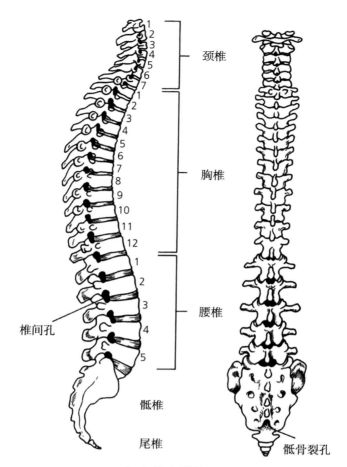

颈椎　胸椎　腰椎

椎间孔

骶椎

尾椎

骶骨裂孔

（a）整个脊柱

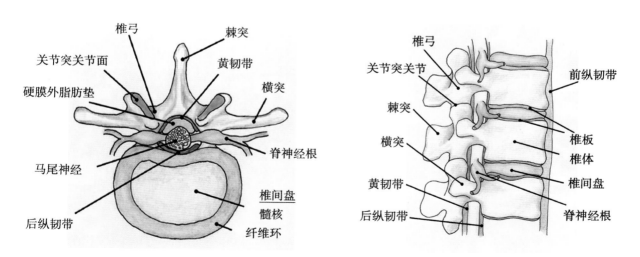

椎弓　棘突
关节突关节面　黄韧带
硬膜外脂肪垫　横突
脊神经根
马尾神经
椎间盘
髓核
纤维环
后纵韧带

椎弓
关节突关节　前纵韧带
棘突
横突　椎板　椎体
黄韧带　椎间盘
后纵韧带　脊神经根

（b）腰椎单平面和横截面

图12-1　脊柱解剖图

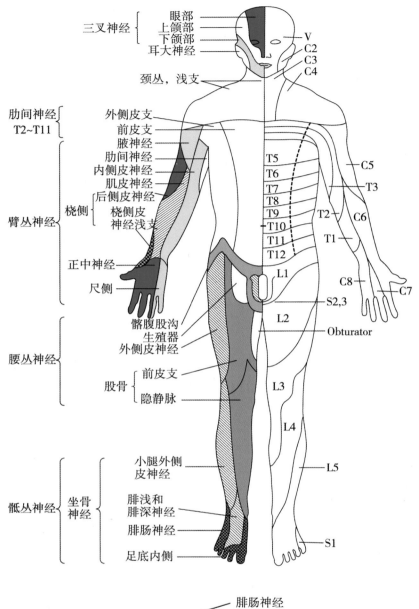

三叉神经 { 眼部
上颌部
下颌部 }
耳大神经
V
C2
C3
C4

颈丛，浅支

肋间神经
T2~T11 {
外侧皮支
前皮支
腋神经
肋间神经
内侧皮神经
肌皮神经
后侧皮神经
桡侧皮
神经浅支
正中神经
尺侧

臂丛神经 { 桡侧 }

T5
T6
T7
T8
T9
T10
T11
T12
L1
L2
L3
L4
L5

C5
T3
T2
C6
T1
C8
C7
S2,3
Obturator
S1

腰丛神经 {
髂腹股沟
生殖器
外侧皮神经
股骨 { 前皮支
隐静脉 }

骶丛神经 { 坐骨神经 } {
小腿外侧
皮神经
腓浅和
腓深神经
腓肠神经
足底内侧

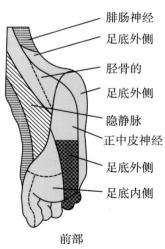

腓肠神经
足底外侧
胫骨的
足底外侧
隐静脉
正中皮神经
足底外侧
足底内侧

前部

图12-2　肢体的皮肤感受器

表12-1 四肢运动的神经支配

运动	神经根段
上肢	
肩胛带抬高	C3/4
肩关节屈曲/外展	C5
屈肘	C5/6
肘部伸展	C7/8
腕关节屈曲/伸展	C6/7
指关节屈曲/伸展	C7/8
指关节外展/内收	T1
下肢	
屈髋	L2/3
髋关节伸展	L4/5
髋关节内收	L2/3
髋关节外展	L4/5
膝关节伸展	L3/4
膝关节屈曲	L5/S1
踝关节背屈	L4/5
踇趾关节伸展	L5
踝关节跖屈	S1/2

表12-2 肢体反射

反射	神经节段
上肢	
肱二头肌腱反射	C5/6
肱三头肌腱反射	C7/8
肱桡肌腱反射	C6/7
下肢	
膝反射	L3/4
踝反射	S1/2

病史采集

询问脊椎疾病病史时应包括以下内容：

- 疼痛：疼痛部位在颈部还是背部；脊椎突上方痛还是棘旁肌肉痛；肢体疼痛的程度，坐/蹲时是否比站立/行走时疼痛加剧（用以鉴别椎管狭窄引起的神经性跛行和血管性跛行）。
- 运动失衡。
- 肢体无力。
- 感觉变化：麻木，针刺样痛。
- 脊椎运动受限和僵硬。
- 功能受限，如行走。
- 功能障碍：如膀胱功能、肠道功能或勃起功能障碍。
- 畸形（及其发病）。
- 相关症状：发热、体重减轻、疲劳和盗汗。

查体

查体应包括图 12-3 所示内容。

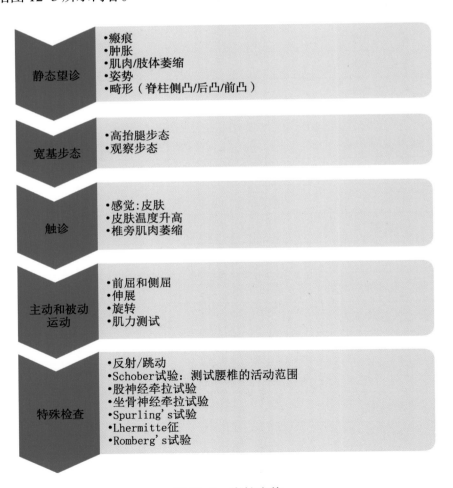

图12-3　脊柱查体

脊椎结构病理学

一些常见的脊椎结构退行性改变如图 12-4 所示。

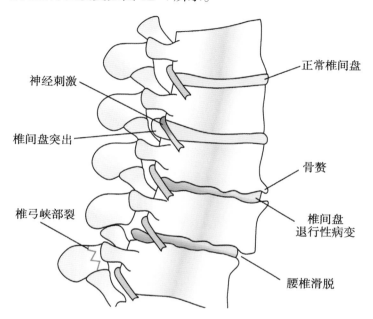

神经刺激

椎间盘突出

椎弓峡部裂

正常椎间盘

骨赘

椎间盘
退行性病变

腰椎滑脱

图12-4　正常脊椎及脊椎结构退行性病变示意图

椎间盘滑脱和椎间盘源性背痛

诱因

背痛常见的原因之一是髓核突出引起的椎间盘滑脱（图 12-5），多是由于椎间盘外伤性或退行性改变引起：含水量减少、纤维环撕裂、核物质突出。在纤维环没有撕裂的情况下，椎间盘可以膨出或脱出进入椎管。根据病变位置的不同，都会导致脊髓病的脊髓、马尾神经会受到影响，神经根也会受到损伤，导致背痛、放射痛和远端神经功能障碍，统称为神经根疾病。最常受累的椎间盘是 L4/5 椎间盘，其次是 L5/S1 椎间盘。

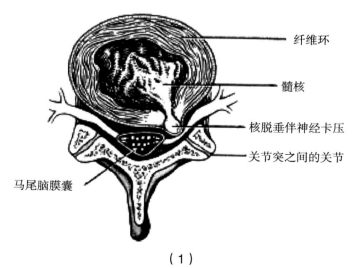

纤维环

髓核

核脱垂伴神经卡压

关节突之间的关节

马尾脑膜囊

（1）

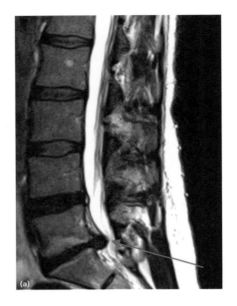 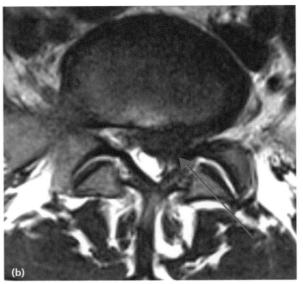

（2）

图12-5　（1）椎间盘滑脱示意图　（2）椎间盘突出的影像学图片

注：（1）腰椎的矢状位 T2 加权（T2W）图像；（2）轴位 T2W 图像显示 L5/S1 左侧中央旁椎间盘突出，压迫左侧 S1 神经根。注意这个水平上椎体终板退行性病变、椎间盘高度缩短和椎间盘脱水。

临床表现

患者常表现为严重背痛和肌肉痉挛（X 线侧位片可见腰椎前凸消失）、放射性痛（如坐骨神经痛）和神经功能障碍（如足部下垂）。患者可能会有突发性伤害，如摔倒或托举重物时。

查体

临床查体可发现病变区域及其附近局限性疼痛。神经系统表现多种多样，取决于病变的性质和位置。可见膝关节或踝关节反射丧失并伴有萎缩。直腿抬高和弓线试验常呈阳性。

影像学检查

在非外伤情况下，X 线片通常只显示腰椎前凸消失，可能还有其他退行性变的表现，如椎间盘高度下降或骨赘形成。核磁共振扫描可以用来确诊或排除其他病变。

治疗

保守治疗：以止痛药、关节松动和安慰治疗为主（大多数患者 12 周内症状会消失）。如果疼痛加重，可以考虑神经根阻滞或尾侧硬膜外注射止痛。不建议卧床休息，因为有发生深静脉血栓和肌肉萎缩的风险。理疗、游泳、普拉提和瑜伽可以提高核心稳定性，是促进椎间盘恢复和防止滑脱复发的非常有用的措施。

手术治疗：病情严重或有明显神经损害者（如由 L5/S1 受损引起的足下垂），可行外科手术减压（椎板切除术和椎间盘切除术）。

椎间盘退行性病变

椎间盘退行性病变也会导致背痛，不伴放射痛。通常，这种疼痛在坐位或前倾时更严重（即神经源性跛行）。保守治疗同前。手术治疗包括受影响的椎体融合术，但对缓解背痛效果很差。

坐骨神经痛

诱因

坐骨神经痛是导致下腰部剧烈疼痛最常见的原因之一。坐骨神经位于大腿后部，其分支为胫神经、腓总神经、腓浅神经、腓深神经、腓肠神经、足底内侧神经和外侧神经，是人体最大的神经。坐骨神经痛是由于神经根（L3~S4）或坐骨神经本身受到压迫或刺激引起的。病因包括椎间盘滑脱、椎管狭窄、妊娠或向心性肥胖和外伤。

临床表现

坐骨神经痛的症状包括腰痛、虚弱，沿坐骨神经分布的臀部和腿部麻木。

查体

坐骨神经痛的诊断主要依靠病史和查体，需要注意有无 Lasague 征阳性和足下垂。

辅助检查

坐骨神经痛的诊断不依赖于 MRI。影像学检查多用于有马尾损伤症状的患者，以排除马尾病变（图 12-6，也可见第十四章）或 2 个月保守治疗无效的患者。必要时也可以进行神经传导测试。

治疗

发病初期可进行保守治疗，包括减肥、强效镇痛和介入性理疗。对于难治性病例，保守治疗无效者，可考虑手术减压。

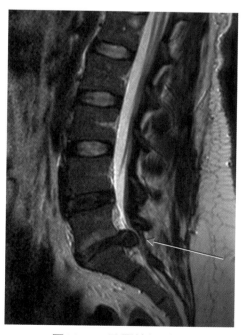

图12-6 马尾神经受压

注：矢状位 T2 加权 MRI 显示 L5/S1 椎间盘突出，导致脊髓囊和马尾神经受压。

椎管狭窄

诱因

椎管狭窄或神经孔狭窄（图 12-7）可引起牵涉痛。

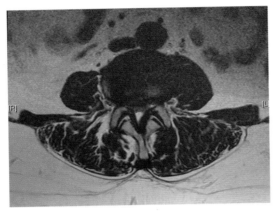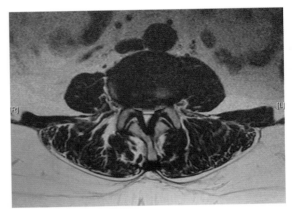

图12-7　椎管狭窄（腰椎）

注：第二图突出显示了马尾神经的椎管（蓝色）。传递神经根（或侧隐窝）的区域是红色。在正常脊柱中，蓝色和红色区域都会更大，为神经结构提供更多空间。

临床表现

患者常主诉直立位时症状加重，屈曲的姿势可（例如，推超市推车或婴儿车，或骑自行车时）缓解。这也被称为神经源性跛行，需与血管性跛行相鉴别。在血管性跛行中，长时间行走后腿痛会加剧，且 Buerger 试验呈阳性（将腿抬高到髋关节以上 30 秒会引起类似的疼痛）。

治疗

核磁共振扫描有助于确诊。三种最常见的病理改变包括椎间盘突出、关节突关节肥大（关节病）和黄韧带肥大（退行性疾病）。治疗仍然是用止痛药止痛、物理疗法和安慰。尾侧硬膜外注射或神经根阻滞可暂时缓解症状。当生活质量严重受损时，可行外科手术减压。

关节突关节病变

诱因

关节突关节的磨损也是导致背痛的常见原因。由于其靠近神经孔，神经根压迫和牵涉痛是常见症状。也可能发生关节突关节囊肿，导致神经受压。

临床表现

很少有患者只出现一种病理学表现，关节突关节病、椎间盘退行性病变、牵涉性疼痛和背痛可能并存。

鉴别诊断

应与其他引起背痛的原因相鉴别。这些疾病包括腹主动脉瘤或胸主动脉瘤、转移性癌（如前列腺癌或乳腺癌转移）、脊椎感染或风湿性疾病，如强直性脊柱炎。

治疗

经皮穿刺抽吸可有效治疗关节突关节囊肿，但在症状复发或囊肿减压失败的情况下，需行手术减压。

脊椎关节强直、脊椎峡部裂和脊椎滑脱

诱因

脊椎关节强直是指全身性退行性（关节炎）脊椎（如椎间盘）疾病（图 12-8）。

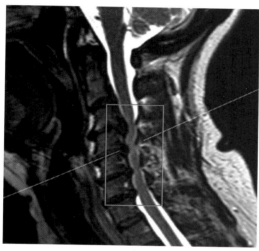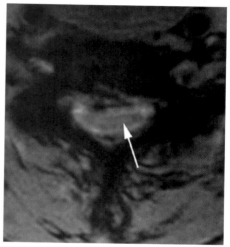

图12-8　关节强直引起的脊髓型颈椎病

注：矢状位 MRI 图像显示 C5 / C6 和 C6 / C7 处水平骨赘压迫脊髓（箭头所示）。这些位置的 T2 加权图像中，脊髓异常高信号。

脊椎峡部裂是指关节内部（位于关节突关节上、下关节突之间的部分椎骨）的损伤。

当一个椎体节段由于不稳定因素导致向前或向后滑动时，就会发生脊椎滑脱（图 12-9）。

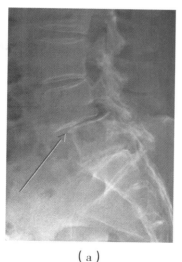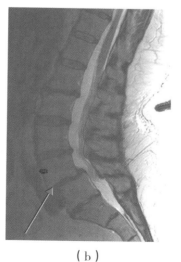

（a）　　　　　　　　　　（b）

图12-9　退行性滑脱

注：侧位片（a）显示在 L4 / L5 处出现 1 级（25%）滑脱；（b）矢状位 T2W MRI 显示退行性腰椎滑脱导

致椎管口径减小（如溶骨性滑脱中椎管直径增大）。

临床表现

根据受损节段及椎管改变类型的不同，患者可有不同程度的背部疼痛及牵涉痛。

治疗

通常普通的侧立位 X 线片可帮助诊断。在症状控制较好且无明显进展的情况下，可采取保守治疗，如镇痛和理疗。若病情进展，则需要手术稳定受影响的节段（通常为 L5/S1）。

先天性疾病

部分患者可为先天性缺陷，常会导致青少年期或成年早期背痛。治疗通常采用手术稳定和融合。

物理性低位腰痛

物理性低位腰痛也称为腰痛，指没有任何明确的影像学表现的腰部疼痛。通常被认为是由于腰椎节段性不稳定，正常的脊椎运动无法承受生理负荷引起的。治疗主要是使用止痛药、理疗和安慰治疗。外科手术通常不适用。

脊柱畸形

脊柱侧凸是指脊柱 S 形弯曲（图 12-10），是脊柱弯曲和扭曲的三维畸形。引起脊柱侧凸的原因有很多，最常见的是影响青少年的特发性脊柱侧凸，女性占大多数。神经肌肉疾病，如脑瘫或 Duchenne 肌营养不良症也会导致脊柱侧凸和严重的脊柱退行性病变。大多数患者不需要治疗，但在某些情况下，畸形会迅速发展，导致疼痛、功能受限、心肺功能受损，并且影响美观。治疗通常先采用支撑的方法，逐渐发展为手术矫正和融合。后凸指的是驼背。它可以是先天性的（如 Scheuermann 后凸畸形），也可以是后天性的（如老年人骨质疏松性椎体塌陷或强直性脊柱炎所致）。

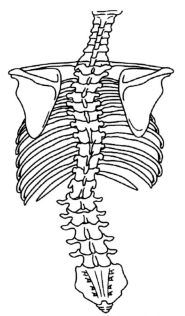

图12-10　脊柱侧凸：脊柱弯曲和旋转

脊柱肿瘤

脊柱肿瘤可为原发性或继发性（即转移性疾病）。转移可发生在椎管外或椎管内。如果在椎管内，它可以扩散到硬膜或脊髓本身。转移到脊柱的常见恶性肿瘤包括乳腺癌、肺癌、甲状腺癌、肾癌和前列腺癌。患者有其他部位的恶性肿瘤病史，伴有相关的背痛和放射痛。有时脊柱转移瘤是其他部位原发性恶性肿瘤的首要表现。转移性疾病的 X 线检查可显示出溶骨性或成纤维性病变，MRI 和 CT 扫描能更确切地显示病理改变，并有助于对患者进行分期。有些患者对化疗敏感。在某些情况下，可手术减瘤减压，用以缓解症状和治疗疾病。

脊柱转移性癌的来源：

1. 乳腺
2. 前列腺
3. 肺
4. 甲状腺
5. 肾脏
6. 多发性骨髓瘤

脊柱感染

感染可影响椎间盘［椎间盘炎，图 12-11（a）］、骨骼［骨髓炎，图 12-11（b）］或脊柱周围组织。患者可表现为背痛或牵涉痛，伴或不伴有败血症症状。脊柱结核（Pott 病）是最常见的肺外结核。X 线可显示破坏性病变。治疗方法为长期（数月）抗生素治疗，必要时可手术清除。

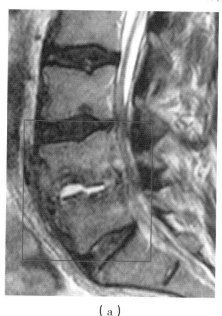
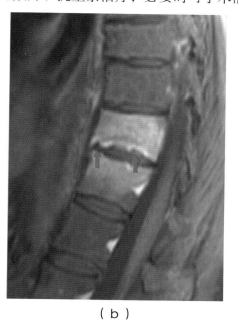

（a）　　　　　　　　　　　　　（b）

图12-11　脊柱感染示意图

注：（a）矢状位 T2W MRI 显示 L4/5 节段椎间盘高度降低和椎间盘信号增强；（b）矢状位 T1W MRI 显示

胸椎骨髓炎患者的终末锥体板腐蚀、参差不齐（箭头所示），该患者血液培养显示金黄色葡萄球菌生长。

脊柱损伤

背景

在英国，大约有 4 万人因脊髓损伤而瘫痪，平均每 8 小时就会发生 1 例。脊柱损伤患者的最初治疗可能意味着生与死、功能恢复和永久性瘫痪的区别。

诱因

造成脊髓损伤的机制主要是道路交通事故、跌倒、贯穿伤、攻击和体育运动（如橄榄球）。

临床表现

在 C1/2 处脊髓损伤通常是致命的，C3/4/5 损伤有生存的可能性，取决于损伤对膈神经的影响程度。脊髓损伤可能是完全的（AIS A）或不完全的（AIS B、C 或 D）。有些脊髓损伤需要不同程度的功能恢复。脊髓损伤的长期影响包括肌肉萎缩、褥疮、肺部感染和尿路感染。

复苏

对疑似脊髓损伤的患者，应根据 ATLS 的气道、呼吸和循环原则进行及时治疗。处理危及生命的损伤，然后使用脊柱板和 C 型脊柱刚性项圈固定脊柱。建立静脉通道并开始液体复苏。

查体

一旦患者情况稳定，就需要进行全面的神经系统检查和二次检查。如果不做直肠检查，脊柱的评估是不完整的，应检查是否有张力和感觉缺失，是否有自主收缩。所有资料应记录在 ASIA 表中，以便进行有效评分并协助监控病情发展。

初步治疗

一旦完成复苏和查体，可以考虑根据当地脊髓损伤转诊中心的治疗规范进行静脉类固醇治疗。

并发症

脊髓损伤的患者可能会发生神经源性休克，其特征是低血压、心动过缓并伴有弛缓性麻痹，是交感神经向外传导中断和外周血管阻力丧失的结果，应与低血容量性休克（心动过速）相鉴别。

辅助检查

可以进行 X 线检查，但并不是所有的损伤都能用这种方式轻易地看到。CT 扫描在急性期下用于识别骨损伤并进行分型。若有神经功能损伤，可行 MRI 扫描以评估脊髓和周围软组织结构。

脊柱骨折

背景

大多数脊柱损伤不会损伤脊髓，仅为骨和韧带结构受损。根据损伤的解剖位置和机制，可分为不同的类型。

分型

Denis 三柱理论（图 12-12）认为，至少两个柱的损伤才会导致结构不稳。CT 扫描通常用于严重伤或多发伤的诊断。其他情况下，根据病情的复杂程度、有无并发症和神经功能缺损的存在，可以使用 X 线检查或 MRI 扫描。

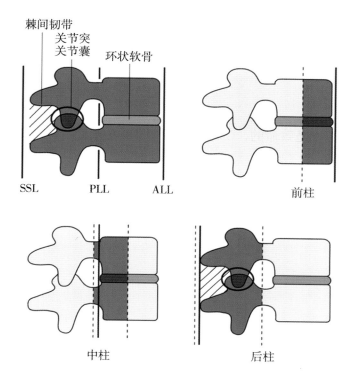

图12-12　解剖三柱

注：SSL 为冈上韧带，PLL 为后纵韧带，ALL 为前纵韧带。

治疗

脊柱损伤的治疗方法选择取决于损伤稳定与否。不稳定的损伤若处理不当，可能导致脊髓损伤和永久性功能丧失。稳定的损伤通常不需要制动或固定。可使用支具，防止在愈合过程中（如骨质疏松性椎体楔形骨折）出现畸形。若存在不稳定损伤和神经结构受损的风险，常需进行固定治疗。固定方式可以是保守疗法（如使用硬领或 halo - jacket），也可以是外科手术。对于不幸发生脊髓损伤导致永久性神经功能丧失的患者，治疗主要是支持治疗，需要脊髓损伤多专科的参与。

延伸阅读

［1］Jacobs, W.C., van Tulder, M., Arts, M., et al. (2011). Surgery versus conservative management of sciatica due to a lumbar herniated disc: a systematic review. European Spine Journal 20 (4): 513 - 522.

［2］Manchikanti, L., Helm, S., Singh, V., et al. (2009). ASIPP. An algorithmic approach for clinical management of chronic spinal pain. Pain Physician. 12 (4): E225 - 264.

［3］Yue, J.K., Upadhyayula, P., Chan, A.K., et al. (2015, November). A review and update on the current and emerging clinical trials for the acute management of cervical spine and spinal cord injuries － Part III. Journalof Neurosurgical Sciences 24.

☆配套电子书
☆专业公开课
☆案例分析
☆行业资讯

扫码获取

第十三章　小儿骨科

SBassel El - Osta[1], Alex Shearman[2], and Neel Mohan[1]

1 St. George's Hospital, London, UK

2 North West London Rotation, London, UK

概述

- 儿童骨骼的独特之处在于它们具有生长板（骺），更灵活（因此可以弯曲而不是折断），具有特征性的血液供应（尤其是干骺端周围），并且皮质周围有厚厚的骨膜。
- 生长板周围的损伤可以使用 Salter-Harris 分型法进行分型。
- 任何临床病史与损伤模式不匹配的儿童都应怀疑是非意外损伤。
- 与儿科患者及其父母建立融洽的关系至关重要。
- 当心可能是近端关节病变的唯一症状的牵涉痛。

小儿骨骼解剖

小儿长骨由骨干、干骺端、生长板和骨骺（关节的一部分）组成。隆凸是一种正常的骨性生长（肌腱和韧带附着部位），最初是从一个单独的骨化中心产生，随着年龄增长逐渐融合。图 13-1 所示为小儿股骨。

围产期损伤

健康骨骼的骨折（即非病理性骨折，如成骨不全造成的骨折），可发生于复杂的分娩过程中，尤其是使用产钳的难产过程中，如肩位难产（婴儿的肩膀卡在母亲的耻骨后面）。骨折多累及锁骨或肱骨，过度牵引可导致臂丛神经损伤［如图 13-2（a）所示的产科 Erb 麻痹（上臂丛神经麻痹）或图 13-2（b）所示的 Klumpke 麻痹（下臂丛神经麻痹）］。因此，在复杂的分娩后必须进行彻底的检查。锁骨骨折可能会漏诊，因为很难评估新生儿肩关节的活动范围。如果儿童在被抱着、换尿布或衣服时感到痛苦，可以怀疑是肱骨骨折，或更罕见的股骨干骨折。

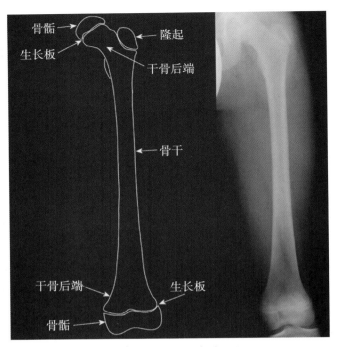

图13-1　小儿骨解剖图

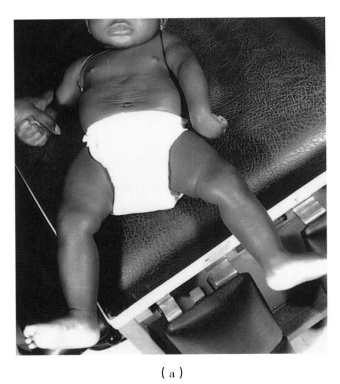

（a）

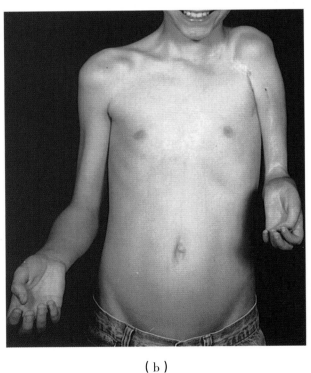

（b）

图13-2　臂丛神经麻痹

注：（a）左侧上臂丛损伤导致的 Erb 麻痹，累及 C5、C6 和 C7 神经根。肩部内旋侧手臂悬挂，肘部伸直，前臂旋前，形成所谓的"侍者手"。（b）儿童早期下臂丛神经撕脱导致的 Klumpke 型麻痹。会有明显的生长障碍，尤其影响锁骨、肩胛骨和肱骨。出现 Horner 综合征。神经转移手术能部分恢复手的抓握力。尽管如此，仍表现为抓握无力、腕关节屈曲麻痹和爪形手。

治疗

通常为保守治疗，如夹板固定，大多数在 2~4 周内痊愈。这是由于儿童骨骼周围有坚硬的骨膜和丰富的血供。X 线片显示，愈合过程中骨折周围大量骨痂形成。即使骨愈合时有一些成角愈合，其后也会重塑，在短短几个月内，X 线片可能会变得完全正常。

儿童期骨折

儿童骨折很常见。根据 Landin（1997 年）统计，在 0~16 岁的儿童中，至少发生一次骨折的百分比男孩为 42%，女孩为 27%。

未成年人的骨折多为不完全骨折，周围的骨膜仍保持连续性。这些被称为青枝骨折，通常是稳定骨折。另一种常见的稳定骨折是 Toddler 骨折，是一种胫骨螺旋骨折，好发于 2 岁或 3 岁的儿童。骨折可通过生长骨的生长板发生，占所有儿童骨折的 1/3，但相关的生长障碍并不常见，发生率不足 10%。

分型

Salter 和 Harris 于 1963 年对小儿骨折进行了分类，至今仍在广泛使用（表 13-1）。在他们的原始论文中，将骨折类型分为五型（图 13-3）。

生长障碍的风险随着骨折类型的增加而增加。最常见的损伤是 2 型，占所有骨骺损伤的 75%~80%；1 型和 3 型加起来约占 10%；4 型占 5%~10%；5 型最不常见。

表13-1　Salter – Harris 损伤分型

分型	定义
1	骨折线穿过生长板增厚区
2	骨折线穿过生长板，伴干骺端粉碎性骨折
3	骨折线穿过生长板，伴骨骺粉碎性骨折
4	骨折线穿过生长板，同时伴干骺端、骨骺粉碎性骨折
5	生长板挤压伤或压缩性骨折

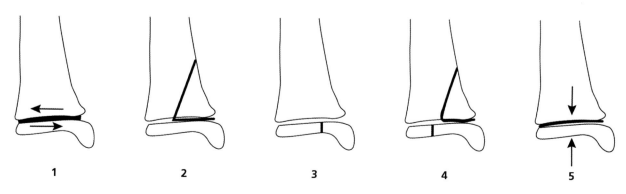

图13-3　小儿骨折Salter – Harris分型

临床诊断

有时很难发现儿童是否有骨折，特别是在损伤的当下没有被随行的成年人目击的情况下，如儿童在操场上活动时。一些迹象值得注意，包括跛行、肿胀和瘀伤、明显压痛（尤其是在一个部位），以及不能或不情愿移动肢体。

治疗

儿童期骨折可以保守治疗或手术治疗，大多数儿童骨折可以保守治疗。一些类型的骨折，若移位严重，则需要正骨，如肢体发生明显的变形或移位的 Salter-Harris 骨折。不稳定骨折或旋转变形的骨折需要内固定处理。

非意外性损伤（NAI）

医生有责任筛查所有患儿的安全问题，确保其损伤机制与患者及其父母提供的病史一致。否则，会发生很多本可以避免的，由于虐待儿童而导致的死亡。注意表 13-2 中列出的危险信号和表 13-3 中的异常伤害。

表13-2　可疑NAI的危险信号

延迟就医或多次到儿科急诊就医	Munchausen综合征的病史或证据
患儿或父母提供的病史不一致，或与损伤不匹配	异常伤害（由扭动或直接击打引起）
未被鉴证的创伤	被忽视、卫生不良和牙齿不齐
家庭虐待或暴力迹象	多发伤
营养不良	儿童学习困难，发育迟缓，或患有慢性疾病

表13-3　提示NAI的损伤

在不能行动的儿童身上多发性/丛集性瘀伤，伤处有手或器械形状	腿部、肋骨或颅骨骨折（由扭伤、挤压和击打造成）
烧伤	非代谢性骨病引起的复发性骨折

确保患儿已经在社会服务或儿童保护机构登记备案。如果怀疑有 NAI，请与您的上级医师、儿科主任和负责保护问题的专家和儿科专科护士商讨处理办法。

脑瘫（CP）

脑瘫（见图 13-4）是一种非进展性神经肌肉疾病，是由大脑发育不全引起的损伤。它是导致儿童身体残疾的最常见原因，每 1000 个活产儿中就有 1~3 个发生这种疾病。

病因

脑瘫发生的原因未明，诱发因素包括早产、头部损伤、宫内问题、围产期感染（如脑膜炎）或缺氧。

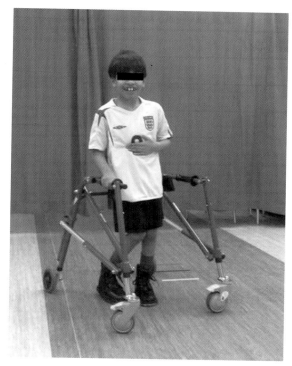

图13-4　脑瘫患儿

临床表现

脑组织损伤导致控制肌肉骨骼系统的上运动神经元损伤，引起肌肉张力减退和痉挛的异质性综合征。最初肌肉骨骼系统正常，但关节周围进行性痉挛会导致固定性挛缩、骨畸形和关节半脱位，并伴有相关步态障碍和功能减退。虽然脑损伤被认为是非进展性的，但对肌肉和关节的影响是渐进的。对这些患者进行评估的目的是识别和防止畸形的恶化。

分型

脑瘫可分为生理性的、解剖学性的或功能性的。

生理性分型根据神经系统表现进行分类：

· 痉挛性（60%）：高度肌紧张、反射亢进、挛缩导致动作缓慢和受限。

· 肌张力障碍（20%）：缓慢和扭动的非自主运动，伴有舞蹈样手足徐动症。基底神经节受累，其严重程度与情绪压力有关。

· 共济失调（10%）：因小脑受累而导致的肌肉萎缩、运动协调不良和震颤。

· 肌张力降低。

· 综合表现。

解剖学是指受累部位的分布，与脑损伤部位有关：

· 单侧（上肢和下肢）受累的偏瘫。

· 下肢比上肢受累更严重的双侧瘫痪。

· 全身受累的四肢瘫痪，与低智商和高死亡率相关。

功能性分型是根据儿童的行走能力及是否需要辅助来确定的，通常与粗大运动和功能分类系统（GMFCS，表13-4）相关。

表13-4　粗大运动和功能分类系统

GMFCS	运动	限制
1	行走不受限	高级粗大运动技能受限
2	行走不需要辅助设备	户外行走受限
3	使用辅助移动设备行走	—
4	自主运动受限	户外运动需使用动力设备
5	即使使用辅助设备，自主运动也受到严重限制	

治疗

对脑瘫患者要采取多学科的治疗方法。早期使用诸如GMFCS等客观指标来识别功能恶化的患者将有帮助。表13-5概述了一般治疗方案。

表13-5　脑瘫的治疗选择

内容	治疗方案
痉挛性	·在神经肌肉连接处注射肉毒杆菌毒素，以抑制肌肉收缩，从而保持关节松弛 ·局部或全身泵入巴氯芬，作用于GABA受体，也可缓解症状 ·脊神经背根切断术（选择性感觉神经切断术）对可行动的痉挛性双瘫患者有效
矫形	缓解肌肉萎缩，辅助行走，如使用踝足矫形器（AFO）
软组织再平衡	在局部腱切断术（如髋内收肌腱切断术）基础上行肌腱延长或转移术
骨手术	包括矫正性截骨、融合和挽救手术，应该把肢体作为一个整体治疗，以防止功能衰退

脊柱裂

背景

脊柱裂（图13-5）是一种先天性神经管缺损，导致椎弓根形成不完全，伴或不伴脑膜囊（脑膜腔）膨出。若脑膜囊中含有神经，则称为脊髓脊膜腔。脊髓脊膜腔裂约占所有脊柱裂的75%，发病率为1/800。随着宫内诊断的提高和叶酸补充的增加，其发病率逐渐降低。

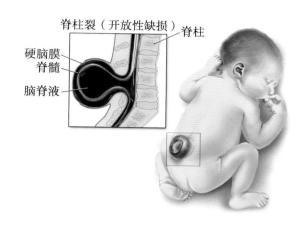

图13-5　脊柱裂示意图

临床表现

除了明显的脑膜腔缺损，其临床表现还有与脊髓受累程度相关的神经功能缺损（例如，L4 以上病变的患者，股四头肌无力，将无法行走）。没有脑膜腔缺损（隐性脊柱裂）的患者，皮肤能完整地覆盖缺损处，但在骶骨处可能有一簇毛发或凹陷。其他相关症状包括脑积水、脊柱侧凸、脊髓空洞症及膀胱和肠道功能紊乱。骨折很常见，但通常很难诊断。

治疗

骨折通常用夹板固定，能很快愈合。需要多学科综合治疗，包括骨科、儿科、泌尿外科和神经外科。缺陷初步修复后，要密切观察生长发育情况。矫形器用于辅助行走。手术旨在重新平衡肌肉和矫正畸形。

代谢性骨病

佝偻病

背景

佝偻病是一种骨骼代谢紊乱疾病，因钙磷代谢异常引起的骨化障碍，常导致身材矮小、疼痛、肢体畸形及骨折（图 13-6）。

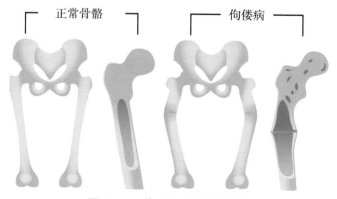

图13-6　佝偻病骨骼示意图

病原学

病因包括摄入不足及缺乏阳光照射，或有一些相关的疾病（吸收障碍，X-相关性低磷血症）。

临床诊断

临床诊断主要依靠完整的病史采集和详细的查体，特别是检查有无四肢内翻畸形、韧带松弛和胸椎后凸（猫背）畸形。

辅助检查

X线检查可显示上述畸形，以及干骺端增宽或变钝、骨质疏松区和肋软骨增大（佝偻病串珠）。血清学检查应包括钙、磷酸盐、碱性磷酸酶、甲状旁腺激素和维生素D的水平。

治疗

补充磷酸盐和维生素D，以及改善其他营养不良状况。

成骨不全（OI）

背景

成骨不全是一种I型胶原蛋白形成障碍引起的遗传性疾病，最终导致骨脆性增加和骨折，在活产儿中的发病率约为1∶20000。

临床表现

临床特征包括骨脆性增强（通常表现为非典型骨折）、脊柱侧凸、牙齿缺损、听力问题、巩膜蓝染和韧带松弛。

亚型

1979年，Sillence根据不同的表型将成骨不全分为四种类型。随着后续研究和深入的组织学检查，出现了更多的亚型。

遗传学

成骨不全最常见的是常染色体显性遗传（80%~85%），这意味着患者有50%的可能生下一个患有OI的儿童。少数患者是隐性遗传的，或者是镶嵌现象的结果。

治疗

目前尚没有治愈OI的方法，治疗的目的是防止骨折和畸形。双膦酸盐可有效降低骨折发生率。支撑长骨可能有助于防止畸形。严重畸形患者可能需要使用髓内棒进行矫正性截骨，严重的脊柱侧凸则需要手术矫正。

骨发育不良

软骨发育不全

背景

发育不良是不正常的生长发育。骨发育不良会导致骨长度达不到正常范围（即侏儒症）。侏儒症可以是成比例的（躯干和四肢对称性缩小）或不成比例的（短躯干或短肢体）。其发病机制是生长板增殖区被破坏，生长板发育紊乱，造成四肢骨形成不均衡，最终导致肢体缩短。

遗传学

软骨发育不全是一种由于成纤维细胞生长因子受体 3（FGFR3）基因突变而导致的不成比例侏儒症，是常染色体显性遗传疾病。

临床表现

侏儒症的临床特征包括身材矮小（图 13-7）、前额宽大和钮扣鼻。三叉戟手（图 13-7）指中指和无名指之间明显的分离。软骨发育不全的患者还存在脊柱问题，包括胸腰段后凸、腰椎管过度狭窄症（可能导致周围神经系统受损）和过度脊柱前凸。

治疗

治疗主要是解决任何存在的脊柱问题，如椎管狭窄的减压和融合。胫骨内翻等畸形可以通过截骨术或半骨骺成形术矫正。

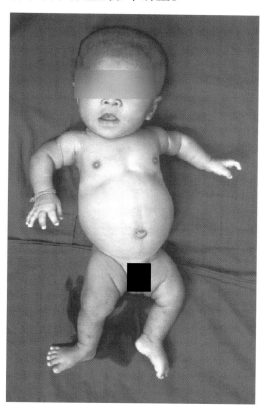
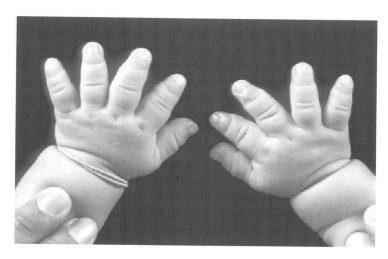

图13-7 软骨发育不全示意图

小儿髋关节疾病

髋关节发育不良（DDH）

背景

DDH 是指一种髋关节的发育异常或脱位，常继发于关节囊松弛及相关的机械因素。之前认为这是一种先天性髋关节发育不良（CHD），现在认为这种疾病也可在出生后发展。

危险因素

危险因素包括臀位生产、家族病史、女性、头胎和羊水过少。

查体

早期发现预后最好，因此早期筛查非常重要。对新生儿（6周内）进行巴罗和欧特兰尼检查。欧特兰尼检查是检查在外展和轻轻抬高时，受影响的髋关节是否会脱臼（图13-8）。

髋关节受到压缩时可感觉到的"咔哒"声，则为欧特兰尼征阳性。巴罗检查为推压内收状态的髋关节，若髋关节下陷或脱臼，则检测结果为阳性。根据这些发现，髋关节的情况可评定为：脱位（Ortolani+）、脱位（Barlow++）或半脱位（Barlow+）。超过6周的新生儿，髋关节变得僵硬，这些检查无法进行。其他检查包括：限制性外展髋关节，与对侧相比较（在双侧脱位时无效）；Galeazzi征（股骨明显缩短）；臀皱襞不对称。

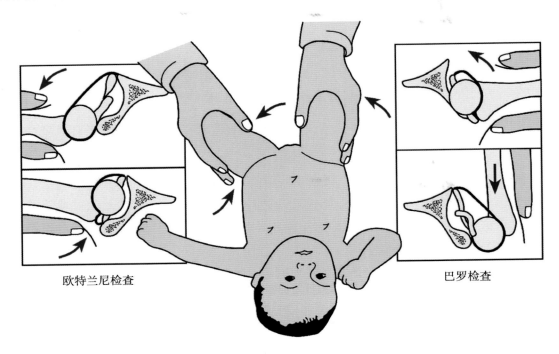

图13-8　DDH的巴罗和欧特兰尼检查示意图

影像学检查

超声检查是理想的检查手段，因为股骨头在婴儿前6个月不会骨化，X线检查很难发现。

治疗

治疗方法的选择以就诊年龄为基础。

·<6个月：使用Pavlik吊带［图13-9（a）］，用于将髋关节保持在低位，使用时应确定髋关节是否复位。

·6~18个月：患儿适合在手术室进行闭合复位。术中进行关节造影，行内收肌肌腱切开术有助于维持复位。使用髋关节"人字"石膏固定［图13-9（b）］，术后进行CT检查以确认复位。

·18~36个月：闭合复位的成功率较低。因此，首选开放复位。3年后，采用矫正截骨术重塑髋关节。

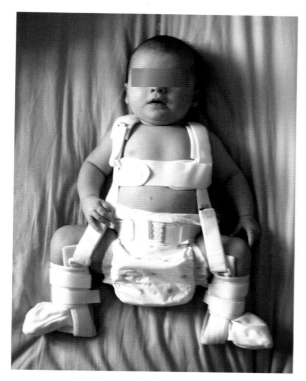

图13-9 （a）Pavlik吊带

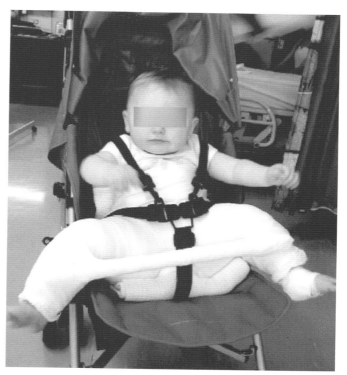

图13-9 （b）髋关节"人字"石膏

Perthes病

Legg–Calvé·Perthes 病（图 13-10），通常被称为 Perthes 病，定义为股骨近端骨骺（即股骨头）的非炎症性无菌性缺血性骨坏死。

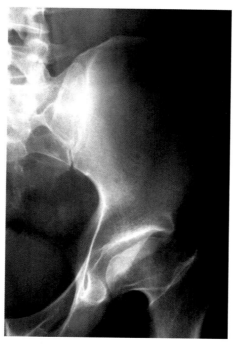

图13-10 Perthes病X线片

流行病学

Perthes 病的发病率为 1:1200，10% 的人会出现双侧髋关节受累。男孩发病率是女孩的 4~5 倍，好发于 4~8 岁的儿童。

临床表现和查体

患儿常表现为无痛跛行，可能会主诉大腿前部或腹股沟区疼痛，有时可能会出现牵涉性膝关节疼痛。查体可发现髋关节活动受限，尤其是内旋和外展，以及步态改变。

影像学检查

早期的影像显示股骨头内有一个较小的骨化核，密度更大，可为扁平状，也可有分节段的碎块。

治疗

患者的预后与是否能保持股骨头球形度有关。治疗方法主要是保守治疗，但严重者可考虑采用矫正截骨术。

股骨头骨骺滑脱（SCFE）

SCFE（图 13-11）被定义为"是由软骨周围环的薄弱，股骨干骺端近端穿过生长板的肥大区滑脱引起的病变"。

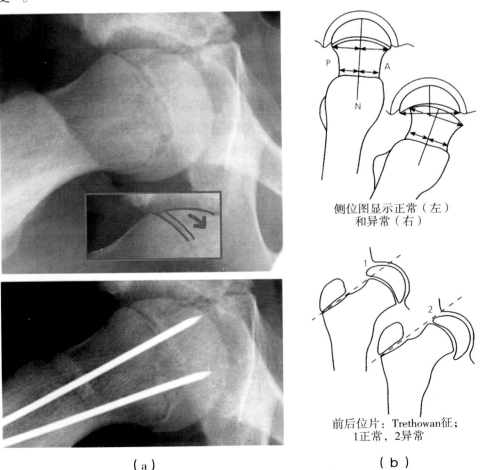

侧位图显示正常（左）和异常（右）

前后位片：Trethowan征；1正常，2异常

（a）　　　　（b）

图13-11　滑脱的股骨头骨骺片测量方法

流行病学

SCFE 的发病率为十万分之一，早期诊断至关重要。好发于超重的青少年男性，其中 25% 的病例是双侧的。诊断时要排除相关的内分泌紊乱（如甲状腺功能减退症、生长激素缺乏症等）。

临床表现和查体

SCFE 通常表现为跛行、髋部或大腿疼痛，有时同侧的膝关节疼痛可能是唯一的症状。因此，任何出现膝关节疼痛的儿童都应该接受髋关节检查。当患儿髋关节屈曲时，内旋减少并表现出明显的外旋。

影像学检查

X 线检查能证实诊断，可选择侧位成像，在不稳定的关节滑脱患者中，应避免采用蛙式侧位片，以避免进一步损伤。

分型

SCFE 的预后与负重能力有关，可根据几种分型来确定髋关节的稳定性（表 13-6）。

表13-6　SCFE分型

分型依据	描述
稳定性	稳定VS不稳定（拄着拐杖也不能走路）
影像学	一级：滑脱＜1/3 二级：滑脱1/3~1/2 三级：滑脱＞1/2
发病时间	急性VS慢性VS急性转慢性

治疗

治疗上主要是使用钉子原位内固定，不推荐使用侵入性的矫正方法。病程后期可能需要进行矫正手术。尽管存在争议，但在手术时应考虑对侧髋关节的预防性固定，因为相当多的病例是双侧的。

暂时性滑膜炎

暂时性滑膜炎是导致儿童髋关节疼痛的常见原因。诊断采用排除法，必须确保除外化脓性关节炎和骨髓炎，若仍不能确诊，应考虑进一步检查，如超声 +/-MRI。其临床表现为止痛步态、跛行、活动范围缩小和肌肉收缩。

Kocher总结了四个化脓性关节炎和暂时性滑膜炎的区分标准。

1. 白细胞增多，WBC>12×10^9/L；

2. 发热，体温 >38.5℃；

3. 血沉（ESR）>40mm/h；

4. 患肢不负重。

若以上标准都不符合，只有 0.2% 的可能性为化脓性关节炎。如果满足所有四个标准，则化脓性关节炎的可能性为 99.6%。化脓性关节炎（第十九章）是外科急症，如果不处理会导致软骨破坏。处理方法包括积极治疗、紧急探查及冲洗关节。暂时性滑膜炎的治疗主要为使用非甾体抗炎药、休息和观察。症状一般在 48~72 小时缓解。

小儿膝关节疾病

膝内翻/膝外翻

膝内翻是膝关节的一种畸形，胫骨与股骨的中线相比，向内侧旋转成角。在 2 岁以下儿童可为生理性的。异常内翻与 Blount 病有关（胫骨生长障碍，类似弓形腿）、OI、骨软骨瘤或外伤。治疗根据年龄而定，从早期的支撑到后期的矫正性截骨术。膝外翻也被称为 X 型腿。同样，在 2~6 岁可能是生理性的。其病理原因包括感染、软骨瘤或外伤，通常需要手术矫正。

Osgood - Schlatter 病

Osgood - Schlatter 病是一种胫骨结节处的牵引性骨骺炎，常见于成长中的儿童。它具有典型的 X 线片表现（图 13-12）。患者会出现疼痛和肿胀，胫骨结节处局限性压痛。该病通常有自限性，治疗包括运动后休息、局部冰敷和使用非甾体抗炎药。

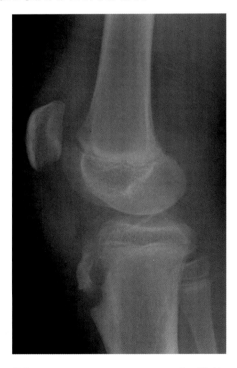

图13-12　Osgood - Schlatter病X线片

小儿膝关节损伤

该病可以是先天性的，也可以为后天获得性的。

先天性

最常见的儿童先天性疾病是盘状外侧半月板，外侧半月板可能形状异常或连接异常，导致感觉迟钝、伸展不足或侧位疼痛，也可能伴有半月板撕裂。无症状的盘状外侧半月板可保守治疗。但盘状外侧半月板锁定或撕裂时，需关节镜下重塑，采取切除还是修复的方法取决于撕裂类型。

儿童获得性膝关节损伤包括以下内容

1.骨性损伤（例如剥脱性骨软骨炎，OCD）。OCD机制未明，但通常认为与反复高强度活动有关，常见于运动量大的年轻患者，有时也可以有直接外伤史。大多数OCD可通过运动调整和理疗来缓解。根据症状严重程度，应避免剧烈活动6~12个月。一些患者的MRI可显示不稳定状态，如果出现相应的症状，则需固定病变部位或手术移除已经剥脱的部分病变组织。

2.半月板损伤。若半月板损伤6周以上并有症状，则需要治疗。如果条件允许，应行关节镜下修复。若半月板发生桶柄状撕裂，理想的处理办法是将其缩小并修复。若损伤特别严重，则需移除半月板，可能导致早期的退行性病变。

3.十字韧带损伤。最常见的是前交叉韧带断裂，在胫骨中段或胫骨骨嵌段（胫骨嵴骨折）撕裂。小儿前交叉韧带的胫骨中段损伤，最好的治疗方法是尽早重建韧带，但重建方法尚有争议，包括减少对生长板的损伤和外膜的重建。

4.髌股关节脱位/不稳。造成髌股关节脱位的原因有很多，包括骨骼解剖异常（如股骨滑车浅），髌骨排列异常，髌股内侧韧带损伤或过度松弛。第一次髌骨脱位应辅以支撑和理疗。反复脱位需要检查可能的诱因。如果保守治疗失败，可行手术治疗，包括髌股内侧韧带重建和股骨滑车重建（若为股骨滑车发育不良）。

小儿胫骨嵴骨折

小儿胫骨嵴骨折可以是移位的，也可以是非移位的。非移位的骨折可保守治疗，先在石膏中固定一段时间，然后使用支撑架以抵抗屈曲。

小儿足踝疾病

先天性马蹄内翻足

马蹄内翻足（图13-13）是一种先天性后足和中足畸形。具体来说，是前足内收和旋后合并后足内翻和马蹄足。该症状相对常见，活产儿中的发病率为1∶1000，男性与女性的发病比例为3∶1。

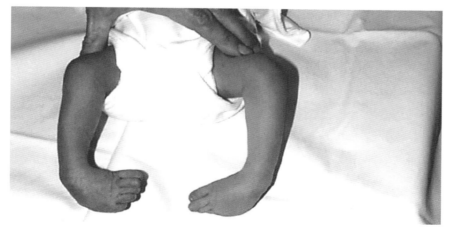

图13-13 马蹄内翻足

该病多为特发性，也有一定的遗传因素。过去多采用外科手术治疗，延长和释放肌腱以改变足部的生物力学。Ponseti 畸形矫正技术的广泛应用彻底改变了该病的处理方式，现在手术只针对难治性病例。Ponseti 法是一种连续铸造技术，使得三维畸形以顺序的方式进行矫正，可采用 CAVE 记忆法帮助记忆（表 13-7）。

表13-7 马蹄内翻畸形CAVE记忆法

助记符号	描述	部位	挛缩肌肉
C	Cavus弓形足	中足	腓骨长肌和趾长屈肌
A	Adductus内收	前足	胫骨后肌
V	Varus内翻	后足	跟腱和胫骨后肌
E	Equinus马蹄足	—	跟腱

跖内收

这种情况是真正的前足内翻畸形，由跗跖关节内收引起。活产儿中的发病率为 1:1000。在新生儿中进行筛查很重要，因为有 10%~15% 的病例与 DDH 有关。临床评估的重点是畸形是否可以矫正。大多数患者（85%）在没有干预的情况下可以自愈。若需修复固定畸形，则要进行连续塑造。手术只限于难治病例。

延伸阅读

［1］Brown, J.H., DeLuca, S.A. (1992). Growth plate injuries: Salter - Harris classification. American Family Physician October 46 (4): 1180－1184.

［2］Forlino, A., Marini, J.C. (2015). Osteogenesis imperfecta. Lancet. November 2. pii: S0140 - 6736(15)00728 - X.

［3］Kerr, Graham, H., Selber, P. (2003, March). Musculoskeletal aspects of cerebral palsy. Journal of Bone and Joint Surgery (Br.) 85 (2): 157－166.

［4］Kocher, M.S., Zurakowski, D., Kasser, J.R. (1999). Differentiating between septic arthritis and transient synovitis of the hip in children: an evidencebased clinical prediction algorithm. J Bone Joint Surg Am. 81 (12): 1662－70.

［5］Landin, L.A. (1997, April). Epidemiology of children's fractures. Journal of Pediatric Orthopedics, part B 6 (2): 79－83.

［6］Morris, C. (2009). Current and future uses of the Gross Motor Function Classification System: the need to take account of other factors to explain functional outcomes. Developmental Medicine & Child Neurology 51 (12): 1003.

［7］Salter, R., Harris, W. (1963). Injuries involving the epiphyseal plate. Journal of Bone and Joint Surgery (Am.) 45: 587－622.

[8] Sillence, D.O., Senn, A., Danks, D.M. (1979). Genetic heterogeneity in osteogenesis imperfecta. Journal of Medical Genetics 16 (2): 101 – 116.

[9] Wall, E.J., May, M.M. (2012, June). Growth plate fractures of the distal femur. Journal of Pediatric Orthopaedics 32 Suppl 1: S40 – 46.

见此图标
微信扫码

扫码领取
《ABC骨科与创伤》
学习资源

第十四章 骨科急诊

14.1 急诊手术：髋关节脱位

Simond Jagernauth and Joshua KL Lee

The Royal London Hospital, Barts Health NHS Trust, London, UK

概述

· 原发性创伤性髋关节脱位是一种罕见的骨科急症，往往由高能量损伤造成（如仪表板损伤）。

· 接受全髋关节置换术后也可能因低能量损伤而造成髋关节脱位，例如某些运动或摔倒。

· 大多数髋关节脱位是后脱位，可能导致坐骨神经功能障碍。

· 髋关节脱位应在 6 小时内复位，以降低神经血管损伤、缺血性坏死和复发的风险，同时增加闭合复位成功的可能性。

简介

髋关节脱位是指股骨头从髋臼脱出，临床很少见，是一种骨科急症。因其骨解剖结构及周围软组织的固定，髋关节是很牢固的，所以，只有高能量损伤能导致其脱位。

损伤机制

髋关节后脱位最常见，占髋关节脱位的 90%。仪表板损伤是一种典型的损伤机制：伤者坐位，髋关节屈曲，当膝盖撞击仪表板时，轴向负荷通过股骨传递，迫使股骨头向后脱离髋臼。从高处坠落或工业事故也可以导致髋关节脱位。

查体

髋关节脱位非常痛，患者常无法承受自身重量。髋关节多为轻微屈曲、内收和内旋位（图 14-1-1）。

需对下肢进行彻底的神经血管检查，因为在 10%~20% 的病例中都存在坐骨神经损伤。

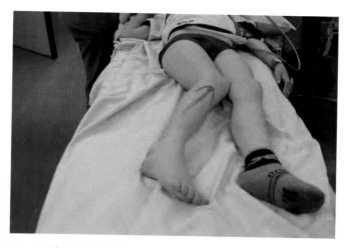

图14-1-1　下肢髋关节后脱位的典型体征：下肢轻微屈曲、内收和内旋

影像学检查

　　X 线检查（图 14-1-2 和 14-1-3）可以很容易地识别脱位和任何相关骨折。CT 扫描通常作为创伤治疗方案的一部分，可以更准确地确定骨折。

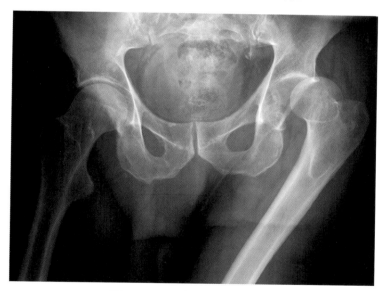

图14-1-2　左侧髋关节脱位

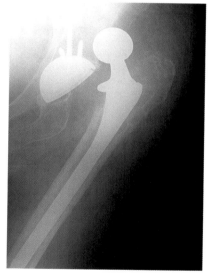

图14-1-3　左侧髋关节假体脱位

治疗

　　由于造成髋关节脱位所需的能量很高，所以应作为严重创伤进行治疗，并按照高级创伤生命支持系统（ATLS）进行初步处理。95% 的髋关节脱位合并损伤。理想情况下，髋关节应在 6 小时内复位，因为股骨头脱离髋臼的时间越长，发生缺血性坏死和坐骨神经损伤的风险就越高。在大多数情况下，髋关节可以闭合复位；至于是否应该在急诊室或手术室进行，尚存在一些争议。当患者镇静或麻醉仰卧后，屈膝以放松肌腱，髋关节屈曲至 90°，然后对股骨施加纵向牵引，将股骨头送回髋臼。如果股骨头没有回到髋臼，则需行手术复位。复位后应进行 CT 扫描，以检查髋关节是否有骨折和可能残留的骨碎片。若存在这些情况，可能需要进一步的手术治疗。

并发症

- 坐骨神经损伤：8%~20%；

- 缺血性坏死：5%~40%；

- 创伤后关节炎：20% 为简单脱位，如果有相关的髋臼骨折则增加很多；

- 复发性脱位：20%。

延伸阅读

[1] Mandell, J.C., Marshall, R.A., Weaver, M.J., et al. (2017, November－December). Traumatic hip dislocation: What the orthopedic surgeon wants to know. Radiographics 37 (7): 2181－2201.

[2] Massoud, E.I.E. (2018, March). Neglected traumatic hip dislocation: Influence of the increased intracapsular pressure. World Journal of Orthopedics 9 (3): 35－40.

[3] Moreta, J., Foruria, X., Sánchez, A., et al. (2017, November－December). Prognostic factors after a traumatic hip dislocation. A long－term retrospective study. Revista Espanola de Cirugia Ortopedia Y Traumatologia 61 (6): 367－374.

14.2　膝关节交锁脱位

Sohail Yousaf[1], Mubeen Nazar[2], and Chinmay M. Gupte[3,4]
1 Ashford and St. Peter's Hospitals, Surrey, UK
2 Epsom and St. Helier University Hospitals NHS trust, London, UK
3 MSk Lab, Charing Cross Hospital, Imperial College London, London, UK
4 Imperial College Healthcare NHS Trust, London, UK

概述

- 真正的膝关节交锁是指不能主动或被动地完全伸展膝关节。
- 诱因可以是机械性的（半月板、韧带、游离体）或非机械性的（极度疼痛、神经系统疾病、躁狂症）。
- 若为机械性损伤，应在 2 周内行关节镜治疗。
- 理想的影像学检查为 MRI 扫描。
- 膝关节脱位可为暂时性的，但如果不能早期正确诊断或治疗，可能会导致神经血管损害、骨 - 筋膜室综合征和慢性残疾。
- 膝关节脱位需要紧急复位，用支架固定或用外固定器支撑，并迅速重建。
- 如果怀疑膝关节脱位后有血管损伤，则需要切开复位和直接检查血管系统。

膝关节交锁

背景

膝关节是运动中最常受伤的关节。膝关节交锁是指患者不能主动或被动地完全伸展膝关节。交锁症状可能会在受伤后立即出现，但更常见的是，在最初的严重症状缓解后出现膝关节交锁。MRI 扫描对诊断非常敏感，多数情况需要关节镜检查。急性膝关节交锁常见于运动量大的患者，通常会导致其生活方式改变，患者常因疼痛和功能受限而暂停工作。

发病机制

膝关节交锁意味着关节内紊乱阻碍了膝关节完全伸展，导致膝关节处于屈曲状态，尝试完全伸展时会感到疼痛。大多数的损伤都与扭动和转身时的高应力有关，比如在踢足球、滑雪和打橄榄球时。原因可分为机械原因和非机械原因，如表 14-2-1 所示。

表14-2-1　膝关节交锁的机械性因素和非机械性因素

机械性			非机械性
软组织	游离体	软骨和骨碎片	由于软组织或骨损伤后疼痛 太严重而不能进行膝关节运动
半月板（桶柄样撕裂） 前交叉韧带撕裂	分离的骨赘 滑膜软骨瘤病	胫骨前棘骨折 髌骨脱位 剥脱性骨软骨炎（OCD）	神经系统疾病 躁狂症 极度疼痛

半月板损伤

半月板在控制膝关节复杂的滚动和滑动运动中起着重要作用。半月板损伤通常是由于膝盖相对弯曲时扭伤所致，如踢足球时。半月板可能与关节囊分离或撕裂。如果分离后的碎片仍保持前后连接，则称为桶柄样撕裂（图14-2-1），通常由于撕裂部分向关节中心移位而导致锁定，并可能卡在股骨和胫骨之间（图14-2-2）。内侧半月板比外侧半月板更容易受伤，因为内侧半月板附着在关节囊上，活动性较差。膝关节交锁可能在受伤几天后开始出现，患者可主诉膝关节松动。松动的原因可能是机械性阻滞、相关韧带损伤引起的不稳定，并且常常伴有疼痛和肿胀。

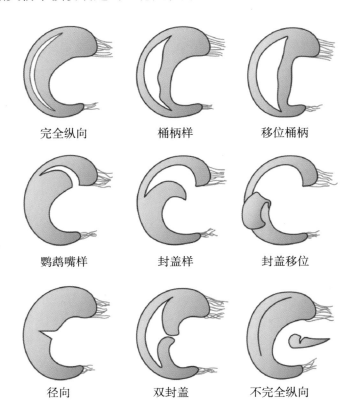

完全纵向　　桶柄样　　移位桶柄

鹦鹉嘴样　　封盖样　　封盖移位

径向　　双封盖　　不完全纵向

图14-2-1　桶柄样撕裂示意图

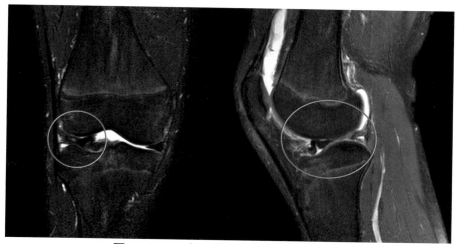

图14-2-2　半月板损伤导致膝关节交锁

临床表现

典型的损伤机制是运动中扭伤。患者可能会描述听到"砰"的一声，膝关节交锁的症状可能会立即出现，并且常常伴有关节一侧的剧烈疼痛。肿胀可能在几小时后或第二天出现。重要的是要确定患者是否能够在受伤后立即继续运动或负重。如果不能，则意味着存在更严重的损伤，可能是韧带或骨骼的损伤。

查体

膝关节可轻微屈曲，并可能有积液。触诊时关节线有压痛。膝关节活动范围受限且伸展受限，但仍可能完全屈曲。这些症状可以是间歇性的，在一些慢性病例中，患者可以通过扭转或弯曲膝盖来解开膝关节交锁。由于急性疼痛，不适合进行半月板激发试验，如McMurray试验（回旋挤压试验），Apley研磨试验和Thessaly试验。

急性半月板损伤的症状

· 疼痛 – 通常局限于内侧或外侧关节线；
· 肿胀；
· 锁定或卡住；
· 松动；
· 活动范围受限。

游离体

游离体在关节腔中自由活动，容易被卡在关节表面之间，导致间歇性关节交锁、运动受限、疼痛和关节内积液。60岁以上患者的游离体通常是由关节骨退行性病变产生的骨赘引起的。在儿童患者中，游离体可来自剥脱性骨软骨炎。滑膜骨软骨瘤病是一种罕见疾病，可产生大量关节内游离体。游离体可以通过关节镜取出。

软骨和骨碎片

急性损伤后的软骨或骨碎片也可以导致膝关节交锁。其中最常见的机制是急性髌骨脱位在脱位或重新定位期间导致软骨碎片撕脱。涉及胫骨嵴的骨折移位也可能导致膝关节伸展受阻。急性血红细胞增多通常提示骨损伤。

非机械性交锁

若患者活动膝关节时有剧烈疼痛，也可能出现关节交锁。髌股关节软骨磨损、退化或髌骨轨道不正引起的机械现象也可导致"假性交锁"。虽然是"假性"，但患者也会有膝关节交锁的感觉，尤其是在由久坐或下蹲姿势突然起身时。对于患者来说，很难确定他们的膝关节交锁是由于身体损伤引起，还是疼痛引起，此时需要详细地查体。

辅助检查

膝关节 X 线检查可以诊断骨折或游离体存在，但对软组织损伤的诊断价值不大。MRI 扫描是一种无创、可靠的检查方法，可以检测半月板损伤及导致膝关节交锁的相关韧带或骨软骨损伤。MRI 扫描用于软组织损伤的术前检查，如半月板病变，而 X 线片可用于关节置换术的术前检查。

治疗

保守治疗：包括镇痛、冰敷、压迫和夹板固定（图 14-2-3）。大多数患者仅需要物理治疗。在真正交锁的情况下，温和的被动运动很难克服机械阻塞。患者也可以进行数周夹板固定的保护性负重和股四头肌锻炼。

手术治疗：手术治疗的选择取决于病理状态，桶柄样半月板撕裂应尽可能修复或切除撕裂节段。保守治疗无效的膝关节交锁患者，应行关节镜检查和干预。关节镜下半月板缝合修复术适用于半月板外周撕裂且有足够的血供（红色区域）保证半月板愈合的年轻患者（表 14-2-2）。膝关节交锁的并发症包括撕裂无法愈合、膝关节僵硬和关节面潜在损伤。半月板周边其他区域（白-白）的撕裂可以通过半月板切除术（部分或次-全半月板切除术）来治疗，由于无血供，易发生愈合不良或不愈合。ACL 损伤者，可以清除残端，延迟 ACL 重建。剥脱性骨软骨炎可以修复或切除。

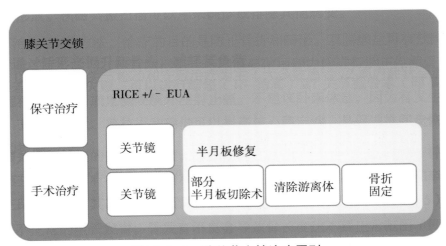

图 14-2-3　膝关节交锁治疗原则

表14-2-2　半月板血管分布

区域	部位	血管分布
红-红区	外1/3	有血供
红-白区	中1/3	儿童有血供，成人无血供
白-白区	内1/3	无血供

康复和随访

手术为日间手术，尽量缩短住院时间。接受半月板修复的患者通常需要4~6周的保护性负重，然后才能到门诊进行随访。半月板部分切除术的患者建议术后立即物理治疗和活动。

膝关节脱位

定义

膝关节脱位是指对胫股关节完整性的完全破坏，导致膝关节多韧带损伤（图14-2-4）。

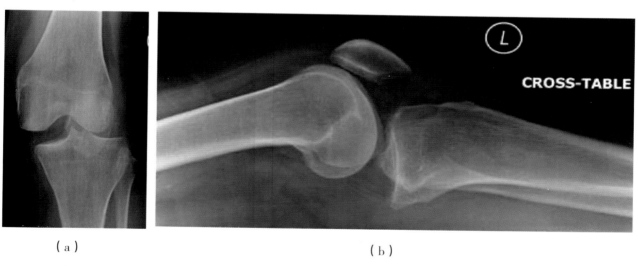

（a）　　　　　　　　　　　　　　（b）

图14-2-4　左膝关节脱位的X线片（a）正位和（b）侧位

流行病学分析

膝关节脱位相对少见，但可导致潜在的肢体损伤，与高能量损伤机制相关。仪表盘损伤和高处坠落伤的道路交通事故最常见，偶尔也与运动损伤（如滑雪或橄榄球）有关。大多数膝关节脱位（胫骨与股骨）是前后向的，但也可以是内侧或外侧（或合并）的。韧带损伤多种多样，取决于脱位的方向。包括ACL、PCL、PLC（后外侧角：例如LCL、腘窝、股二头肌、髂胫束和腓肠肌外侧头）、MCL、LCL或组合损伤。

临床检查

膝关节脱位初步评估应根据ATLS原则进行。由于血肿，畸形可能不明显，或脱位的迹象也很难发现，因为大多数脱位常能自愈。膝关节前部皮肤擦伤或腘窝内瘀伤可能提示有脱位发生。怀疑脱位时，需进行全面的神经血管检查。相关血管损伤和神经损伤（腓总神经）的发生率很高，可行CT血管造影。多韧带不稳通常伴随囊膜损伤而出现，并可能导致骨–筋膜室综合征（详见第14.6章）。

影像学检查

X线检查只能显示胫骨外侧平台的小角骨折（Segond 骨折）、胫骨嵴或腓骨的撕脱骨折。MRI扫描和CT/MR血管造影通常用于评估软组织损伤的程度（ACL、PCL、半月板、侧副韧带、软骨骨折和血管损伤）。

治疗

在评估膝关节稳定性之前，需要在全身麻醉下紧急复位。如果为稳定性脱位，可以手法复位或支撑。如果为不稳定脱位，首先使用外固定器临时稳定。若无脉搏，可切开复位和探查血管损伤（图14-2-5）。所有韧带均可在同一手术中重建或分期重建，视手术时长而定。

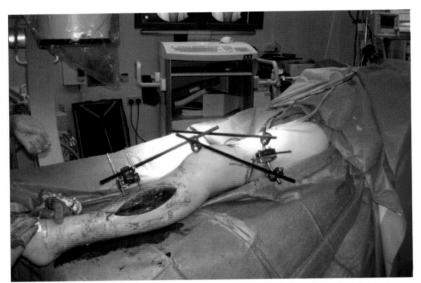

图14-2-5　筋膜切开术治疗筋膜室综合征及膝关节脱位外固定

致谢

感谢 ShaikhZayed Al Nahyan 医院（Lahore）的 Muhammad Ismail Khalid Yousaf 医生的帮助支持。

延伸阅读

［1］Holzer, L.A., Leithner, A., Holzer, G. (2013). Surgery versus physical therapy for meniscal tear and osteoarthritis. New England Journal of Medicine 369(7): 677.

［2］Macmull, S., Skinner, J.A., Bentley, G., et al. (2010). Treating articular cartilage injuries of the knee in young people. BMJ 340: c998.

［3］Maffulli, N., Longo, U.G., Campi, S., et al. (2010). Meniscal tears. Open Access Journal of Sports Medicine 1: 45–54. eCollection.

［4］Teh, J., Kambouroglou, G., Newton, J. (2012). Investigation of acute knee injury. BMJ 344: e3167.

14.3　急性肩关节脱位

Andrew Sankey and Peter Reilly

Chelsea and Westminster Hospital, London, UK

> **概述**
>
> - 创伤性肩关节脱位发生于高能量损伤的情况下，并可能与骨折相关，使复位复杂化。
> - 大多数脱位是前脱位，但后脱位很容易漏诊。
> - 肩关节脱位可能与 Bankart 或 Hill-Sachs 缺陷及腋神经功能障碍有关。
> - 有许多闭合复位术，最流行的是 Kocher 复位法。
> - 复发性脱位的风险与患者年龄成反比。

前脱位

前脱位多由于手臂外展时摔倒引起，在 X 线片上很容易识别（图 14-3-1），前下唇与肩胛盂分离（Bankart 病变），肱骨头的后部与前关节盂接合，形成嵌入性骨折（Hill-Sachs 缺损）。

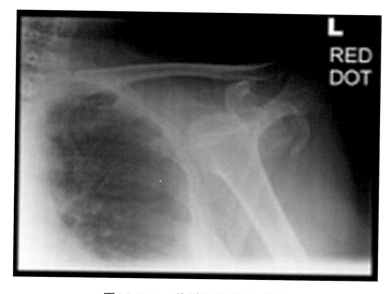

图14-3-1　前脱位伴骨折X线片

复位

如果存在相关骨折，应谨慎进行复位，以免骨折进一步移位（图 14-3-2）。前面提到有很多复位技术。例如，Kocher 复位法只有在给予足够的镇痛后才能进行。肘部屈曲，施加纵向牵引和反向牵引，在胸前内收，一旦关节复位，再进行内旋。术后进行 X 线检查以确认复位。

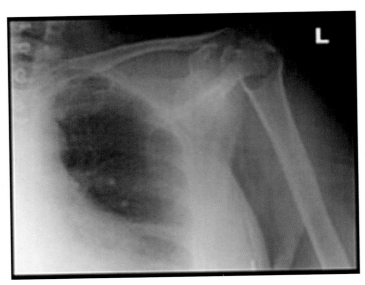

图14-3-2 前脱位伴骨折欲行复位X线片

后脱位

肩关节后脱位的发生率要低得多，且常被漏诊（漏诊率高达 60%），其发生常与电击和癫痫有关。患者会出现剧烈疼痛，并将手臂固定内旋。需行周密的 X 线检查，包括与关节盂垂直的 GHJ 视图和修正轴向视图。肩胛骨 Y 型脱位可能难以发现［图 14-3-3（a）］。当手臂处于内旋状态时，肱骨头在 AP 位或 GHJ 视图上呈"灯泡"征［（图 14-3-3（b）］。只有当患者继发骨折时，才可能发现漏诊的脱位［图 14-3-3（c）］。

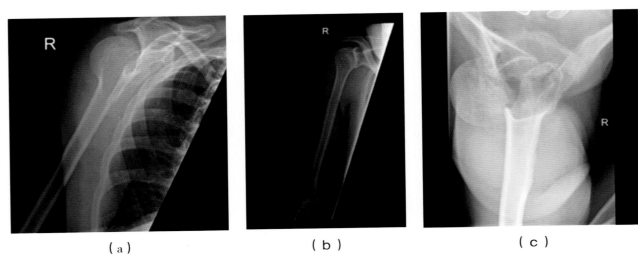

（a）　　　　　　　　　　（b）　　　　　　　　　　（c）

图14-3-3 显示（a）"Y"型后脱位、（b）灯泡征和（c）后路骨折脱位的轴向视图

与前脱位类似，后脱位存在后 Bankart 和反向 Hill - Sachs 缺损（图 14-3-4）。复位手法包括内旋使肱骨头部脱离，侧向牵引和反向牵引，并在肱骨头的后侧面施加前向力。一旦头部脱离，应进行外部旋转。

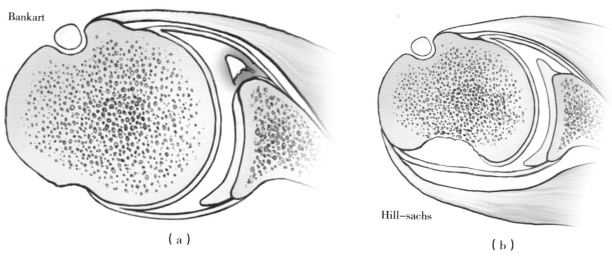

图14-3-4　（a）Bankart和（b）Hill - Sachs缺损

治疗

脱位的上肢可使用吊带休息数周，之后进行理疗以加强周围的肌肉组织。复发性脱位、肩关节不稳和慢性疼痛，以及 Bankart 和 Hill - Sachs 缺损的修复都需要外科手术干预。手术包括软组织修复、关节镜检查或切开复位、半关节置换术与全肩关节置换术。

延伸阅读

Brownson, P., Donaldson, O., Fox, M., et al. (2015). BESS/BOA Patient Care Pathways: Traumatic anterior shoulder instability. Shoulder & Elbow 7 (3): 214 - 226.

14.4 儿童肱骨远端髁上骨折

Alex Shearman[1], Bassel El - Osta[2], and Neel Mohan[2]

1 North West London rotation, London, UK

2 St. George's Hospital, London, UK

概述

- 5~7 岁儿童的常见伤害，通常是从中等高度坠落（蹦床、单杠等）引起的。
- 跌倒发生在肘关节过度伸展时，常导致关节外骨折，远端骨折块后移。
- 注意检查邻近神经血管结构的损伤，并记录。
- 及时准确的评估是预防慢性并发症的关键。

简介

髁上骨折是肱骨远端的关节外骨折，包括一系列损伤，从不移位的骨折（只需要石膏固定）到严重移位的骨折（需要紧急探查和稳定）。准确及时地评估这些损伤对于确保良好的预后至关重要（图 14-4-1）。

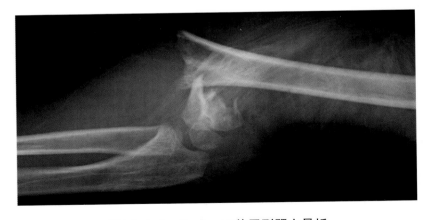

图14-4-1　Gartland 3伸展型髁上骨折

相关解剖

肘关节是一个复杂的铰链关节，由肱尺关节、桡骨小头关节和近端桡尺关节组成（图 14-4-2）。

肱动脉位于肱骨远端的前内侧。正中神经起源于臂丛神经的内侧和外侧索，在经过旋前圆肌的两个头部之间前，与肱动脉伴行，并发出骨间前神经（AIN）。这些结构在髁上骨折的前端成角（伸展型）骨折中存在损伤风险。桡神经从肱骨远端外侧向外侧上髁前方走行。尺神经起源于内侧索并走行于内侧，经过肘关节内侧上髁下方，在考虑手术固定时要注意尺神经的位置。

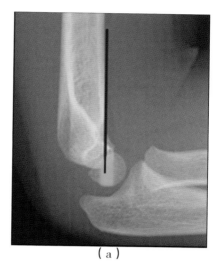
（a）

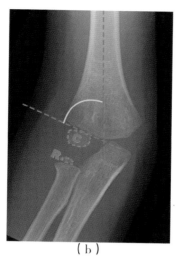
（b）

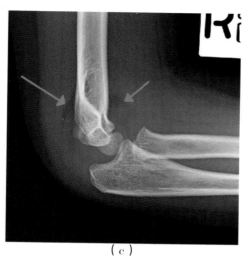
（c）

图14-4-2　（a）肱骨前线（b）Baumann角（c）前后脂肪垫

临床评估

病史

髁上骨折最常见于5~7岁的儿童，男孩更好发。典型的表现为伸直手臂跌倒后，患儿出现疼痛、肿胀和畸形。

查体

使用系统方法检查患者（如 ATLS® 原则），明确是否为独立的损伤，尤其是在涉及高能量损伤或病史不清的情况下。

接下来进行上肢检查，对于疼痛的患儿来说往往很难进行。可能会有严重肿胀，因此对肘部进行有意义的检查非常困难。

优先检查并记录以下内容：

·损伤远端肢体的神经血管情况。检查桡骨和尺骨的脉搏。观察手部是否苍白，并通过测量手指中的毛细血管再灌注时间来评估灌注情况。如果有任何疑问，可使用饱和度探头进行检测。神经系统检查方法比较简单，即让患者做"OK"的手势（检测骨间前神经/正中神经）；"竖大拇指"手势（检测骨间后神经/桡神经）；手指伸开交叉做"幸运"手势（检测尺神经）。感觉神经系统检查包括检测手部自主区域的轻微触觉。AIN 没有感觉神经分支。

·检测肌肉隔室。以排除骨–筋膜室综合征。若前臂明显肿胀和紧张应引起重视。应评估手指的被动屈曲和伸展是否有不成比例的疼痛。

·检查肘部周围的软组织。检查软组织是否有开放性损伤，记录肿胀和瘀伤的部位和面积大小。

特别要检查肘前窝是否有皱褶的迹象，提示可能有骨折部位的软组织受累，也可能预示着骨折复位困难。

影像学检查

通常只需要进行 X 线检查，获取前后位和侧位片，以发现损伤并进行分类（图 14-4-1）。

髁上骨折可分为屈曲型（5%）和伸展型（95%）。目前常用 Gartland 分类法（表 14-4-1）对这些损伤进行分类，且相对简单。

表14-4-1　髁上骨折改良Gartland分类法

类型	描述
1	无移位
2（a）	在前后位图上可见伸展/屈曲成角，骨膜铰链完整，无旋转移位
2（b）	在前后位视图上可见伸展/屈曲成角，骨膜铰链完整，并伴有正位旋转移位
3	骨折处断裂，断裂端完全分离

辅助诊断较少移位骨折的影像学指标包括：

1. 在侧视图上，肱骨前线是肱骨骨干远端前皮质在侧位面上绘制的一条线。正常情况下会与肱骨小头相交［图 14-4-2（a）］。
2. Baumann 角在肱骨轴和肱骨小头生长板之间。正常情况下为 60°~80°［图 14-4-2（b）］。
3. 侧位片上出现后脂肪垫和增厚的前脂肪垫（甲化）征有助于未移位骨折的诊断。前脂肪垫通常正常［图 14-4-2（c）］。

治疗

无移位（1 型）和无旋转成角骨折（2a 型）常可以通过固定肘关节以上部位来成功治疗。在肘部弯曲 90° 的情况下使用石膏背衬板固定。检查并记录神经血管状况，在去除石膏板后应再行 X 线检查。

旋转成角骨折（2b 型）和断端分离骨折（3 型）通常需要手术和开放式或经皮固定。这些骨折需紧急处理，因为随着肿胀的加重，会增加复位的难度。

髁上骨折的两条黄金法则：

1. 若手无脉搏，皮肤苍白，并伴有髁上骨折，应立即手术。
2. 骨－筋膜室综合征应立即手术。

在少数病例中，手部有明显的灌注，但感觉不到脉搏——粉红色、无脉搏的手。这些患者应立即手术。如果怀疑肢体有灌注障碍（如疼痛加剧，出现神经功能障碍），则应立即进行手术。使用连续脉搏血氧仪可以帮助监测灌注减少。

若怀疑血管受累，血管外科医生必须尽早介入。虽然肱动脉常被骨折/软组织压迫或栓系，血流可通过闭合的方法恢复，有些病例需要探查前肘窝。一些病例需行血管修复。

闭合复位技术

闭合复位应在手术室进行，患者需麻醉并进行实时透视。

按步骤纠正畸形：

1. 在适当的反向牵引（直接牵引或使用床单）的情况下，轻轻施加直线牵引力，以恢复长度。
2. 在持续施加牵引力的情况下，纠正外翻/内翻和旋转，以恢复前后对齐。
3. 在鹰嘴突后部用拇指施压，以使肘部弯曲。
4. 前臂内旋使复位锁定。

复位有时会被软组织间隔阻断，在这种情况下，需要开放骨折部位，去除阻碍。复位成功后，需要稳定骨骼，可行开放或经皮钢丝固定。可以采用K线交叉穿过断裂部位的每个上髁（图14-4-3）或发散的钢丝从外侧上髁穿过断裂部位。当从内侧穿过钢丝时，存在尺神经损伤的风险，因此在穿过钢丝之前，最好在内侧做一个小切口来识别神经。

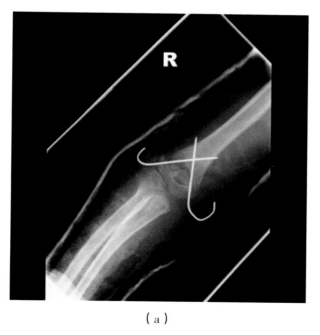

（a）

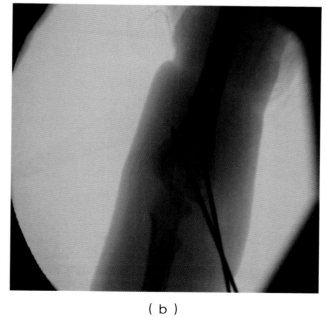

（b）

图14-4-3 不同布线技术示例：（a）交叉和（b）发散K线

若为骨－筋膜室综合征，应行筋膜切开术。然后将患者肘部以上置于石膏内固定，术后定期进行神经血管检查。

延伸阅读

［1］British Orthopaedic Association. (2015). British Orthopaedic Association Standards for Trauma (BOAST 11): Supracondylar fractures of the humerus in children. www.boa.ac.uk/wp - content/uploads/2015/01/BOAST - 11.pdf.

［2］Carson, S., Woolridge, D.P., Colletti, J., et al. (2006). Pediatric upper extremity injuries. Pediatric Clinics of North America 53 (1): 41 – 67.

［3］Gartland, J.J. (1959). Management of supracondylar fractures of the humerus in children. Surgery, Gynecology, and Obstetrics 109: 145 – 154.

［4］Roberts, S.B., Middleton, P., Rangan, A. (2012). Interventions for treating supracondylar fractures of the humerus in children. Cochrane Database of Systematic Reviews 10: CD010131.

［5］Wilkins, K.E. (1984). Fractures and dislocations of the elbow region. In Rockwood, C.A., Wilkins, K.E., King, R.E., eds. Fractures in Children, 3rd ed. JB Lippincott Co. 363 – 575.

［6］Williamson, D.M., Coates, C.J., Miller, R.K., et al. (1992). Normal characteristics of the Baumann (humerocapitellar) angle: an aid in assessment of supracondylar fractures. Journal of Pediatric Orthopedics 12 (5): 636 – 639.

14.5 化脓性关节炎

James Donaldson and Jonathan Miles

Royal National Orthopaedic Hospital, Stanmore, UK

简介

化脓性关节炎是一种滑膜炎症，脓性渗出物进入关节囊内，由关节间隙内的细菌感染引起，易受影响的关节如图 14-5-1 所示。抗生素的应用使该病死亡率几乎为零，但如果在 24~48 小时内未及时治疗，可能会导致永久性关节损伤。英国每年约有 2 万例病例，其中金黄色葡萄球菌是最常见的致病菌（约 70%）。

病理学

感染源包括：

· 通过穿透性伤口、手术或抽吸直接感染；

· 邻近感染或脓肿传播；

· 远端病灶的血源性播散。

诱发因素包括类风湿性关节炎、免疫功能减退、高龄、慢性消耗性疾病和静脉药物滥用。

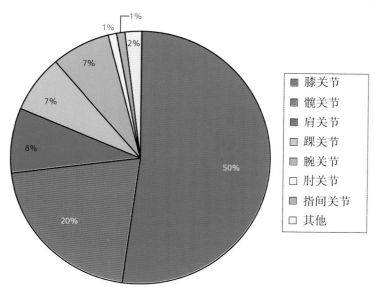

图14-5-1　易受影响的关节

病理学机制

正常关节有保护性成分，具有一定的吞噬和杀菌活性作用。但是，滑膜关节是高度血管性的，没有基底膜作为抵御微生物的屏障。此外，先前受到过损伤的关节可能会出现新生血管，黏附因子增加，使其更容易被感染。病原体穿过滑膜，开始急性炎症级联反应。当关节中出现脓液时，其中的破坏性酶开始侵蚀关节软骨。在早期阶段，损伤是可逆的。在其后的24~48小时内，滑膜明显增生，单核细胞浸润，肉芽组织发育，可能导致永久性损伤。

微生物学

导致化脓性关节炎的常见病原体如图14-5-2所示。

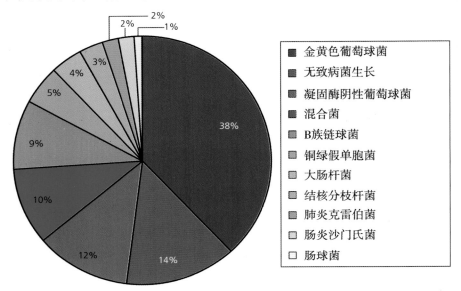

图例：
- 金黄色葡萄球菌
- 无致病菌生长
- 凝固酶阴性葡萄球菌
- 混合菌
- B族链球菌
- 铜绿假单胞菌
- 大肠杆菌
- 结核分枝杆菌
- 肺炎克雷伯菌
- 肠炎沙门氏菌
- 肠球菌

图14-5-2　导致化脓性关节炎的常见病原体

临床表现

典型的表现是关节发热和肿胀，并伴有全身感染的迹象。患者的年龄不同，可有不同的临床表现。新生儿化脓性关节炎的重点是败血症，而不是关节疼痛；儿童和成人的典型特征通常包括：
·剧烈疼痛，任何程度的运动都会使疼痛加重；
·发热、不适和全身败血症体征；
·关节红肿、发热，并伴有积液。

Kocher诊断标准适用于关节疼痛的儿童。在免疫功能低下的患者中，由于可能很少有全身症状和体征，所以需要高度警惕。

儿童髋关节疼痛的Kocher诊断标准

·血沉升高，>40mm/h；
·白细胞计数增高 >12 × 10^9/L；
·不能负重；
·发热（>38.5℃）；

满足 4 项指标，诊断化脓性关节炎的敏感性为 99%；3 项敏感度为 93%；2 项敏感度为 40%，1 项敏感度为 3%。最近的研究发现 CRP 也可作为诊断指标。

辅助检查

· 白细胞计数升高，CRP 和 ESR 升高。

· 血液培养可能呈阳性。

· X 线检查有助于排除其他原因。

· 超声可用于辅助诊断，且可以在超声指导下进行关节液抽吸，特别是对于如髋关节等较深的关节。

· 滑液检查是金标准：白细胞计数通常大于 5×10^7/L，通常提示感染。

鉴别诊断

· 急性骨髓炎。这两种疾病可在幼儿中共存，治疗方法相同。

· 外伤：滑膜炎或关节血肿。

· 关节易激惹征（发生于全身健康的儿童）。

· 晶体性单关节病。

· 血友病性出血。

治疗

从关节腔内吸出积液后，可立即开始治疗。治疗原则与急性骨髓炎相似。

· 支持治疗。包括静脉输液、镇痛和夹板固定。

· 在英国，外科引流和冲洗是标准治疗方法，常需手术切开。如果症状在 24~48 小时仍未缓解，则需要更进一步冲洗。

· 抗生素治疗。最初应使用静脉注射广谱抗生素，在对致病菌进行药敏试验后，选择适当的抗生素。一旦败血症症状消失，静脉注射抗生素可转为口服，然后持续 6 周。对于抗生素的使用时长存在争议，其长短取决于患者的反应。

预后

· 30% 的化脓性关节炎患者患病关节的活动度降低或感染后有慢性疼痛。

· 可能发生骨破坏和脱位（尤其是髋关节）。

· 软骨破坏可能导致关节强直或继发性骨关节炎。

· 儿童可出现生长障碍和畸形。

· 预后不良的因素包括：

　◦ 年龄 >60 岁；

　◦ 髋关节或肩关节感染；

　◦ 潜在类风湿性关节炎；

　◦ 抗生素治疗 7 天后，滑液培养结果为阳性；

　◦ 延误治疗。

延伸阅读

［1］ Bulstrode, C., Wilson‑MacDonald, J., Eastwood, D.M., et al. (eds.) (2011). Oxford Textbook of Trauma and Orthopaedics, 2nd ed. Oxford University Press.

［2］ Green, D.P. (2001). Rockwood and Green's Fractures in Adults. Lippincott Williams & Wilkins.

［3］ Osmon, D.R., Berbari, E.F., Berendt, A.R. et al. (2013) Diagnosis and management of prosthetic joint infection: Clinical practice guidelines by the Infectious Diseases Society of America. Clinical Infectious Diseases 56 (1): 1 – 10.

［4］ Solomon, L., Warwick, D., Nayagam, S. (2001). Apley's System of Orthopaedics and Fractures. Hodder Publishing.

14.6 骨－筋膜室综合征

Ahsan Sheeraz

Barts Health NHS Trust, London, UK

> **概述**
>
> · 骨－筋膜室综合征是一种骨科急症，可威胁肢体能否保住，主要是由挤压伤引起。
> · 通过临床症状可诊断，通过测量骨－筋膜室压力可排除诊断。
> · 急性病例的主要治疗方法是手术全骨－筋膜室切开。
> · 骨－筋膜室综合征可发生于长骨的闭合性或开放性骨折。
> · 骨－筋膜室综合征的治疗指南包含在英国骨科协会创伤标准（BOAST）指南4中。

简介

骨－筋膜室综合征是一种潜在的危及肢体的综合征，由骨筋膜室压力增加而引发。每个骨筋膜室由骨和筋膜连接组成，包含肌肉、神经和血管。骨－筋膜室综合征可以发生在任何骨－筋膜室，最常见于腿部。

定义

骨－筋膜室综合征的定义是骨筋膜室的压力升高，导致该部分肢体的血液供应受损。

病理生理学机制

如果不能及时诊断，骨筋膜室内的压力升高将导致肌肉缺血坏死和神经功能丧失，并产生恶性循环（图14-6-1），使压力继续增高。损伤（开放性或闭合性骨折、石膏套过紧、挤压伤、横纹肌溶解等）会引发炎症级联反应，导致肿胀，随后骨筋膜室压力增高，静脉回流减少，灌注压降低，动脉受压迫导致组织缺氧坏死，继而发生进一步的炎症和组织肿胀。

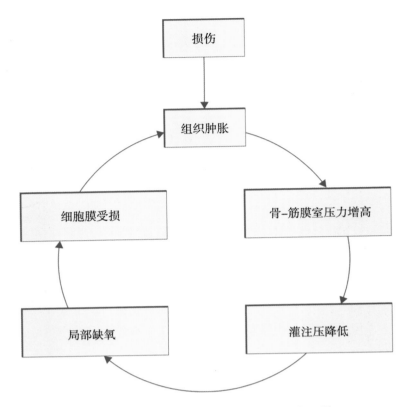

图14-6-1　骨-筋膜室综合征的病理生理学

诊断

　　骨－筋膜室综合征的诊断主要依靠临床症状，患者主诉被动运动时剧烈疼痛，对强镇痛（如吗啡）无效，肌肉紧张，感觉异常。晚期并发症包括患肢麻痹和苍白，伴远端脉搏丧失。如果不能做出临床诊断，例如患者处于无意识状态，可以使用床边装置（动脉导管和硬膜外导管）测量骨－筋膜室内的压力，以确诊。

> **可通过以下数值进行诊断：**
> ①骨－筋膜室内压（通常<10mmHg）超过30mmHg，或4小时内压差超过20mmHg。
> ②压差（delta）（即舒张压－室内压）测量能更准确地进行诊断，常低于30mmHg。
> ③阈值压力较低，手部阈值压力为15~20mmHg。

治疗

　　一旦确诊，患者需要立即送往手术室，行筋膜切开术减压（图5-13）。这一手术包括切开皮肤、脂肪和筋膜层，释放积血、积液，降低骨筋膜室内神经血管束的压力。英国骨科学会发布了骨－筋膜室综合征的治疗指南（BOAST 4）和筋膜切开术切口的位置（图14-6-2和图5-13）。

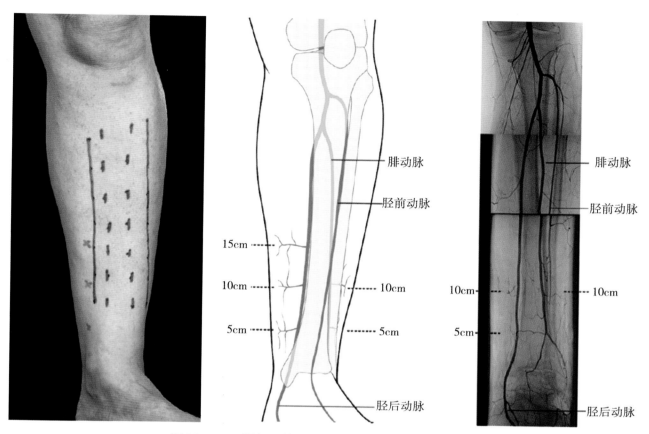

图14-6-2 腿部及其骨-筋膜室筋膜切开切口的位置

延伸阅读

［1］British Orthopaedic Association (2009). British Orthopaedic Association Standards for Trauma guideline 4. The management of severe open lower limb fractures. Available at www.boa.ac.uk/wp - content/uploads/2014/12/ BOAST - 4.pdf.

［2］von Keudell, A.G., Weaver, M.J., Appelton, P.T., et al. (2015). Diagnosis and treatment of acute extremity compartment syndrome. Lancet 386 (10000): 1299 - 1310.

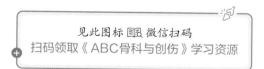

见此图标 微信扫码
扫码领取《ABC骨科与创伤》学习资源

14.7　马尾综合征

Syed Aftab and Robert Lee

Royal National Orthopaedic Hospital, Stanmore, UK

概述

· 马尾综合征包括一系列症状，如单 / 双侧腿痛、马鞍部麻痹、排尿 / 排便 / 勃起功能障碍和下肢无力。

· 在通过 MRI 扫描获取影像学证据之前，注意能确认临床诊断的"危险信号"。

· 马尾综合征的病因包括椎间盘后缩（最常见）、外伤、恶性肿瘤或感染。

· 手术减压的关键时机是在诊断 48 小时内，否则预后将恶化，导致瘫痪、排尿与排便失禁和性功能障碍。

· 出现危险信号的患者需要转诊到脊柱专科并进行 MRI 检查，骨科或神经外科医生随时待命。

背痛是初级保健医师和急诊科最常接触到的临床症状。从治疗花费及误工时间来衡量，背痛的社会经济负担巨大，因此需要高效的管理和治疗。此外，虽然大多数背痛可以通过简单的止痛药和理疗来治疗，但重要的是要确定哪些患者需要手术，或者哪些患者需要紧急手术来预防永久性功能损害。

背痛的评估从询问病史和查体开始。起病方式（急性、创伤性或渐进性）、症状持续时间和相关症状都很重要。还需评估疼痛是孤立于背部（机械性背痛）还是辐射到远端（坐骨神经痛）的。神经系统检查和直肠指诊也是必要的。

危险信号是在询问病史和查体中获得的，提示是否需要专家紧急评估脊髓或马尾神经损害的存在。马尾综合征发生在马尾神经结构受压时，髓核突出是最常见的原因，其他原因包括外伤、恶性肿瘤、转移性疾病或感染。这是一个外科急症，应该通过急诊 MRI 扫描来确诊（图 12-6）。如果不进行紧急减压手术，患者很有可能永久性大小便失禁，或导致下肢瘫痪，只能使用轮椅。如果手术在症状出现后 24 小时内进行，膀胱 / 肠道、运动和性功能的恢复是可能的，但是如果干预延迟超过 48 小时，预后会很差。

危险信号：

- 尿潴留；
- 大小便失禁；
- 马鞍部感觉异常或麻痹；
- 肛门括约肌无力；
- 运动无力（如足下垂）；
- 发热；
- 有恶性肿瘤史或不明原因的体重下降；

病史中有其他特征，如严重的顽固性疼痛、静脉注射药物、免疫抑制或类固醇使用，可能与此相关。

症状的持续时间和性质将决定是否需要紧急手术。对于出现任何危险信号的急性症状，需要紧急转诊到脊柱专科。症状持续数月或数年的，一般不太需要紧急治疗。

延伸阅读

［1］Ahn, U.M., Ahn, N.U., Buchowski, J.M., et al. (2000, June 15). Cauda equina syndrome secondary to lumbar disc herniation: a meta-analysis of surgical outcomes. Spine (Philadelphia, Pa, 1976). 25 (12): 1515 - 1522.

［2］Heyes, G., Jones, M., Verzin, E., et al. (2018, February). Influence of timing of surgery on Cauda equina syndrome: Outcomes at a national spinal centre. Journal of Orthopaedics 15 (1): 210 - 215.

［3］Hussain, M.M., Razak, A.A., Hassan, S.S., et al. (2018, April). Time to implement a national referral pathway for suspected cauda equina syndrome: review and outcome of 250 referrals. British Journal of Neurosurgery 2: 1 - 5.

［4］Srikandarajah, N., Wilby, M., Clark, S., et al. (2018 February). Outcomes reported after surgery for cauda equina syndrome: A systematic literature review. Spine (Philadelphia, Pa, 1976).

第十五章　骨科操作

Simon Mordecai[1] and Jacqueline Waterman[2]

1 North West London Rotation, London, UK

2 Hillingdon Hospital, London, UK

概述

- 所有骨科操作均应遵循安全渐进的原则。
- 关节腔内注射必须遵循无菌注射原则，以避免感染。
- 关节腔注射或抽吸前，需触诊并做好标记。
- 所有手术方式需认真规划。
- 注意周围的解剖结构及手术区域的神经和血管。

关节注射和抽吸

　　关节抽吸术是骨科常用的一种方法，为关节红、热、疼痛、肿胀提供了重要的诊断依据。也可以作为缓解渗出导致的张力性疼痛的方法。关节注射类固醇或局部麻醉剂，可用于缓解关节疼痛和消炎。对于有凝血功能障碍或正在进行抗凝治疗的患者应谨慎，要权衡出血的风险与注射或抽吸的潜在益处。关节注射/抽吸应避开蜂窝组织皮肤进行，因为有传播感染的风险。对于有关节假体的患者，操作应在无菌环境中进行，以尽量减少金属制品感染的风险。

关节注射和关节穿刺并发症：

- 感染；
- 出血；
- 疼痛；
- 注射进入血管；
- 脂肪萎缩，尤其是反复注射类固醇；
- 肌腱损伤，应避免直接注射到肌腱上；
- 肤色改变。

操作

关节注射/抽吸步骤如下，所有关节注射/抽吸的操作都应遵循系统化方法。

1. 患者位于高度合适的检查台上，相关关节充分暴露；

2. 确保关节处的皮肤完好无损，无活动性感染；

3. 触诊骨性标志物并确定正确的穿刺位置；

4. 用倍他定或洗必泰喷雾清洁皮肤；

5. 戴无菌手套，使用无菌非接触技术准备针头和注射器；

6. 将针头插入指定关节，注射（类固醇和局部麻醉剂）或抽吸，注射/抽吸前可使用局部麻醉剂麻醉皮肤；

7. 妥善处置锐器；

8. 用敷料覆盖进针部位；

9. 若抽出液体，记录液体的颜色及黏稠度，并送微生物实验室做进一步检查。

常见注射部位和标志物

肩峰下囊肿（图15-1）

适用于：

·肩袖肌腱病；

·肩袖撕裂；

·滑囊炎；

·冲击。

骨性标志：

1. 触诊肩峰后外侧缘。

2. 进针 1cm。

3. 将针头在肩峰下稍微向上伸入肩峰下滑囊。

4. 注射类固醇和局部麻醉剂，同时缓慢收回注射器。

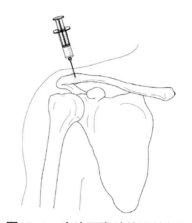

图15-1 肩峰下囊肿的进针部位

肩锁关节（图15-2）

适用于：

·肩锁关节炎。

骨性标志：

1. 从侧面触诊锁骨，直到在肩峰处感觉到轻微的凹陷。

2. 从上前方（几乎垂直）入路将类固醇和局部麻醉剂注入关节。

外侧上髁［图15-3（a）］

适用于：

·外上髁炎－网球肘。

骨性标志：

1. 肘弯曲90°，触及外侧上髁。

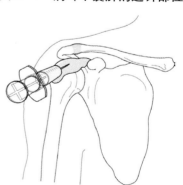

图15-2 肩锁关节注射部位

2. 垂直进针直到骨膜。

3. 将针头抽出 1~2mm，缓慢注射。

4. 目前最好的方法是 Pep 法。

5. 在外上髁上方多点注射。

6. 肘关节：对准由外上髁、桡骨头和鹰嘴组成的倒三角形之间的空间［图 15-3（b）］。

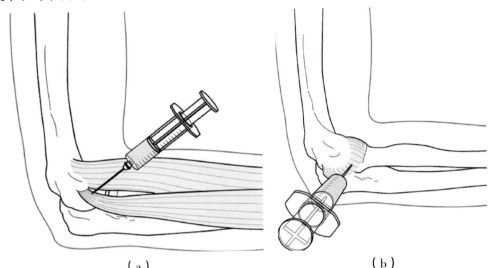

（a）   （b）

图15-3   肘关节注射部位：（a）外侧上髁和（b）肘关节

腕管（图15-4）

适用于：

·腕管综合征。

骨性标志：

1. 在手腕处于中立状态时，通过拇指和小指来识别掌长肌腱。

如果没有发现肌腱，则寻找手腕的中线。

2. 进针部位为腕横痕的近端，尺侧腕屈肌腱和掌长肌腱之间，或手腕中线。

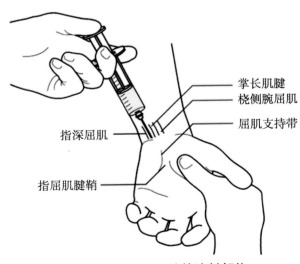

掌长肌腱
桡侧腕屈肌
屈肌支持带
指深屈肌
指屈肌腱鞘

图15-4   腕管注射部位

3. 针应与皮肤成 30° 角，并朝向无名指。

①将针头向前推进 1.5~2cm，在注射前先抽吸。

②注射局部麻醉剂，注射前确保没有阻力和注射疼痛。

③将针头留在原位，更换注射器注射类固醇。

手腕（图15-5）

适用于：

·化脓性关节炎。

骨性标志：

1. 触诊腕背侧 Lister 结节远端 1cm 处的软点，桡侧在桡侧腕短伸肌（ECRB）和拇长伸肌（EPL）肌腱之间，尺侧为指总伸肌（EDC）。

2. 将针从掌背至掌侧方向刺入，近端倾斜 10° 。

3. 当针头进入关节并吸出液体时，会感觉到有顺应性。

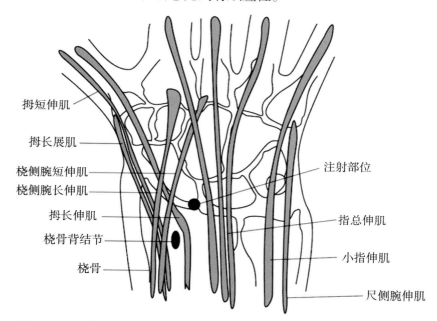

拇短伸肌

拇长展肌

桡侧腕短伸肌

桡侧腕长伸肌

拇长伸肌

桡骨背结节

桡骨

注射部位

指总伸肌

小指伸肌

尺侧腕伸肌

图15-5　腕背侧肌腱与腕关节的关系及腕关节注射或抽吸的适宜部位

膝关节（图15-6）

适用于：

·骨关节炎；

·化脓性关节炎；

·晶体关节病；

·诊断和治疗（无负荷）原因。

骨性标志：

1. 让患者坐在检查台边缘，膝盖弯曲 90° 。

2. 触诊髌腱，找出肌腱内侧或外侧的软点（首选外侧入路）。

3. 将针头向髁间切口的任何一个软点推进。常用剂量为 40~80mg 甲强龙与 10ml 1% 利多卡因混合。

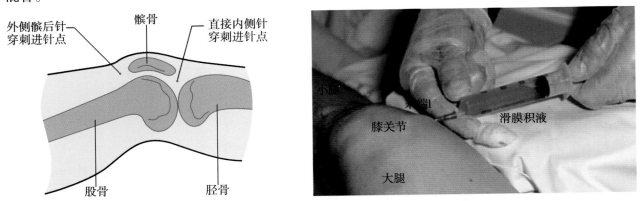

外侧髌后针穿刺进针点　　髌骨　　直接内侧针穿刺进针点

股骨　　胫骨

小腿　　末端1　　滑膜积液

膝关节

大腿

图15-6　膝关节（a）注射入口位置（b）滑膜积液抽吸

踝关节（图15-7）

最安全的入路是前外侧入路，其次是前内侧入路。

适用于：

· 化脓性关节炎；

· 晶体关节病。

前外侧骨性标志：

1. 触诊腓骨远端和前缘。

2. 将针头插入前腓骨前缘内侧约5mm处，靠近尖端软点3cm处。

3. 向后内侧方向注射，并向近端倾斜。

4. 当进入关节并抽吸时，会感觉到顺应性。

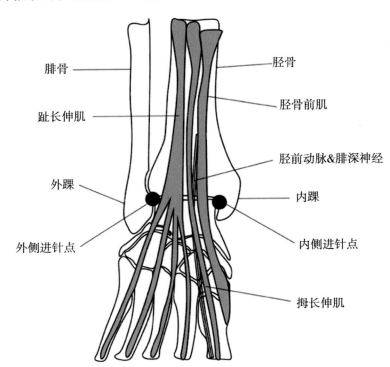

腓骨　　胫骨

趾长伸肌　　胫骨前肌

胫前动脉&腓深神经

外踝　　内踝

外侧进针点　　内侧进针点

拇长伸肌

图15-7　踝关节和前肌腱与前外侧和前内侧注射或抽吸部位的关系示意图

前内侧骨性标志：

1. 触诊胫骨前肌腱内侧和内踝外侧的软点，距尖端近 3cm。

2. 将针插入后外侧并向近端倾斜。

3. 当进入关节并抽吸时，会感觉到顺应性。

常见骨科手术入路

肩关节镜

肩关节镜检查有许多适应证。目前，对肩关节进行精密的查体，再加上超声或核磁共振，使得诊断性关节镜检查使用很少了。

关节镜干预的项目包括：

- 肩峰下撞击伤减压；
- 肱二头肌肌腱切开术治疗慢性肌腱炎；
- 肩周炎的囊膜松解术；
- 急性肩袖撕裂的修复；
- 对盂唇不稳定进行固定；
- 肩锁关节切除术治疗骨关节炎。

患者应仰卧在沙滩椅上（60°坐位），手术肩应抬离手术台，以便进入关节后部。某些情况下可以行手臂牵引，以便更好地进入肩峰下间隙。虽然有许多手术入路，但最常见的是后侧入路连同前路器械入口。在后侧入路时，触诊肩峰的后外侧尖，在下方 2cm 和内侧 1cm 处做一个刺状切口（图 15-8）。套管针应向前朝向喙突，从小圆肌和冈下肌之间穿过。前入口是指在后侧入路直视下进针，应位于喙突尖端和肩峰前缘之间，套管针在直视下刺入，分割胸大肌和三角肌。

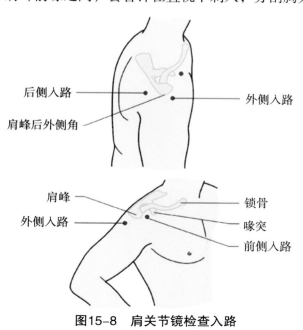

图15-8 肩关节镜检查入路

膝关节镜

膝关节镜是最常用的骨科手术之一。随着手术技术的进步，其适应证越来越多，特别是一些以前只能用开放式手术来治疗的疾病。

膝关节镜适应证包括：

· 半月板修复或切除；

· 前交叉韧带或后交叉韧带重建；

· 软骨缺陷导致的轻微骨折；

· 早期骨关节炎病变清创术；

· 移除游离体；

· 滑膜切除术治疗炎症。

患者仰卧在手术台上，用大腿止血带将出血减少到最低程度。在手术台的侧面，止血带的水平附近放置腿部支撑物，以便于施加外翻应力，从而使关节镜能更方便地进入胫股内侧室。

在做好术前准备后，使腿部悬垂，确保其能够自由弯曲和伸展，因为手术操作需要这些动作才能进入关节周围。最常用的两个入口是前外侧观察入口和前内侧器械入口（图15-9）。首先介绍前外侧入口，屈膝90°，触摸胫骨外侧平台、髌腱外侧缘和股骨外侧髁之间的软点。切开皮肤、髌骨支持带和关节囊做一切口。屈膝插入套管针，对准股骨髁间切迹。然后伸展膝盖，继续将套管针伸入髌骨上囊。前内侧入口位于胫骨内侧平台、髌腱内侧缘和股骨内髁之间的前内侧软点。在前外侧观察入口直视胫股内侧室的情况下进针，这样可以避免损伤内侧半月板或关节软骨。偶尔也会做一个上内侧副入口，以便释放关节液，有助于提供更清晰的关节内图像。

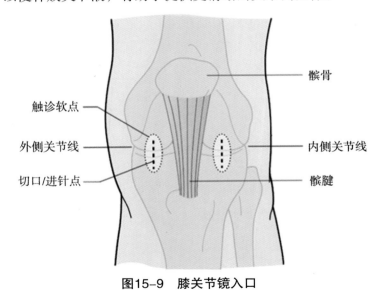

图15-9　膝关节镜入口

髋关节手术

髋关节前外侧入路、直接外侧入路和后入路是进行髋关节半置换术或全髋关节置换术最常见方法。在前外侧入路中，患者最好侧躺在手术台上，患侧朝上，前后支撑，以确保骨盆垂直于手术台。

触诊大转子尖部和股骨干，在大转子顶点平行股骨干做一个 10cm 长的纵向切口。切开浅层皮肤和皮下脂肪，暴露阔筋膜。切开阔筋膜，切口与皮肤切口一致，用牵引器撑开筋膜。切除转子囊，暴露髋外展肌（臀中肌和臀小肌）与大转子的连接处。在大转子上分离髋外展肌的前 2/3。一定要留下一部分组织，以辅助开口缝合。继而可以切除或分割关节囊，以暴露股骨头和股骨颈。

膝关节手术

内侧髌旁入路是一种常见的进入膝关节的手术入路，为全膝关节置换术提供了足够的暴露空间。患者应仰卧于手术台，侧支撑和沙袋支撑使膝关节 90° 弯曲。触诊髌骨中线和胫骨结节。从髌骨上极近端 6~12cm 开始，做一个中线纵向切口，延伸到髌骨中线上方，止于胫骨结节的内侧边缘。切开皮肤，分开皮下脂肪和浅表支持带，露出股四头肌肌腱、髌骨内侧缘和髌腱内侧缘。继而向深部沿股四头肌肌腱中线做近端切口，向远端延伸至髌骨上极。切口沿着髌骨的内侧边缘弯曲，然后沿着髌腱的内侧向远端延伸至胫骨结节。应注意在髌骨内侧留下部分组织，以辅助开口缝合。膝盖伸直，髌骨侧翻，膝关节 90° 弯曲，以暴露膝关节。

腕管减压术

腕管综合征患者保守治疗如夹板或类固醇注射无效的，可行开放性腕管减压术。

该手术通常是在局部麻醉下进行，可用于腕管阻滞。但是，只能注射局部麻醉剂，不能注射类固醇。常用 5ml1% 利多卡因与 5ml0.5% 布比卡因混合用于渗透麻醉。或者使用 1 : 200000 肾上腺素与 0.5% 布比卡因混合，这样就不需要使用止血带。

局部麻醉阻滞后，嘱患者仰卧，手放在臂板上，充分准备和覆盖。绘制切口标志，以确保切口安全，避开手部的神经和动脉（图 15-10）。

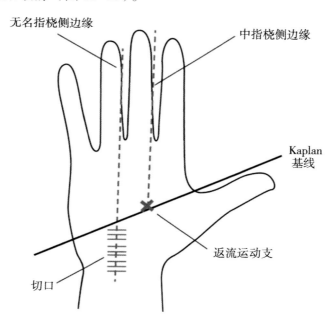

图15-10　手掌的表面解剖和腕管手术切开标志

· 远侧腕横纹——切口近端。

- 无名指桡侧边缘——纵向切口。
- Kaplan 基线——切口远端。
  - Kaplan 基线是起于拇指与食指之间的指间皱褶的顶点至手掌尺侧的一条斜线，位于豌豆骨远端 4~5mm 处。
- 危险区域
  - 远端：这条线远端的切口有可能损伤掌浅弓动脉。
  - 桡侧：正中神经的运动返支位于 Kaplan 线与沿中指尺侧缘绘制线的交叉处。
  - 近端：正中神经掌侧皮支通常在腕管上方浅层横行，起始于远端腕横纹近侧 5~6cm 处。
- 切口起于远端腕横纹，沿无名指桡侧边缘，直至 Kaplan 线远端。切开手掌的皮肤和纵向纤维筋膜，使用 Ragnell 拉钩清除脂肪组织，暴露腕横韧带的横向纤维。将拉钩重新调整到伤口深处，确保视野足够大，能看清韧带。直视下使用 Ragnell 拉钩分开腕横韧带，以确保韧带近端和远端的充分暴露。这应该是脂肪垫远端，距前臂近端筋膜 1.5cm。应该能看到正中神经。确保充分止血，并用间断的尼龙缝线缝合伤口。

延伸阅读

Hoppenfeld, S., deBoer, P., Buckley, R. (2009). Surgical Exposures in Orthopaedics: The Anatomic Approach. USA: Lippincott Williams & Wilkins.

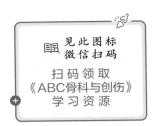

见此图标
微信扫码

扫码领取
《ABC骨科与创伤》
学习资源

第十六章 骨折与创伤的预防和术后护理

Ahsan Sheeraz

Barts Health NHS Trust, London, UK

> **概述**
>
> · 良好的术后护理有助于最大限度地减少并发症，如褥疮、深静脉血栓、疼痛及胸部和尿路感染。
>
> · 通过采用 MDT 方法避免老年患者跌倒和预防骨质疏松症，可以将患者发生骨折的概率降至最低，避免不必要的住院、手术及其并发症。
>
> · 创伤手术后并发症可大致分为急性、早期和晚期并发症，也可分为局部或系统性并发症。

髋关节脆性骨折

背景

英国髋部骨折数据库（NHFD）是一个临床主导、基于网络、致力于提高治疗质量的计划，由皇家医师学院管理，英格兰、威尔士和北爱尔兰的 182 家符合条件的医院都通过提交数据参与其中。NHFD 现在是世界上最大的髋部骨折数据库，并制订了自己的原则（图 16-1）。

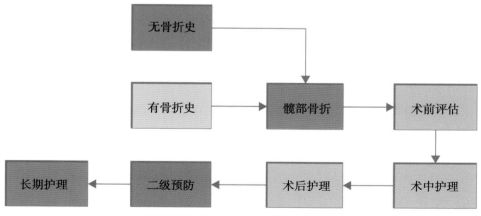

图16-1　髋部骨折手术的不同护理阶段（由NHFD提供）

英国卫生部在 2010 年推出了最佳处理方法税（BPT）。简单说，BPT 是对于在髋关节骨折患者的管理中达到所有给定标准的医院的额外经济奖励，髋部骨折护理的 BPT 是第一批为个体患者的治疗结果付费的项目（目前每位患者 1335 英镑）。

BPT标准：

根据英国国家卫生与临床优化研究所（NICE）指南中的成人髋部骨折的管理（QS16）办法，制订了 BPT 的标准。其中包括：

1. 入院后 36 小时内手术；

2. 外科医生和老年科医生共同管理；

3. 按照老年科医生、外科医生和麻醉师制订的方案进行护理；

4. 入院 72 小时内，由老年科医生进行评估；

5. 术前和术后进行简要精神测试（AMTS）；

6. 老年科医学主导的多学科康复；

7. 跌倒的二级预防；

8. 评估骨健康指数。

BPT 在过去几年内，明显改变了髋部骨折患者的处理方式，重点是改善了整体护理方案，将注意力更多地集中在预防跌倒和保护骨骼上，以尽量减少骨折的发生。此外，重点是通过强化康复计划来改善术后护理，以提升患者体验，减少并发症和住院总时间。

跌倒评估与预防

2013 年 6 月，NICE 发布了预防老年患者跌倒的指南（CG 161），其建议识别有跌倒史或有跌倒风险的老年患者。对高危患者需要进行跌倒风险多因素评估。

跌倒风险评估

1. 评估患者的跌倒史及患者步态、平衡和活动能力；

2. 骨质疏松症的风险；

3. 视力和认知障碍的评估；

4. 医学合并症评估（如尿失禁和跌倒的心血管原因）；

5. 家庭危害的识别。

一旦完成评估，就应该为这些患者提供个性化的多因素干预计划，包括力量和平衡训练、视力评估和转诊，并以医学视角把家庭中存在的危险因素进行调整。此外，还必须让患者参与计划，以评估他们的动机，能否承受平衡训练，并在必要时采取适当的骨骼保护措施。

骨质疏松症的鉴别与治疗

定义

世界卫生组织将骨质疏松症描述为"以骨量降低和骨组织微结构破坏为特征的进行性全身性骨

骼疾病，继而导致骨脆性增加，易发生骨折"（图16-2）。

扫码获取

☆配套电子书
☆专业公开课
☆案例分析
☆行业资讯

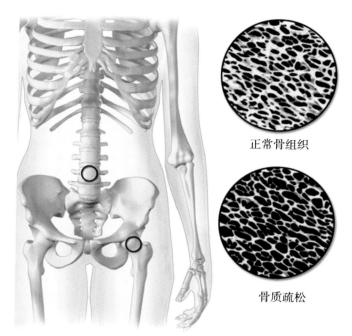

正常骨组织

骨质疏松

图16-2　骨质疏松症示意图

流行病学

在英国，每年有近20万人因骨质疏松症发生骨折，使英国国民保健系统损失超过17.3亿英镑。大约1/3的女性和1/5的男性在一生中都会罹患骨质疏松性骨折。最常见的骨折部位分别是椎体、髋部和桡骨远端。表16-1概述了风险因素。

表16-1　与年龄和骨密度无关的骨折危险因素

危险因素	后果
1.身高体重指数（BMI）	低BMI增加髋关节骨折的发生率
2.既往骨折史	在骨质疏松区，再骨折的风险几乎增加了1倍
3.父母的髋关节骨折史	基本上与骨密度无关
4.吸烟史	在一定程度上，其影响取决于骨密度
5.类固醇应用史	除骨质丢失外，也会影响其他因素
6.饮酒史	摄入量大于3个单位会增加骨折的风险
7.类风湿性关节炎	多种因素导致的骨折风险增加，包括药物使用

辅助检查

首选辅助检查是使用双能X线骨密度仪（DEXA）扫描股骨颈，测量其骨密度（BMD）。除诊断用途外，该扫描还可提供预判信息（即未来发生骨折的可能性）。骨痛是一种较轻的疾病，也可以用该方法检测。

治疗

保守治疗：在对骨质疏松症进行药物治疗之前，可以考虑采取支持性措施，包括防止摔倒，不要长时间静止不动，因为这样会导致骨质流失。增加高蛋白饮食和富含钙和维生素 D3 食物的摄入来改善患者的营养状况，可以降低老年患者骨折的风险。

药物治疗：结合支持措施，可以加入药物治疗。可选择药物包括双膦酸盐、锶、激素替代疗法、雷洛昔芬、特瑞帕特和地诺单抗。英国骨质疏松指南小组推荐使用双膦酸盐，是无机焦磷酸盐的类似物，可以抑制骨吸收。

阿仑膦酸钠被批准用于预防和治疗绝经后骨质疏松、糖皮质激素引起的骨质疏松及男性骨质疏松症。但是，双膦酸盐类药物的使用需谨慎，要监测患者是否有罕见但严重的并发症，如食管炎、下颌骨骨坏死和愈合不良的非典型骨折（尤其是股骨）。必须空腹、直立位服用。

术后恢复期并发症

值得注意的是，近一半的髋关节骨折患者无法独立生活，1/3 的患者将在骨折后一年内死亡。因此，作为多学科协作的一部分，必须提供最佳的术后护理，以防止并发症的发生（表 16-2 和表 16-3）。

急性期并发症发生于术后 24 小时内；中期并发症包括术后几天至几周内的并发症；晚期并发症将是中期之后的并发症。

以下部分讨论急性期、早期、中期和晚期的并发症。

表16-2　骨折并发症

时限	系统性并发症	特殊并发症
急性期（＜24小时）	脂肪栓塞	神经血管损伤
		肌肉/肌腱损伤
		出血/关节血肿
急性期–早期（24小时＜X＜30天）	心肌梗死	骨–筋膜室综合征
	休克	
	中风	
早期（＜30天）	深静脉血栓或肺栓塞	伤口愈合不良或开裂
中期（30天＜X＞30天）	感染（泌尿系感染，肺炎）	蜂窝织炎和脓肿
		骨髓炎
		挛缩
		僵硬

续表

时限	系统性并发症	特殊并发症
晚期（>30天）	长期不动（僵硬，褥疮）	骨折不愈合/畸形愈合
		退行性病变/骨关节炎
		反射性交感神经营养不良（即Sudeck萎缩），现在称为慢性区域疼痛综合征（CRPS）
		缺血性坏死
		生长障碍
		废用性骨髓炎/肌肉萎缩

表16-3　术后并发症的预防措施

术后并发症	预防措施
贫血	监测血红蛋白、MCV及凝血功能
生化失衡	监测尿素和电解质、甲状腺功能、肝功能及骨形态
胸部感染或肺不张	·监测炎症标志物（WBC和CRP）和X线片变化 ·通过听诊和脉搏评估心肺功能 ·胸部康复训练和呼吸练习 ·气喘时使用常规喷雾器 ·有效镇痛
心房纤颤和心脏事件	·每天检查中央搏动是否有规律 ·治疗可逆诱因，如败血症、高血压和缺血性心脏病 ·监测胸痛患者的连续肌钙蛋白和心电图
伤口感染	监控手术伤口，更换湿敷料保持其干燥
尿脓毒血症	·使用无菌导尿管 ·一旦能活动就拔除导尿管
便秘	·理疗和运动 ·常规泻药 ·鼓励口服补液
深静脉血栓	·理疗和运动 ·TED长袜和肝素
延迟恢复	·肠内营养支持 ·理疗和运动 ·有效镇痛

急性期并发症

内出血和外出血

众所周知，骨折会导致大量失血，因此对于开放性骨折，应使用压力敷料，再用夹板固定肢体。值得注意的是，即使是闭合性骨折，在患者出现低血容量性休克症状之前，也可能有大量的出血进入骨－筋膜室，这些患者需根据 ATLS 原则进行液体复苏。一个单纯闭合性股骨骨折患者可能会失血 1~1.5L。使用氨甲环酸、控制凝血功能和压力敷料可用于处理伤口渗血。

电解质紊乱

电解质紊乱可发生于最初的组织损伤造成的创伤，也可于手术造成"第二次打击"时发生，术后要监测乳酸水平（无氧代谢的指标）和纠正电解质水平（主要是钠和钾）。

神经损伤（也可参考第二十二章周围神经损伤）

神经损伤可由直接创伤或手术引起。无血管损害的非手术性闭合性神经损伤不需要紧急手术探查，除非神经陷于骨折碎片中（例如，肱骨干远端骨折导致桡神经麻痹所致腕下垂）。通常，患者会出现相对较轻的症状，如感觉异常，这些症状可以被监测。大多数在 6 个月后会好转；对于那些没有改善的，需要进行神经传导检查和 MRI 扫描。如果神经损伤是手术造成的，例如髋关节手术后坐骨神经损伤导致的足下垂，则需要对诱因进行检查，并回手术室处理（例如血肿清除或修复切断的神经）。

早期/中期并发症

术后感染

术后感染是手术后最具挑战性的并发症之一，可大致分为浅表感染和深部感染。

诊断

浅表感染最常见，多为伤口或周围皮肤感染（出现红肿，可能伴有渗出）。伤口拭子可以分离致病菌，并提示使用哪种抗生素有效。感染通常出现在术后 7~10 天。

深部感染的形成则需要更长时间，并且需要更长时间的抗生素治疗甚至手术冲洗。深部感染的细微征象包括骨折延迟愈合或不愈合，以及骨折部位持续疼痛。大多数患者表现为全身不适（发热、僵硬、出汗和呕吐），炎症标志物（CRP、ESR、中性粒细胞计数）升高。

影像学改变往往滞后于临床表现，临床医生不应被 X 线片的正常所误导，MRI 扫描有助于诊断。如果有金属假体会增加诊疗的难度，因为细菌会产生一些分泌物，使其耐药。如果骨折愈合，需要移除金属假体，伤口必须彻底清洗和清创，然后用抗生素根除感染。如果骨折没有愈合，那么抗生素仅能抑制感染，以便在取出金属假体之前有更多的时间使骨愈合。

预防

麻醉时应常规预防性使用抗生素，以降低术后感染的发生率。使用无菌器械进行手术，小心处理软组织及用温盐水彻底灌洗都可以降低感染风险。

治疗

一旦已经确定感染，就必须立刻处理，采集组织拭子进行血液培养后，经验性使用广谱抗生素治疗。一旦确定了致病菌及其药物敏感性，即改用相应的敏感抗生素。通常采用静脉注射抗生素（如中央静脉置管）6~12 周，以根治感染。符合要求的患者可采用门诊抗生素治疗（OPAT），并且可以出院回家，由社区护士每天给予 1~2 次抗生素治疗。

医源性并发症（呼吸系统、泌尿系统、心血管系统等）

NHFD 强调，在髋关节骨折患者的术后护理中，骨科 – 老年病科医生作为 MDT 的一部分要通力合作。这也适用于其他手术患者的术后护理，可以有效地预防并及时地发现潜在的术后并发症（表 16-3）。

褥疮和溃疡

背景

褥疮和压迫性溃疡是由于长时间压迫皮肤和皮下组织形成的。褥疮好发于骨突出部位，如足踝、足跟和骶部。

行动不便、长期卧床或坐轮椅的老年患者很容易患上这类疾病。其他危险因素包括糖尿病、类固醇的使用、吸烟、健康和营养状况不佳、尿失禁或大便失禁和皮肤干燥等。除了疼痛和伤口愈合困难，这类疾病最主要的风险是感染，尤其是在溃疡很深，肌腱或骨头外露的部位（图 16-3）。

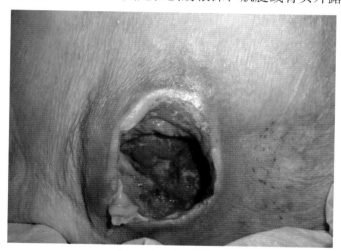

图16-3 四级褥疮

诊断

褥疮和溃疡主要依靠临床诊断，如果感染则需要取伤口拭子进行化验。

预防

住院期间每隔几小时给患者翻身，在骨突出部位使用乳胶垫、棉垫或气垫支持以防止对局部施加压力。应用敷料，保持伤口清洁和干燥，并通过高蛋白饮食以保持患者营养良好。

治疗

如果伤口的保守治疗和支持措施失败，则需要进行手术清创，然后进行组织覆盖（例如皮肤移植、组织瓣、合成植入物等）。

血管栓塞：深静脉血栓形成（DVT）和肺栓塞（PE）

背景

血管栓塞是一种潜在的危及生命的术后并发症，通常在术后 3~5 天出现（图 16-4）。由于静脉血流滞缓，DVT 常发生在小腿，血块可脱落，随血流到达肺部，导致 PE，这可能会致命。血管栓塞的危险因素包括长期静止不动、手术、血栓栓塞病史或家族史、口服避孕药、吸烟、肥胖、怀孕或癌症。

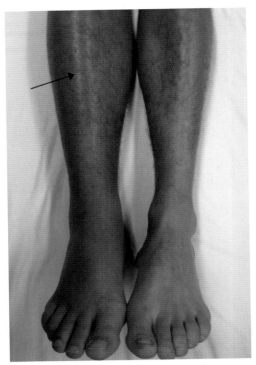

图16-4　右下肢深静脉血栓

预防措施

在病房内，可以适用 TED 压力弹力袜，术中常使用足部充气压力泵以预防 DVT。可使用抗血小板药物（阿司匹林）和抗凝剂（肝素和华法林），用于平衡出血风险和静脉血栓栓塞风险。

诊断

若患者小腿疼痛、泛红或依赖性水肿，且有深静脉压痛，则应高度怀疑 DVT。不过，许多患者在常规手术后也会有这些症状，可以通过超声多普勒扫描来确诊。手术后 D－二聚体会升高，造成假阳性，因此不要在术后立即测量。PE 的典型表现为急性呼吸急促和胸膜炎性胸痛。心电图提示窦性心动过速。呼吸急促时氧饱和度降低，ABG 早期，在失代偿前，由于过度通气造成呼吸性碱中毒。CT 肺血管造影（CTPA）是影像学诊断的金标准。

治疗

在出院前对患者进行华法林及肝素治疗，出院后在门诊进行抗凝随访。

骨-筋膜室综合征

骨－筋膜室综合征是骨科急症，关系到能否保住肢体，应及早或适当的处理，否则可能导致终身残疾。患肢的骨－筋膜室压力超过其灌注／微循环压力，导致肌肉、骨骼（和神经）缺血性坏死，可导致肢体挛缩（即 Volkmann 挛缩）。诊断主要依靠临床症状，治疗采用四肢肌筋膜切开术并检查肌肉组织。

晚期/长期并发症

关节僵硬

背景

关节僵硬是一种常见的并发症，一般是由于手术治疗不当和长时间不能活动所致。

预防措施

为了避免僵硬，需要解剖性关节内骨折复位。同时避免关节用夹板固定，在可能的情况下，尽早进行活动和理疗。肘关节和手的小关节在固定石膏后的几周内会迅速僵硬。

处理办法

为了控制僵硬，需要进行理疗，如果理疗失败，则需要手术来修正固定关节或解除关节内的粘连。

延迟愈合、畸形愈合和骨不愈合

预防措施

有关骨愈合的定义见表16-4。这三种情况都具有挑战性，可以通过良好的手术技术，谨慎处理骨骼的血液供应及最小限度损伤软组织来预防。除手术因素外，某些患者自身因素（如糖尿病、吸烟、免疫抑制和类固醇使用）也可能导致这些情况。

表16-4　骨愈合的相关定义

名词	含义
延迟愈合	预期时间内，骨未愈合
不愈合	骨折不能愈合，并且有影像学改变，表明这种不愈合是永久性的，可以是萎缩（较差的生物环境造成）或肥厚（机械不稳定）
畸形愈合	骨折以一种不符合解剖学的"错位"位置愈合

诊断

若有任何疑问，可通过 X 线检查和 CT 扫描确诊。

治疗

对于以上情况，没有单一的最佳治疗方案。治疗必须根据患者的具体情况而定，考虑多个因素，包括危险因素，感染的存在与否及特定骨的血液供应。例如，舟骨骨折不愈合最好采用骨移植和螺钉固定的修复手术来治疗，而锁骨不愈合或畸形愈合几乎不需要治疗，因为大多数患者无症状，手术风险大于功能益处。

复杂性局部疼痛综合征（CRPS）

背景

复杂性局部疼痛综合征是一组创伤手术后由于局部交感神经受到刺激，疼痛加剧所导致的一系列症状。造成这种情况的原因尚不清楚，在神经学上也不符合特定的周围神经分布。

自然病程

虽然 CRPS 会导致严重残疾，但对于大多数患者来说，这种情况有自限性，在 4~12 个月能得到改善。

治疗

对于症状改善明显的患者，可使用抗精神病药物和交感神经阻滞剂作为辅助治疗手段。通常需要积极的物理治疗来防止活动受限。

缺血性坏死（AVN）

背景

缺血性坏死是由于血液供应受到干扰而导致的骨坏死。好发于骨折后的舟骨、月骨、股骨头（图16-5）和距骨，因为这些骨的血液供应是逆向的。

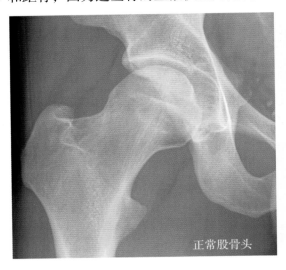
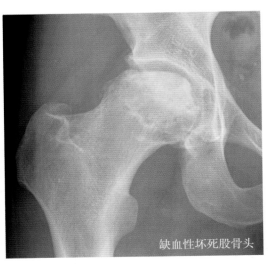

正常股骨头　　　　　　　　缺血性坏死股骨头

图16-5　右髋AVN

诊断

主要依靠临床症状来诊断，患者表现为受影响区域的持续疼痛。影像学对诊断的确认较晚，但MRI 有较高的敏感度和特异性。

治疗

AVN 的治疗极具挑战性，多数方法都会失败。在一些情况下，可能会发生血运重建，但这需要长达 18 个月的时间。一旦发生 AVN，可能导致继发性骨关节炎，这时，要么切除坏死的骨碎片，要么置换关节。

异位骨化

异位骨化过去被称为骨化性肌炎，简单地说，就是术后关节附近软组织的额外钙化。由于机械作用，导致活动受限和疼痛。好发于肘关节和髋关节周围。

预防

为预防异位骨化，可采用放疗或吲哚美辛 1~2 周治疗。

治疗

治疗方式为手术切除钙化沉淀物；然而，早期手术几乎都会导致复发，所以手术应该在异位骨化开始 6~12 个月后进行。手术后，需要进一步的放疗或吲哚美辛治疗，以防止复发。

金属假体并发症，包括突出、激惹、假体脱位

背景

金属假体的应用使骨科手术发生了革命性的变化，同时也带来了一些问题。当用在皮肤脂肪层薄、容易触及的骨周围时，如髌骨、鹰嘴和足踝，患者经常抱怨会感到金属假体突出，能够触摸到，而且摸起来比较尖锐。待数月后骨愈合了，最好移除金属假体。

常见问题

其他的问题包括金属假体的断裂，这是由于负荷过重引起的，以及在骨不愈合的情况下，植入物变脆弱。取出断裂的金属通常比较困难，且会导致更复杂的并发症，因此从患者身上取出金属碎片时，需要仔细规划，掌握一定的手术技巧，并在影像指引下进行。

关节成形术中的金属假体

金属假体可用来代替关节，例如髋关节置换术，同时也带来不少问题。患者必须遵循特定的预防措施，以避免髋关节脱位。复发性脱位是髋关节修复手术最常见的原因之一，应尽一切努力教育患者预防关节脱位。脱位多发生在手术后的最初几周，但也可能在较长时间后发生。髋关节假体也有一个"保质期"，十几年后，无菌性松动会导致完全负重时的疼痛及起立困难。

手术入路

髋关节外侧入路可能会造成假体前移，腿缩短且外旋，而后侧入路可造成假体后移，腿缩短且内旋。

关节置换术后注意事项

外科医生、护士和理疗师应对病人进行教育；患者通常会收到一份小册子，上面写着要遵循的髋关节术后注意事项。

为了预防髋关节脱位，请遵循以下说明：

1.坐在高扶手椅上，使用高马桶座（约 24 英寸高，1 英寸≈2.54 厘米）；

2.给床加额外的床垫或垫块，使床抬高至大约 24 英寸；

3.避免髋部弯曲超过 90°；

4.不要交叉膝关节；

5.卧床时，在双膝之间放一个枕头；

6.弯腰够到足，膝盖向外，足向内，此时能看到大腿、膝盖和腿内侧。若不能轻松够到，则不要勉强；

7.如果要从地板上捡东西，尽量靠在一件家具上；

8.通过运动来增强臀部肌肉力量。做缓慢轻柔的站立练习，早晚各几分钟。练习不会造成疼痛。在允许的范围内尽量增加重复次数。一旦能够承受站位锻炼的强度，也可以试着卧床运动，这需要更大的努力。

治疗

假体脱位时，需要询问完整的病史并进行详细查体，以评估植入的是何种假体及具体的手术入路。应考虑到脱位发生在手术后的时间及发生的次数。注意是否有坐骨神经受损。一旦受损，患者需在手术室进行假体的复位，开放式或闭合式均可。如果关节脱位再次发生，则需行修复手术。

延伸阅读

[1] Beaupre, L.A., Jones, C.A., Saunders，L.D., et al. (2005). Best practices for elderly hip fracture patients. A systematic overview of the evidence. Journal of General Internal Medicine 20 (11): 1019 - 1025.

[2] National Hip Fracture Database (NHFD) at www.nhfd.co.uk/2014report.

[3] NICE (2013, June). Falls: assessment and prevention of falls in older people.

[4] National Osteoporosis Guidelines Group. (2014, November). Osteoporosis: Clinical Guideline for Prevention and Treatment, www.shef.ac.uk/NOGG/ NOGG_Executive_Summary.pdf.

[5] NICE guidelines (CG161), https://www.nice.org.uk/guidance/cg161.

第十七章 骨关节炎

Alexander L. Dodds and Dinesh Nathwani

Imperial College Healthcare NHS Trust, London, UK

概述

- 骨关节炎（OA）是指伴随不同程度的功能受限和生活质量下降的关节疼痛的临床综合征。
- OA 主要是非炎症性的（与类风湿性相反），并且涉及关节软骨的丧失。
- 放射学发现包括损失：（1）关节间隙损失，（2）骨赘，（3）软骨下硬化，（4）软骨下囊肿形成。
- 治疗涉及多种方式，包括镇痛、运动、功能辅助和手术。
- 手术选择范围包括重新调整截骨术和全部或部分关节置换。

简介

关节炎是最常见的疾病之一，其患病率随着人口老龄化、肥胖人群比例增加而增加。患者对治疗的期望也在增加，目前认为对该疾病的干预要尽早，以使患者尽可能长时间地维持关节活动功能。因此，这种疾病对卫生保健和经济产生了重大影响。

最常见的关节炎是 OA 或退行性关节病。世界卫生组织将其定义为一种慢性进行性肌肉骨骼疾病，其特征是关节软骨逐渐丧失。OA 是指关节疼痛和僵硬，伴有不同程度的功能受限和生活质量下降的临床综合征，是影响关节的最常见疾病。

患病率

OA 的患病率很高，并且随着年龄的增长而增加，系统性回顾文献发现手部 OA 的患病率为 43%，膝关节 OA 的患病率为 24%，髋关节 OA 的患病率为 11%。由于病例数量之多和病情的长期性，OA 给国民保健系统（NHS）造成了巨大的经济负担。

病因学分析

OA 不是一种单一的疾病，而是一种具有多种危险因素的复杂疾病，分为遗传因素、体质因素和局部生物力学因素。

发生 OA 的不可改变的危险因素：年龄、性别、种族、肥胖、家族史。

遗传危险因素

导致 OA 的遗传危险因素有很多，如肥胖、骨骼形状、骨量和关节滑膜炎。对双胞胎的研究表明，OA 的进展受到明显的遗传因素影响，调整后计算得出，髋关节 OA 和膝关节 OA 的遗传易感性分别为 60% 和 39%。也有证据表明，对疼痛的敏感性也有遗传倾向。

体质危险因素

创伤是 OA 的重要危险因素。创伤后（手术治疗或保守治疗）关节面的不平，会导致 OA 发生率的增加。身体的状态对 OA 的发展也有重要影响，尤其是在负重关节。肥胖被认为是一个主要的危险因素。在整个西方社会，肥胖率的增加会大大增加 OA 的负担。

生物力学危险因素

异常的生物力学，尤其是在下肢，可以导致关节的异常磨损和关节炎的进展。比较典型的例子是膝内翻，可导致膝关节内侧室的磨损增加。另一个较常见的原因是骨折手术治疗不理想而导致的错位和解剖复位不良。因此，在评估个体的骨关节炎关节时，需评估所有的肢体是否对齐，而不是只专注于特定关节。

病史采集

OA 通常影响较大的单关节，疼痛是其主要表现，但也可能伴有其他严重症状。症状的出现往往是隐匿的，会在数周、数月或数年内恶化。疼痛对患者的功能性影响需全面评估。疼痛会对患者的整体生活质量产生不利影响，导致诸如无法入睡、注意力不集中等问题，继而影响每天的日常生活。年轻 OA 患者无法工作，对个人和整个社会造成显著的经济影响。由于其高流行率，OA 在西方国家导致了严重的社会问题。休息痛或夜间痛可能是 OA 引起的严重症状，也可能提示感染和肿瘤。

关节僵硬是另一个常见的主诉，患者会感到起始运动困难。例如，在久坐后很难开始移动。也会有关节运动功能的丧失，患者可能会主诉上楼困难，或者扣纽扣困难。疼痛和僵硬，通常在晨起加重，可提示 OA，但也可能是炎症引起的，如类风湿性关节炎。

询问病史还应包括患者的其他情况，包括关节及周围组织的外伤史或手术史，还应对医疗和社会环境进行总体评估。应认真分析患者所希望达到的治疗结果，采取的干预手段，特别是手术方式，对于达到治疗预期和康复目标都是必不可少的。

病史采集时要关注的问题

疼痛、相关症状（如僵硬、交锁、松弛）、外伤史、儿童期疾病（如化脓性关节炎、骨排列不齐）、其他关节的影响（炎症性）、既往检查、既往治疗、功能障碍。

查体

必须对患者的健康状况进行全面评估。如需手术，患者的其他疾病也需评估，例如全身性疾病

（如糖尿病、可能影响麻醉的心肺疾病或皮肤溃疡感染）。仔细地评估神经血管和检查肢体活动范围，以及手术前后的文件记录都至关重要。

彻底检查关节本身对于确保外科手术成功非常重要。一定要确定患者疼痛的确切部位。查体过程中会发现一些关节炎的典型表现，如关节触痛、关节及周围软组织肿胀、关节活动时会听到摩擦音或触及摩擦感，以及活动能力丧失，常表现为关节活动范围的丧失。必须对整个肢体的对齐情况进行评估，以寻找生物力学问题。受检关节的近端和远端也应仔细评估，以寻找疼痛的来源（例如，髋关节病变引起的膝关节疼痛）。

辅助检查

通常在医护人员仔细询问病史和查体后，OA 的诊断就会比较明显。辅助检查可用来确诊，也可以作为诊断关节损伤严重程度的辅助手段。X 线检查是最经济、最容易获得的影像学检查方法（图17-1），负重成像对显示骨关节炎的改变更敏感。

其他影像学检查也可对诊断起到辅助作用。CT 可以在三维平面上显示骨骼异常，适用于结构复杂的骨关节，通常用于指导足踝手术。CT 扫描也可以用来对骨骼异常进行成像，如髋关节 OA 早期的凸轮畸形等异常情况。近年来，MRI 得到了越来越广泛的应用，特别是在疾病的早期阶段，例如评估膝关节半月板撕裂或髋关节盂唇撕裂。目前，手术干预多针对疾病的早期阶段，MRI 指引下的微创手术是目前的趋势。

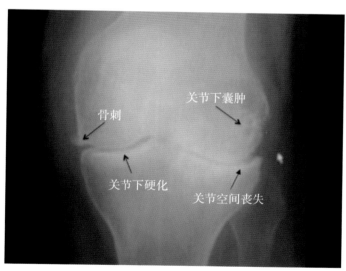

图17-1 膝关节OA的影像学表现

治疗选择

保守干预

处理办法包括保守治疗（医学或药理学干预）或手术治疗。目前人们越来越注重初级保健中的早期和保守干预，以预防疾病和减缓病情发展。修正风险因素，如减肥，就是一种预防措施。对症治疗包括在某些情况下进行理疗、镇痛、使用支架或助行器、活动调整、关节内注射和心理社会干预，使患者对疾病的预期比较贴近现实，并且可以控制。

导致 OA 的可调控生活方式危险因素及保守治疗方法：

教育、理疗、职业疗法、减肥、锻炼、矫正术和助行器、经皮神经电刺激（TENS）、更换药物。

医疗干预

在手术成为最后的治疗手段之前，疼痛缓解通常是 OA 唯一的临时治疗方法。需根据世界卫生组织的镇痛阶梯使用镇痛药物，以减少药物依赖性和不良反应。最常见的止痛药包括口服和局部外用非甾体抗炎药（NSAIDs）联合应用，包括 COX-2 抑制剂、扑热息痛和阿片类制剂，如可待因和曲马多。

微创干预

辅助检查也可应用于 OA 的干预。常用的方法是在超声或 X 线引导下关节内注射造影剂、局部麻醉、皮质类固醇或透明质酸，尤其是在足踝手术中，可用以确定局部解剖和患者疼痛来源。

关节镜

关节镜检查（图 17-2）曾经用于 OA 的早期阶段，现在作为与 OA 共存的特定相关病理的保守治疗方法。具体的适应证包括关节交锁、游离体产生或移位的半月板撕裂时出现关节松动。关节镜就是用微手术的方法在关节内插入摄像头，可用于诊断和治疗。在某些病例中，关节镜用于诊断，目的是在进行进一步干预之前评估疾病的严重程度。也可以作为一种治疗手段，对病变关节进行清创和冲洗。其最主要的用途是改善机械症状。随着治疗方法的进步，现在也可以重建在疾病过程中被破坏的结构。例如，在膝关节使用同种异体半月板。过去，这种方法常用于晚期 OA，但由于缺乏证据和有效性，目前正在逐渐减少使用。

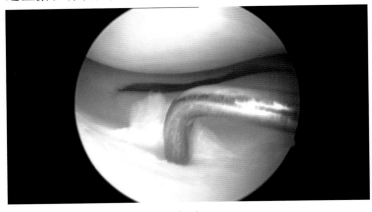
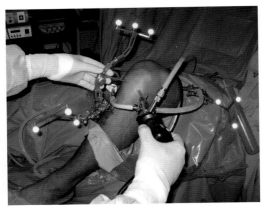

（a）　　　　　　　　　　　　　　　　　　　　　　　（b）

图17-2　（a）膝关节关节镜　（b）膝关节镜外部视角

手术治疗

OA 是最常见的手术适应证之一，是国民保健系统的重要经济负担。医疗保健系统正努力寻求有效和持久的干预措施，以应对人口老龄化带来的成本问题。

人工关节置换/关节重建

关节置换术是目前应用最广泛的外科手术之一，其目的是用人工关节部分或全部替代天然关节和病损关节。据英国国家关节登记处报道，全英国每年进行超过 8 万次髋关节置换和 8.4 万次膝关节置换（图 17-3），充分反映了手术的成功率。然而，由于其成功率，患者的期望值发生了改变，而且手术的症状阈值也发生了变化，这促使人们不断尝试改善现代关节置换术。其中一些旨在提高人工关节的寿命，因为年轻患者使用人工关节的主要顾虑之一是关节的早期失效率；还有一种趋势是在保留关节的前提下进行关节置换，如髌股关节或内侧单室膝关节置换术，尤其是在前交叉韧带完好的情况下。最近有一些关节置换创新，如金属对金属（MOM）髋关节表面置换术，其安全性一直备受关注，金属产品的磨损会导致系统性不良反应或中毒。

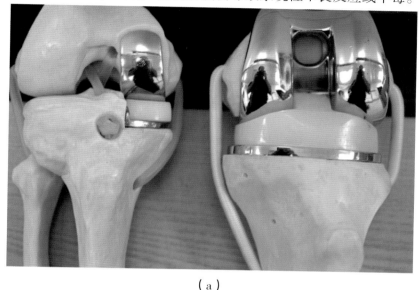

（a）

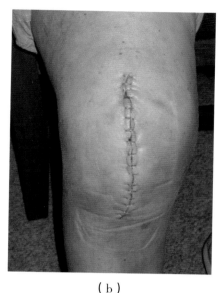

（b）

图17-3　（a）开放性膝关节内侧单髁（单室）和全膝关节置换术解剖模型　（b）膝关节开放手术术后伤口

关节融合术

关节融合术在某些关节中仍然被应用，但并非全部关节（例如髋关节）。关节融合术意味着关节周围的骨头融合在一起，因此不再产生疼痛，但是以限制活动范围为代价。事实上，大多数患者在患病数年后，都会做出妥协，以关节融合来减轻疼痛。关节融合术的主要问题是会导致关节处出现异常受力，进而导致骨性关节炎的发展。关节融合术通常用于足踝手术，用于融合小足趾关节，也可用于融合后足或中足的较大关节（图 17-4）。脊柱、肩关节和手部关节融合术相对常见。

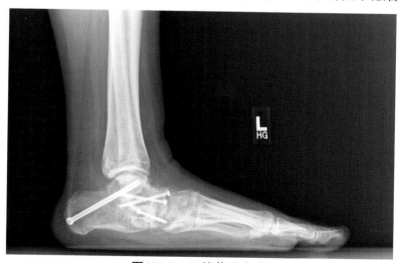

图17-4　三关节融合术

截骨术

截骨术不涉及直接对关节进行手术，而是通过手术破坏关节周围的某块骨头，然后重新排列，从而改变生物力学轴和穿过关节的力。目前比较流行的一个例子是使用胫骨高位截骨术来重新调整膝内翻的生物力学轴，从而改变造成骨关节炎的危险因素（图17-5）。

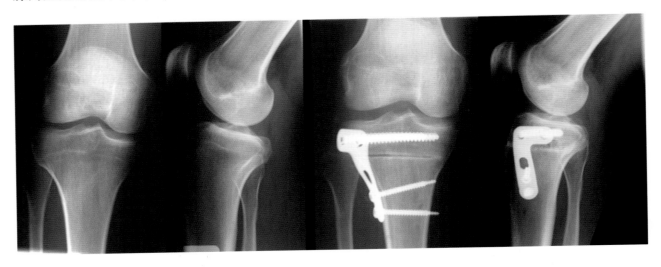

图17-5　胫骨高位截骨术

关节切除成形术/外植/Girdlestone手术

关节切除成形术包括手术切除关节，在减轻疼痛的同时，也会导致原关节部位不稳定。在关节置换等更现代化的外科治疗方法出现之前，它更常用于严重OA的治疗。在一些特定的病例中，关节切除成形术仍被用于髋关节环隆切除术，作为关节成形术后的感染控制方法，或修复手术（图17-6）。

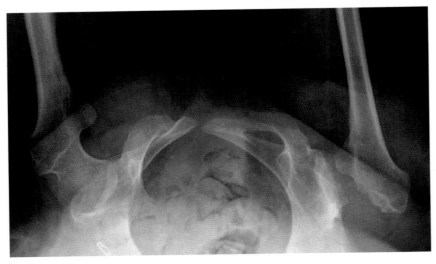

图17-6　左髋Girdlestone手术的X线片

未来方向

由于骨性关节炎的高发病率和高经济负担，人们一直在努力改进外科干预措施或在早期疾病治疗中提供新的干预措施。干细胞疗法在 OA 早期治疗中的应用就是一个例子。关节置换手术领域的其他新发展包括定制切割块和使用机器人技术的计算机辅助骨科手术（CAOS）（图 17-7）。

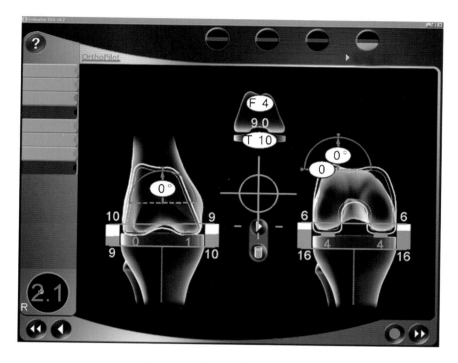

图17-7　计算机辅助骨科手术

延伸阅读

［1］Chen, A., Gupte, C., Akhtar, K., et al. (2012). The global economic cost of osteoarthritis: How the UK compares. Arthritis. 698709.

［2］National Institute for Health and Care Excellence, www.nice.org.uk/ nicemedia/live/11926/39720/39720. pdf.

［3］National Joint Registry, www.njrcentre.org.uk.

［4］Pereira, D., Peleteiro, B., Araujo, J., et al. (2011). The effect of osteoarthritis definition on prevalence and incidence estimates: a systematic review. Osteoarthritis and Cartilage 19: 1270 - 1285.

［5］Vales, A.M., Spector, T.D. (2011). Genetic epidemiology of hip and knee osteoarthritis. National Review of Rheumatology 7: 23 - 32.

［6］World Health Organization, www.archives.who.int/prioritymeds/report/back ground/osteoarthritis.doc.

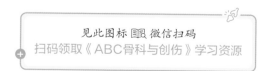

见此图标 国图 微信扫码
扫码领取《ABC骨科与创伤》学习资源

第十八章　感染性疾病

Sanam Kia[1] and Sonya Abraham[2]

1 Abertawe Bro Morgannwg University, Port Talbot, UK

2 Imperial College Healthcare NHS Trust, London, UK

概述

- 类风湿性关节（RA）是一种以破坏性多关节炎为特征的全身性炎症疾病，最常累及对称分布的手、足和腕小关节。

- 只有 70%～80% 的患者会出现类风湿因子阳性；因此，详细的病史和检查对诊断至关重要。

- 治疗的最终目标是完全缓解疾病；尽早转诊给专家和 MDT 团队是关键。

- 早期使用缓解疾病的抗风湿药（DMARD）和生物制剂彻底改变了患者护理。

- SpA 的典型特征是：骶髂关节炎、炎症性背痛和附着点炎，由几种经常重叠的病症组成。

- HLA-B27 未进行常规测试。诊断基于病史、检查和研究（如 MRI）。

- 强直性脊柱炎患者通常为男性（男：女为 3：1），年龄小于 40 岁，白种人，20%～40% 有外周关节受累。

- 炎症性背痛和腰椎运动受限是该病的标志。

- 关节外表现按 6As 分类。

- 以患者教育和理疗为中心的疾病管理中心；药理学选择包括 NSAIDs、DMARDs 和生物制剂。

类风湿性关节炎（RA）

背景

类风湿性关节炎是一种病因不明的自身免疫性疾病，主要影响关节滑膜，也可造成其他器官系统的损害。类风湿性关节炎引起的慢性疼痛和关节功能障碍常常导致严重的个体残疾，并造成巨大的健康、经济负担。

患病率和流行趋势

在英国，大约有 40 万人罹患类风湿性关节炎。RA 在女性中的发病率是男性的 2 ~ 4 倍。所有年龄段的人都可发病，在英国，发病率的高峰是 70 岁。

病因学

类风湿性关节炎的病因尚不完全清楚，目前学术界认为是多因素造成的，遗传和环境因素都会起作用。HLA-DRB1 与 RA 风险增加有关。

临床表现

体征

类风湿性关节炎的特点是对称性多发性关节炎。该病起病隐匿，多有晨僵、体重减轻和不适。

RA的体征包括：

- 小关节肿胀，尤其是掌指关节（MCPs）、近端指间关节（PIPs）和手腕关节。随着病情的发展，可能累及更多的近端关节。侵蚀性变化如图 18-1。
- MCPs 处尺骨偏斜和掌侧半脱位（图 18-2）。
- 花束样畸形和天鹅颈畸形（图 18-3）。
- 手腕半脱位和尺骨头突出（钢琴键）。
- 伸肌腱断裂和肌肉萎缩。
- MTPs 肿胀、足趾爪形和蹬趾外翻畸形（图 18-4）。
- 关节外特征如图 18-5 所示。

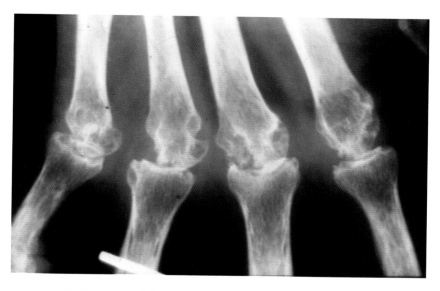

图18-1　X线片提示MCPs和PIPs基底部严重侵蚀性改变

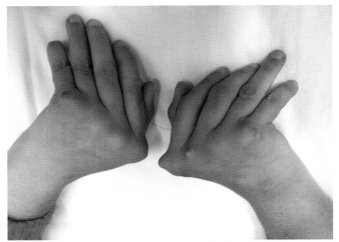

图18-2　类风湿手：尺偏伴类风湿结节

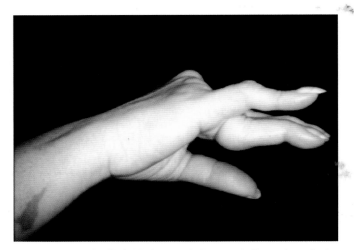

图18-3　小指花束样畸形，中指和无名指天鹅颈畸形

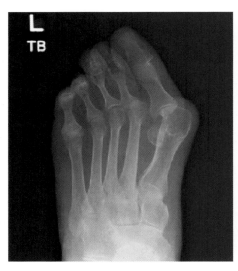

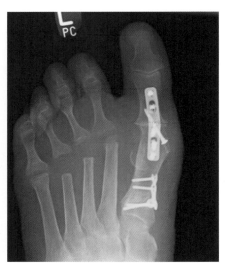

（a）　　　　　　　　　　（b）

图18-4　X线片提示（a）第一和第二MTP关节半脱位。骨质疏松，伴拇趾外翻畸形
（b）前足关节成形术第一MTP关节融合，第一跖骨基底截骨术

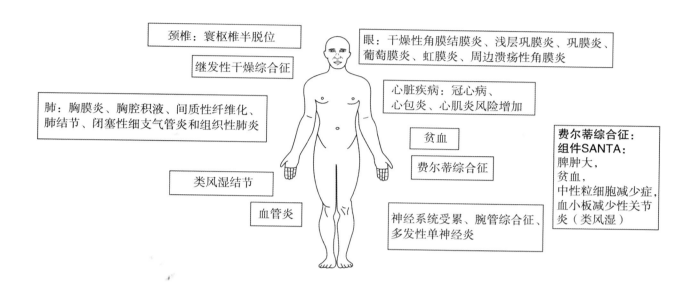

图18-5 RA的多系统症状

症状

类风湿性关节炎的症状遵循复发—缓解模式，但如果疾病控制不当，可能会出现严重的不可逆的关节损伤，导致永久性残疾。类风湿性关节炎的关节外特征是疾病严重程度增加的标志，在类风湿因子水平高的患者和吸烟者中更为常见。关节外特征与整体发病率和过早死亡率增加相关。

辅助检查

没有哪项实验室检查具有诊断RA的特异性，类风湿因子（RF）是以IgG的Fc段为靶抗原的自身抗体，其敏感性和特异性分别为60%~70%和50%~90%，这取决于研究的人群。抗瓜氨酸肽/蛋白抗体（ACPA）的检测普遍用于RA患者的诊断。抗CCP抗体在60%~70%的RA患者中为阳性，并对该病的特异性>95%。类风湿性关节炎患者常有FBC异常，伴有贫血和血小板增多症，与慢性炎症一致。因肝肾功能可能会影响药物的选择，所以需对其进行检查。若有尿酸升高，应首先排除痛风，因为痛风常被误诊为类风湿性关节炎。

诊断

RA的诊断需要详细的病史和恰当的查体（图18-1）。ACR/EULAR分类标准（表18-1）可作为患者初始诊断的指导。

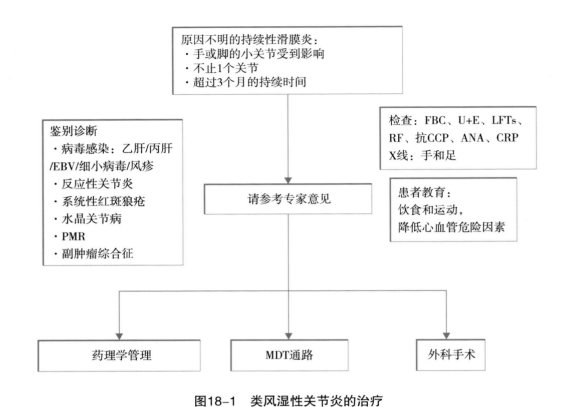

图18-1 类风湿性关节炎的治疗

表18-1 RA的分类标准

类风湿性关节炎的分类标准[2010年美国风湿病学会（ACR）/欧洲抗风湿病联盟(EULAR)分类标准]		
计分方法：根据A~D类进行计分；≥6/10分的可明确诊断为RA		
范围	**参数**	**分数**
A关节受累	1个大关节	0
	2~10个大关节	1
	1~3个小关节	2
	4~10个小关节	4
	10个以上关节	5
B血清学检查	RF和ACPA阴性	0
	RF和ACPA弱阳性	2
	RF和ACPA强阳性	3
C急性期反应物	CRP和ESR正常	0
	CRP和ESR异常	1
D症状持续时间	<6周	0
	≥6周	1

治疗

保守治疗：多学科协作和患者教育对 RA 的治疗和改善预后至关重要。RA 的护理通常由风湿病专科医生指导，全科医生、骨科医生、护士、职业治疗师、理疗师和足病医师共同参与。日常生活中可使用夹板和助行器。类风湿关节炎患者的治疗方法已经发生了巨大的变化，目前治疗的重点是早期开始使用改善病情的抗风湿药物（DMARDs，表 18-2），并在必要时使用生物制剂（表 18-3），以缓解病情，或降低疾病活动性。

表18-2 DMARDs的适应证及不良反应

	剂量	不良反应
甲氨蝶呤	7.5~25mg/周	肝毒性 肺炎 骨髓抑制 致畸
柳氮磺吡啶	500mg/天，每周增加500mg，最高至2g/天	肝毒性 骨髓抑制
来氟米特	10~20mg/天	肝毒性 胃肠道不良反应 肺浸润/肺炎 高血压 致畸
羟氯喹	200~400mg/天	肾损害
硫唑嘌呤	1mg/（kg、天），4~6周后增加到2~3mg/（kg、天）	肝毒性 骨髓抑制

表18-3 生物制剂的成分及不良反应

	作用机制	不良反应
阿达木单抗	全人源化完全抗肿瘤坏死因子单克隆抗体	头痛，恶心，过敏反应，严重细菌感染，脱髓鞘，心力衰竭恶化，结核病复发
依那西普	重组人肿瘤坏死因子受体融合蛋白	—
戈利木单抗	全人源化抗肿瘤坏死因子单克隆抗体	—
赛妥珠单抗	全人源化抗肿瘤坏死因子的聚乙二醇化Fab片段	—
英夫利西单抗	人-鼠嵌合抗肿瘤坏死因子单克隆抗体	—
阿纳白滞素	IL-1受体拮抗剂	注射部位反应，感染，血液恶液质
利妥昔单抗	抗CD20嵌合单克隆抗体	输液反应，病毒感染，乙型肝炎复发，进行性多发性脑白质病

皮质类固醇具有快速有效的抗炎作用，与其他 DMARDs 一起使用，可缓解症状。由于类固醇引起的不良反应（骨质疏松症、高血糖、高血压、皮损、消化性溃疡、感染）较大，应使用其最低有效剂量。监测并记录治疗反应，可使用疾病活动评分（DAS）–28 等综合评分系统。

非甾体抗炎药（NSAIDs）/COX2 抑制剂可用于控制疼痛和缓解症状。所有口服非甾体抗炎药 / COX–2 抑制剂镇痛作用都差不多，但其潜在的胃肠道、肝脏和心肾毒性各不相同。

手术治疗：对于因关节损伤、畸形或缺陷而导致持续疼痛的患者，可采用手术治疗，手术方式包括关节镜、关节融合术和关节成形术。突触切除术也可以减轻疼痛。

并发症

类风湿性关节炎的并发症有肌腱断裂、神经卡压和应力性骨折，同样需要手术治疗。RA 是心血管疾病的独立危险因素。需监测血压和胆固醇，以降低心脏病和中风发作的风险。服用 DMARDs 的患者会有免疫抑制，需使用流感和肺炎球菌疫苗来降低发病风险。

血清阴性脊柱关节病

简介

脊柱关节病（SpAs）是一组炎症性疾病，包括PEAR：
- 银屑病性关节炎（**P**soriatic arthritis）
- 肠病性关节炎（**E**nteropathic arthritis）
- 强直性脊柱炎（**A**nkylosing spondylitis，AS）
- 反应性/Reiter 关节炎（**R**eactive/Reiter's arthritis）

注意，对未分化脊柱炎（USpA）也有分类方法。

发病率和流行趋势

在白种人中，SpA 的患病率为 0.5%~2%，在全世界范围内差异很大。AS 和 USpA 是最常见的 SpA，反应性关节炎不常见。

病因学分析

脊柱关节病的病因复杂，可能是遗传因素和环境因素相互作用的结果，与 HLA–B27 基因有很强的相关性。92% 的 AS 患者、80% 的反应性关节炎患者、60% 的银屑病和 IBD 相关性脊柱炎患者的 HLA–B27 基因呈阳性。

临床表现

SpAs 有以下临床表现（表 18–4）：
- 中轴骨关节炎（骶髂关节和脊椎）；
- 周围关节单关节炎；

· 附着点炎（肌腱附着处）；

· 手足炎（所有 digit - sausage finger 发炎）和银屑病关节炎手指缩短；

· 多数为 HLA-B27 阳性和类风湿因子阴性。

这些症状复杂的患者，完整的病史对于快速诊断非常必要。背痛是 SpAs 患者的主要症状，因此要区分背部疼痛的机械和炎症原因。

炎性背痛的特点

休息时疼痛加重；

活动时疼痛减轻；

睡觉时痛醒；

晨僵持续 30 分钟或更长；

间或伴有臀部疼痛。

表18-4　SpA的临床表现

表现	特点
肌肉骨骼 · 炎性背痛 · 周围关节炎 · 附着点炎 · 手足炎	40岁前发病，隐匿性发作，夜间疼痛，运动改善，休息加重； 不对称，主要影响下肢，症状与RA相似； 附着点炎是SpA较特异的表现，最常见的部位是跟腱； 整个手指肿胀，该症状对SpA没有特异性，可见于结核病、梅毒、结节病、镰状细胞病和痛风
皮肤和指甲	银屑病、白皮病、指甲病
炎性眼病 · 结膜炎 · 前葡萄膜炎	前葡萄膜炎可为单侧急性起病，可以是SpA的最初症状，表现为发红、疼痛和畏光。如果不充分治疗，视力可能受损。建议紧急转诊眼科
胃肠系统	10%的炎症性肠病患者有SpA的症状和体征
泌尿生殖系统	尿道炎，宫颈炎
心血管系统	主动脉瓣反流，心肌传导缺陷

更全面的病史有助于确定系统性症状，并对各个 SpAs 进行鉴别诊断：

· 起病、症状类型和严重程度。

· 关节肿胀：哪些关节肿胀？何时肿胀？

· 近期感染：关节炎发病前一个月或更短时间内有无感染史，包括尿道或阴道感染，以及腹泻。

· 全身系统性症状：包括体重减轻和盗汗。

· 既往病史：银屑病、炎症性肠病（IBD）、虹膜炎、间歇性足跟痛。

· 吸毒史和性生活史。

· SpA、银屑病和 IBD 家族史。

初步检查

在初级保健层面，应考虑以下辅助检查：

· 血液学：FBC、ESR、血浆黏度。

· 生化检查：尿素和电解质、CRP、血清尿酸盐、肝功能和骨代谢生化项目。

· 免疫学和组织分型：RF、抗 CCP 抗体和自身抗体（通常不包括 HLA-B27）。

· 微生物学：尿道或宫颈拭子和粪便培养。

· 关节抽吸：用于显微镜检查、病原体培养和药敏试验及晶体检查。

· 影像学检查：若骨盆前后位 X 线片提示骶髂关节炎，可辅助诊断 AS。AS 的晚期影像学表现为"竹节征"，提示存在脊柱融合。其他影像学检查，如骨扫描和 MRI 扫描，可用于确诊疑似病例。

· 艾滋病毒检测。

本章将回顾成人 SpA 家族疾病的临床表现、诊断及分型。图 18-7 和 18-8 给出了这些患者的治疗原则。

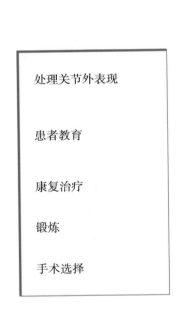
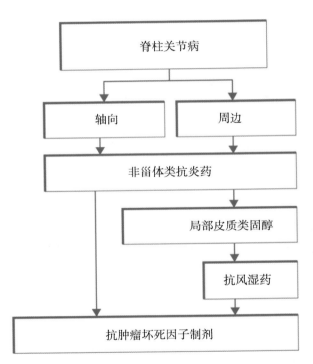

图18-7　SpA的治疗

扫码获取

☆配套电子书
☆专业公开课
☆案例分析
☆行业资讯

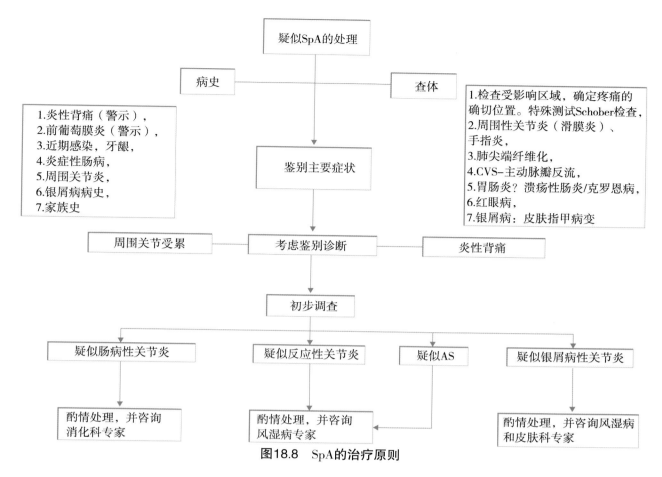

图18.8　SpA的治疗原则

强直性脊柱炎

背景

强直性脊柱炎（AS）的特点是隐匿起病的下背部疼痛，好发于青春期晚期或成年早期，可能累及部分或全部脊柱，其典型表现是双侧骶髂关节炎。AS的诊断比较困难，因为在疾病早期很少有客观征象。

诊断

根据修改后的纽约标准进行诊断。

临床参数

· 腰背部疼痛超过3个月，运动后改善，休息无法缓解。

· 腰椎前屈和侧屈受限。

· 与正常值相比胸廓扩张受限，程度与年龄和性别有关。

影像学参数

· 双侧骶髂关节炎 ≥ 2 级。

· 单侧骶髂关节炎 3~4 级。

若患者满足至少一个影像学参数加至少一个临床参数，则可明确 AS 的诊断。

查体

改良 Schober 试验是评估前屈和过伸受限程度的标准检查方法。直立位时，在患者背部做两个标记：骶骨窝下 5cm 和上 10cm 处。前屈时，这两个标记点之间的距离应从 15cm 增加到 20cm。任何增幅小于 5cm 的情况都被视为前屈受限。

随着病情的进展，患者会出现特征性的"问号姿势"，这是由于腰椎前凸的消失、胸部过度后凸及颈部不能伸展造成的。1/3 的 AS 患者也有外周单关节或少关节炎。

皇家国立风湿病医院（Bath）制订了一些指标（如 BASFI 和 BASDAI），对患者的疾病活动度进行评分，并可用于评估疾病进展和患者对治疗的反应。

治疗

图 18-7 显示了 AS 药物治疗的方法。外科手术是解决并发症的最后办法，包括关节成形术、脊柱骨折固定和畸形矫正。

其他炎症性关节炎

反应性关节炎

反应性关节炎（ReA）定义为感染后发生的脊椎关节炎。尽管与感染有关，但滑膜液培养常为阴性，且抗生素治疗无效。

ReA 有两个主要的临床特征：

1. 关节炎发病前 1~4 周存在感染。有时无明确的感染史，提示亚临床感染或其他环境因素可能在该病的发病中起作用。

2. 单发性或多发性关节炎，常累及下肢。

ReA取代了术语Reiter综合征，它指的是以下三联征：

1. 反应性关节炎；

2. 结膜炎；

3. 尿道炎。

与反应性关节炎相关的细菌包括：

· 沙门氏菌；

· 志贺氏菌属；

· 小肠结肠炎耶尔森菌；

· 空肠弯曲杆菌；

· 艰难梭菌；

· 沙眼衣原体。

大多数患者在 6 个月内症状完全缓解。控制症状可使用非甾体抗炎药和关节内类固醇注射。如果滑膜炎和关节损伤持续存在，可以启动 DMARDs 治疗。

肠病性关节炎

肠病性关节炎（EA）与 IBD 有关。有 10%~20% 的 IBD 患者可能有关节受累表现，这也可能是 IBD 的症状。若患者存在口腔溃疡、结节性红斑或坏疽性脓皮病，临床医生应考虑是否存在潜在的肠道疾病。

肠道受累和关节炎的其他情况
- 反应性关节炎；
- 惠普尔病；
- 白塞氏病；
- 腹腔疾病；
- 寄生虫感染；
- 假膜性结肠炎；
- 肠道旁路手术。

EA 主要有两种类型：

1. 急性周围性少关节病（影响 6 个或更少关节），关节炎伴 IBD 发作（1 型关节病），或多关节病伴 MCP 关节受累（2 型关节病）。

2. 脊柱炎和骶髂关节炎：患者通常主诉有炎症性背痛症状。在 4%~18% 的患者中存在无症状的骶髂关节炎。轴骨受累在临床和影像学上与 AS 无法区分。

EA 常随胃肠道症状的缓解而改善。

银屑病性关节炎

银屑病关节炎（PsA）是一种与银屑病相关的炎症性关节炎。银屑病在普通人群的发病率为 2%~3%，其中高达 30% 的人发展为银屑病性关节炎，没有性别差异。PsA 通常在银屑病发病后 10 年内发展。在某些病例中，银屑病和关节炎的发病一致（图 18-9、18-10）。

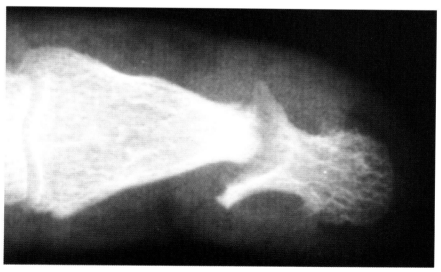

图18-9　"杯状铅笔"畸形是银屑病关节炎的一个特征

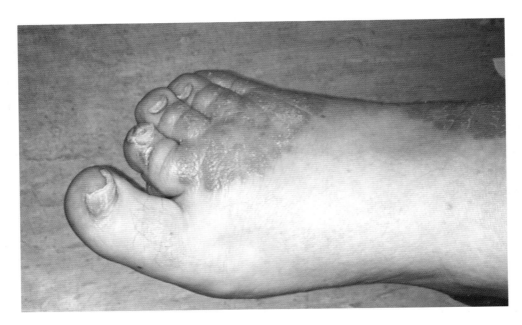

图18-10 银屑病关节炎伴趾关节炎和活动性银屑病

PsA 被归为脊柱关节病，因为高达 40% 的 PsA 患者患有脊柱炎，HLA-B27 相关性以及关节外特征都是脊柱关节病常见的表现。PsA 有五种临床类型。

银屑病性关节炎的关节受累模式：

- 远端关节炎：累及远端指间（DIP）关节；
- 不对称性少关节炎：不到 5 个小关节和 / 或大关节受到不对称分布的影响；
- 对称性多关节炎，与类风湿性关节炎（RA）相似，有时无法区分；
- 多发性关节炎：变形性和破坏性关节炎；
- 脊柱关节炎，包括骶髂关节炎和脊柱炎。

SpAs的一般治疗

SpAs 治疗的目的是减缓疾病进展，控制疼痛，改善功能，需要多学科合作实现，包括物理疗法、职能治疗和药物治疗。患者教育是治疗的核心；保持良好的姿势、防止屈曲挛缩、深呼吸练习和戒烟对治疗都能起到一定的作用。治疗方案的选择取决于患者的意愿和期望以及疾病的当前表现：症状严重程度、疼痛程度、残疾程度、年龄、性别、合并症和合并药物。脊柱关节病的关节外表现应酌情转诊至相应科室（图 18-3）。

骶髂关节炎和脊柱炎

药物治疗可选择以下一种或多种：非甾体抗炎药、镇痛药、DMARDs 和抗肿瘤坏死因子药物。非甾体抗炎药和 COX2 抑制剂用于缓解症状。尽管症状得到控制，但仍可能出现影像学进展（图 18-2）。

其他

关节炎最初是使用非甾体抗炎药来控制的。如果疗效不佳，可以使用关节内注射皮质类固醇或口服类固醇。若仍不能缓解，应考虑使用 DMARDs（如甲氨蝶呤和硫唑嘌呤）和生物制剂。有证据表明，非甾体抗炎药可引起胃肠道症状，因此在肠易激患者中应谨慎使用。如果采用上述治疗后关节炎持续存在，建议使用 TNF-α 抑制剂（表 18-3）。

延伸阅读

［1］Gladman, D.D. (1998). Clinical aspects of the spondyloarthropathies. American Journal of Medical Science 316: v234.

［2］Hakim, A., Clunie, G., Haq, I. (2011). Oxford Handbook of Rheumatology. Oxford University Press, Oxford, UK.

［3］National Institute for Health and Care Excellence. (2010). Psoriatic arthritis – etanercept, infliximab and adalimumab. Technology TA199. www.nice. org.uk/ta199.

［4］National Institute for Health and Care Excellence. (2009, February). Rheumatoid arthritis: the management of rheumatoid arthritis in adults. Clinical guidelines, CG79. www.nice.org.uk/cg79.

［5］National Institute for Health and Care Excellence (NICE). (2008, May). Ankylosing spondylitis - adalimumab, etanercept and infliximab. Technology appraisals (TA)143. www.nice.org.uk/guidance/TA143.

［6］Singh, J.A., Furst, D.E., Bharat, A., et al. (2012). Update of the 2008 American College of Rheumatology Recommendations for the Use of Disease - Modifying Antirheumatic Drugs and Biologic Agents in the Treatment of Rheumatoid Arthritis. Arthritis Care and Research (Hoboken) 64(5): 625 – 639.

［7］Vinson, E.N. Major, N.M. (2003). MR imaging of ankylosing spondylitis. Seminars in Musculoskeletal Radiology 7 (2): 103 – 113.

［8］Zochling, J. (2008). Assessment and treatment of ankylosing spondylitis: current status and future directions. Current Opinon Rheumatology 20 (4): 398 – 403.

第十九章　骨关节感染

James Donaldson and Jonathan Miles

Royal National Orthopaedic Hospital, Stanmore, UK

概述

- 急性骨髓炎：
  - 通常由金黄色葡萄球菌感染引起。
  - 最常见于儿童和婴儿。
  - 使用抗生素进行治疗。
- 亚急性骨髓炎：
  - 起病比急性骨髓炎隐匿。
  - 需要使用抗生素，有时需要外科清创。
- 慢性骨髓炎：
  - 导致骨骼坏死，通常严重侵犯软组织。
  - 通常需要手术，但效果并不总是理想的。
- 化脓性关节炎：
  - 可以造成骨科急症。
- 人工关节感染：
  - 是一个复杂的问题。
  - 如果紧急治疗，可以保留植入物。
  - 如果延误治疗，常需移除植入物，且抗生素治疗延长 1~2 个疗程。

感染概述

感染是病原体在人体组织内繁殖和传播的一种状态。

常伴有典型的炎症症状：

- 发红（rubor）；

·肿胀（tumor）；

·疼痛（dolor）；

·功能丧失（functiolaesa）；

·发热（pyrexia）。

骨和软骨很容易受到急性感染时特有的压力积聚的损害。手术时机的选择很重要。在急性情况下，抗生素是唯一需要的治疗。如果有脓液，就要排干净。对于慢性感染，较难决定采取保守治疗还是手术治疗，视病情而定。骨科感染的治疗原则是：

·镇痛和支持措施；

·受影响的部位制动；

·收集微生物样本后，开始有效的抗生素治疗；

·去除坏死组织和骨。

急性骨髓炎

骨髓炎是指由感染性病原体引起的骨的炎症。好发于儿童及免疫功能低下的成人。

病因

感染的来源通常有两种：

1. 最常见的是细菌的血行播散。菌血症导致细菌沉积，通常在干骺端（儿童最常见的是胫骨近端或股骨远端，成人则是脊柱周围）。

2. 手术、外伤或植入导致直接感染。

局部因素和宿主因素（年龄过小、营养不良、免疫抑制、糖尿病等）共同作用，导致相应的症状和结果。约50%的患者可以通过血液培养确定致病微生物。伤口拭子对确诊也非常重要。金黄色葡萄球菌是最常见的致病菌，其他细菌感染也普遍存在，取决于患者的年龄（表19-1）。

表19-1 骨科常见的感染

婴儿（<1岁）	儿童（1~16岁）	成人	特殊病例
B族链球菌	金黄色葡萄球菌	金黄色葡萄球菌	沙门氏菌（镰状细胞病）
金黄色葡萄球菌	A族链球菌	表皮葡萄球菌	假单胞菌（静脉吸毒者）
大肠杆菌	流感嗜血杆菌	革兰阴性杆菌	淋病奈瑟菌（性传播疾病）

发病机制

干骺端更易发生感染，原因是营养动脉中的发夹环易引起的血管瘀滞，有利于细菌的聚集。在新生儿中，骨骺和干骺端之间仍有联系，感染可在骨末端定植，导致关节感染（化脓性关节炎）和生长障碍。在年龄较大的儿童中，生长板是感染传播的屏障，急性骨髓炎通常局限于干骺端（图19-1）。

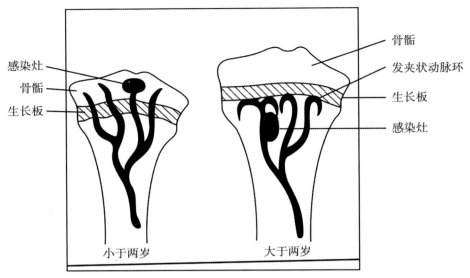

感染灶
骨骺
生长板

骨骺
发夹状动脉环
生长板
感染灶

小于两岁　　　　大于两岁

图19-1　干骺端感染灶

骨髓炎的特点是：

· 炎症发生。

· 第2~3天出现化脓。

·骨内压力升高会导致组织坏死和进一步的血管瘀滞。在此阶段可能会发生无法修复的损坏。

· 坏死的骨可分离。

· 反应性新骨在第二周结束时形成，慢慢变厚，形成一个包围感染组织和死骨的包膜。

· 感染得到适当治疗，最后可消退和治愈。

· 治疗不当，慢性感染可能持续存在。

临床表现

患肢疼痛伴局部压痛及发热和全身不适是常见的症状。患儿会抗拒使用患肢，并可能存在近期其他部位的感染史。若软组织受累，之后会伴有局部肿胀和发红的症状。新生儿的发育障碍较轻（发育不良和易怒）。

辅助检查

·血液检测：CRP和ESR通常会升高。需检查尿酸（痛风）、血液培养、自身免疫（如类风湿关节炎、系统性红斑狼疮等）和凝血功能（关节积血）。

· X线检查最初可正常，继而出现骨折、硬化、空洞或腐蚀（图19-2）。

· 超声可显示骨膜下积液。

· 骨扫描很敏感，但特异性不高。

· MRI扫描很敏感，可显示骨膜反应、软组织受累和骨髓改变（图19-3）。

· 关节穿刺术用于滑膜液分析：显微镜检查、革兰氏染色、培养、抗生素敏感性实验、细胞学和生物化学检查。

·影像学引导下的骨活检通常是最后的检查手段，因为它可能没有阳性发现。

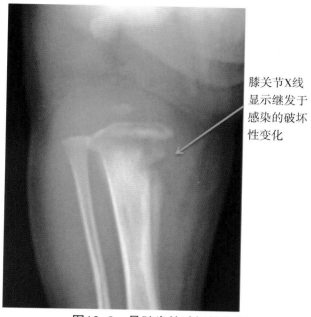

膝关节X线
显示继发于
感染的破坏
性变化

图19-2　骨髓炎的破坏性表现

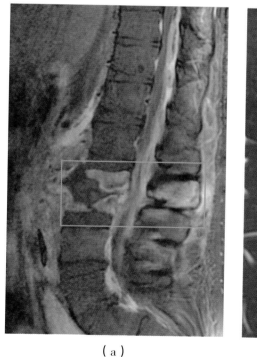

（a）

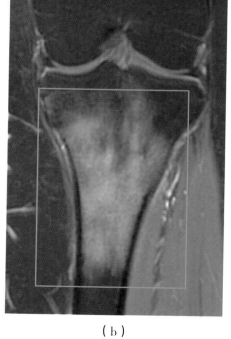

（b）

图19-3（a）成人脊柱椎体骨髓炎　（b）胫骨近端感染高信号的MRI图像

鉴别诊断

·蜂窝织炎。

- 反应性关节炎；
- OA 或 RA；
- 外伤；
- 晶体性关节炎；
- 坏死性肌炎或筋膜炎；
- 骨或软组织肿瘤。

治疗

- 支持性治疗包括镇痛、静脉输液和肢体夹板固定。
- 抗生素治疗：
  - 培养样本后，立即使用公认的抗葡萄球菌和链球菌活性的广谱抗生素，静脉输入。
  - 一旦确定致病菌，即对抗生素进行相应的调整，并在治疗结束时改为口服。
  - 抗生素的使用通常需要至少 6 周。
  - 感染治疗得越早，治愈的机会就越高。
- 手术治疗（开放式手术或关节镜手术）：
  - 当存在明显的骨膜下或软组织积液且需引流时，常需多次进行。
  - 清理坏死的骨。
  - 治疗复发性疾病或对抗生素治疗无效的疾病。

骨髓炎并发症

- 败血症。
- 转移性感染。
- 反复感染：取决于感染部位和开始治疗的时间。
  - 膝盖周围复发率 20%，
  - 跖骨 50%，
  - 早期诊断治愈率 92%；晚期诊断治愈率 25%。
- 骨生长改变、畸形和肢体长度差异。
- 病理性骨折。
- 慢性骨髓炎。
- OA。
- 半脱位 / 脱位。

亚急性骨髓炎

亚急性骨髓炎起病隐匿，症状更少。疼痛可能持续数周，其症状相对温和，是因为致病菌毒性较小或机体有较强的先天抵抗力所致。50% 的病例血液检查正常。典型的 X 线片（图 19-4）可以显示空洞，周围有硬化的光环（Brodie 脓肿）。好发部位是胫骨近端或股骨远端（MRI，图 19-5）。

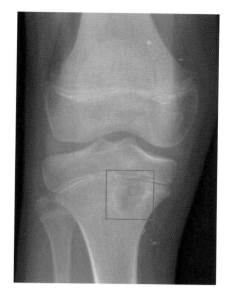
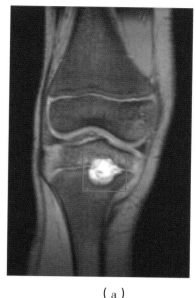
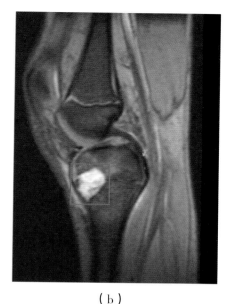

（a）　　　　　　　（b）

图19-4　Brodie脓肿X线片　　　　　图19-5　Brodie脓肿的MRI（a）冠状面和（b）矢状面图

　　诊断时需排除良性或恶性骨肿瘤，常需要进行活检。细菌培养在50%的病例中呈阳性，多为金黄色葡萄球菌。

　　治疗可选择非手术固定和抗生素治疗。如果诊断有疑问，或者对长期抗生素治疗、放疗或化疗都不敏感，则应进行手术治疗。若表面有脓肿，也需要切开引流，辅以抗生素治疗。

慢性骨髓炎

　　过去，慢性骨髓炎常继发于急性骨髓炎。如今，更常见于开放性骨折或手术后遗症。

临床表现

· 感染的系统特征（但并非总是存在），
· 局部疼痛和分泌物，
· 组织增厚和硬化，
· 关节挛缩和骨畸形。

具体临床表现取决于宿主的生理状况、受累部位、功能损害程度和骨坏死程度。

图 19-6 显示了感染性胫骨骨折不愈合的手术。

影像学检查

· X 线片显示：
　。骨吸收；
　。骨膜增厚；
　。骨质疏松症；
　。梗死骨及其周围的包膜（骨膜新骨形成，图 19-7）。
· 骨扫描、CT、MRI 和超声扫描检查有助于确诊。

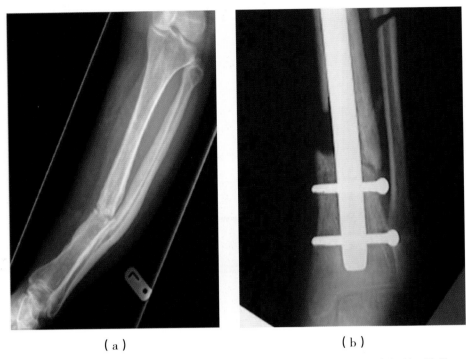

图19-6 感染性胫骨骨折不愈合（a）无内固定和（b）带髓内钉的X线片

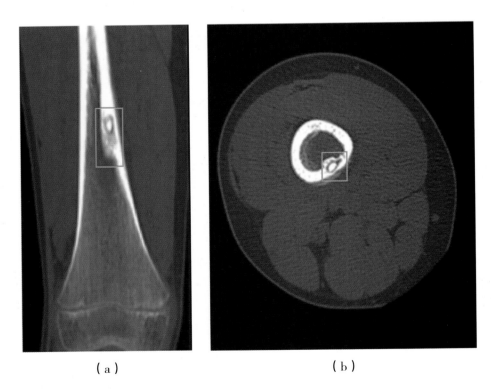

图19-7 CT显示皮质内死骨（a）冠状位和（b）轴位图像

治疗

慢性骨髓炎（图19-8）难以治愈，单独使用抗生素治疗往往效果不佳，一般需要骨科感染专科参与。

· 手术清创、切除和冲洗：坏死的骨组织、受感染的软组织、化脓性物质、窦道、异物或金属植入物都需要清理。

· 重建骨缺失：包括骨移植或用外部固定器重建肢体较大缺损（图19-8）。

· 软组织：需要局部组织瓣或游离皮瓣移植。

· 抗生素：

  。 使用抗生素治疗前，应收集骨标本进行微生物培养。

  。 在骨水泥、植入物周围或冲洗中局部使用抗生素，以避免无效腔产生。

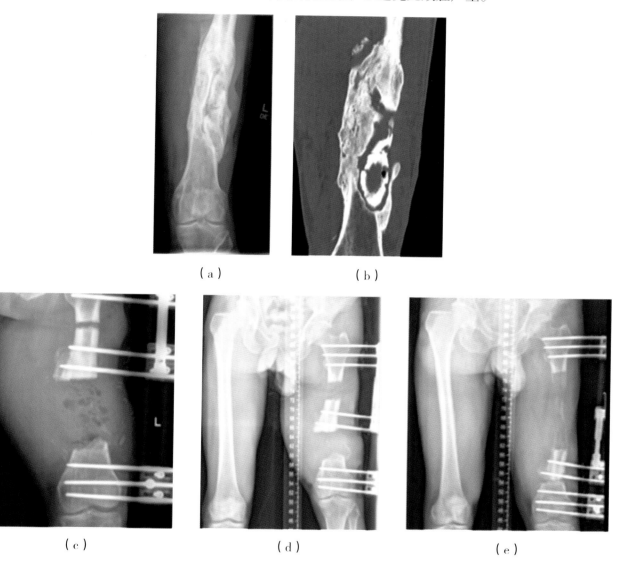

图19-8　股骨远端慢性骨髓炎（a）X线片；（b）CT扫描；
（c）骨切除术后；（d）更多近端骨转移；（e）骨远端对接，继而新骨形成

人工关节感染

假体感染是骨科手术最严重的并发症之一，其处理方法包括手术干预和长期抗生素治疗。尽管有复杂的预防策略，选择性关节置换术的术后感染率仍维持在 1% 左右，创伤固定后的感染率更高。

病理学机制

生物材料和其他外部植入材料是无生命的，易受细菌定植感染。正常情况下，机体产生蛋白质和血小板，形成覆膜包被植入物。但若在覆膜形成前，致病微生物先一步到达植入物，则可黏附聚集，进而形成一种被称为生物膜的结构。生物膜的存在，使致病微生物能抵抗外部和内部环境因素（如抗菌剂和宿主免疫系统）的影响。最常见的致病微生物有凝固酶阴性的葡萄球菌、凝固酶阳性的金黄色葡萄球菌和多种菌混合感染。

临床表现

人工关节感染的临床表现，参见表19-2。

表19-2　人工关节感染的临床表现

术后早期	慢性晚期	血源播散
·术后立即发生 ·伤口可能红肿、流脓和疼痛 ·很难区分浅表或深部感染（深至筋膜） ·在这个阶段仍可进行植入物修复	·感染可能源于手术时，但因致病微生物毒力低或接种量低会延迟症状的出现 ·要根治感染，常需移除植入物	·植入物的功能突然、迅速退化 ·通常需要数年才能出现症状，与术后早期感染症状相似 ·可由其他部位感染引发，如牙科手术、尿脓毒症或远程感染 ·如果治疗及时，植入物仍可修复

辅助检查

术前辅助检查没有100%的敏感性和特异性。因此，很难做出诊断。需详细询问并记录病史，从中可能发现关键的诊断依据。其他辅助检查包括：

- 血液学检查。
- 核成像：骨扫描（术后2年仍呈现"热像"）或标记白细胞扫描。
- X线检查（可正常，后期可显示脓毒性松散结构）。
- 微生物学检查：
  - 穿刺液培养（70%敏感度）；
  - 聚合酶链反应（假阳性率高）；
  - 术中样本培养。

治疗

手术治疗（图19-9）

- 广泛细致的清创，保留假体：
  - 急性（术后或血源性感染）；
  - 需要尽早手术（至少在6周内），防止生物膜形成。
- 慢性感染的修复手术
  - 一阶段修复：

    低毒微生物感染；

    软组织情况良好；

扫码获取

☆配套电子书
☆专业公开课
☆案例分析
☆行业资讯

无骨丢失；

已进行微生物鉴定和抗生素敏感性试验。

  ◦二阶段修复：

成功率在 85%~90%；

第一步清创，移除植入物，并插入一个临时垫片；

修复后进行抗生素治疗，通常为 6 周或更长时间；

当感染迹象消除（疼痛/红肿缓解、CRP 和 ESR 恢复正常），可进行第二步，植入永久性假体。

·关节融合术：过去常用的手术方式，目前仅软组织包膜严重受损时使用。

·关节切除成形术（Girdlestone 手术或切除性关节成形术）：这是一种会致残的手术方式，仅用于濒死或关节无法重建的患者。

·截肢/关节切断术：用于骨骼和软组织情况不佳，或其他治疗失败时的复发性感染。

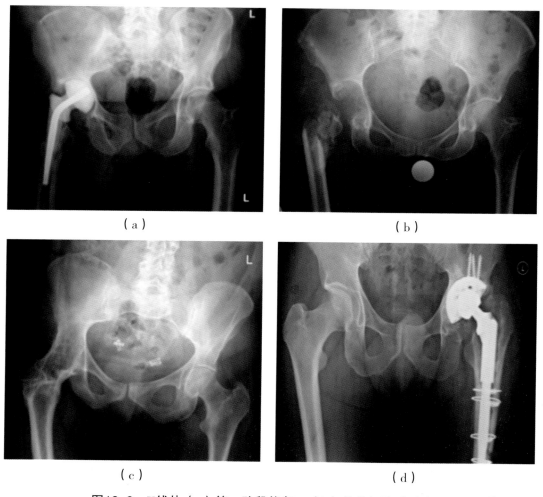

（a）　　　　　　　　　　　　（b）

（c）　　　　　　　　　　　　（d）

图19-9　X线片（a）第一阶段修复；（b）关节切除成形术；
（c）髋关节融合术；（d）第二阶段修复全髋关节置换术

抗生素治疗

修复手术后，都要进行抗生素治疗，所选择的抗生素种类、给药方式、用药时间取决于患者整体情况和致病菌。如果不能进行手术治疗（患者情况不允许或不愿接受修复手术），可选择长期使用抗生素。应保持假体固定不移动。明确致病菌及其药物敏感性，能更有针对性地使用抗生素。预防骨科手术感染的方法见表19-3。

表19-3 预防骨科手术感染的方法

时间	措施
术前	改善患者一般情况： ·控制血糖， ·戒烟， ·避免感染性手术， ·控制体重，改善血管功能； 使用抗菌剂，适当沐浴； 清除可能的MRSA感染
围手术期	预防性使用抗生素； 手术室正压通风和层流； 恰当的手术服及盖布； 抗生素浸渍骨水泥； 控制出血
术后	无菌敷料； 避免干扰切口位置； 适当洗手

结核感染

结核病好发于人口密度大、卫生条件差和营养状况不良的发展中国家。在发达国家中，由于人口老龄化、全球旅行和免疫抑制性疾病（特别是艾滋病毒），其发病率呈上升趋势。只有少数结核病人（3%~5%）会有骨关节受累，其中一半会有脊椎疾病。

发病机制

结核分枝杆菌是一种需氧菌，通过肺部或胃肠道进入人体，造成组织坏死和干酪化，引起肉芽肿反应。感染的主要病灶通常在肺部和局部淋巴结，通过血源性传播累及肌肉骨骼。最初可能造成滑膜炎或骨髓炎。在这个阶段，软组织肿胀，造成运动受限，继而发生关节退行性病变及破坏。常通过纤维强直达到愈合。

临床表现

结核病的临床特征可分为全身性、肺性和肺外性（如肌肉骨骼，表19-4）。

表19-4 肺外结核的临床特征

特征	部位
一般情况	骨骼肌
低热	肿胀、僵硬
盗汗	运动受限
体重减轻	疼痛
厌食	畸形
全身不适	窦道产生
	神经功能受损（累及脊柱）

辅助检查

- X 线检查
  - 软组织肿胀；
  - 关节周围骨质疏松，腐蚀；
  - 很少或没有骨膜反应；
  - 脊椎：椎间盘狭窄或被破坏，其周围的骨质侵蚀和塌陷。
- 血液学检查：血沉升高。
- PPD 试验阳性。
- 滑液中抗酸杆菌（AFB）阳性。
- 组织活检对 AFB 最敏感。

治疗

- 化疗
  - 专业抗结核治疗必不可少，常采用多种疗法来减少耐药性产生。
- 很少需要手术，除了以下情况：
  - 有截瘫风险或已经发生时，进行紧急手术脊柱减压和稳定。
  - 病情稳定后，进行关节固定术或关节成形术。关节置换手术的术前和术后需行抗结核治疗。

脊髓灰质炎

脊髓灰质炎是一种急性病毒性疾病，影响脊髓和脑干的前角细胞，导致不对称的下运动神经元麻痹。在发达国家，在广泛接种疫苗后，该病已非常罕见，但在全球范围内仍有 4% 的发病率。

临床表现

只有一小部分患者出现症状，但有以下几个公认的阶段：

- 急性病：发热、头痛、关节被拉伸时，出现弯曲、疼痛。
- 弛缓性麻痹：高峰出现在起病后 2~3 天，可能导致呼吸困难。
- 恢复：恢复期从 10 天到 2 年不等。
- 后遗瘫痪：不对称肌无力可能导致关节畸形。
- 脊髓灰质炎后综合征：由于神经疲劳，造成新旧肌群进行性肌无力。

治疗

- 理疗和外科器械是治疗的主要手段。
- 必要时，可选择手术治疗，旨在通过肌腱转移、截骨或稳定关节来恢复功能。

椎间盘炎

局限于椎间盘的感染很少见。在成人中，通常是手术或血液传播的结果。例如透析患者。在儿童多为血液传播。椎体终板被迅速破坏，感染可进入椎体。主要表现为急性背痛、肌肉痉挛、活动受限和全身感染症状。治疗方法主要是长期使用抗生素。除了脓肿引起髓核受压迫外，很少需要手术。

表19-5列出了一些其他的软组织感染。

表19-5　多种软组织感染

疾病	临床特征	致病菌	治疗方法
蜂窝织炎	·深部皮下受累 ·边界常模糊不清	·A族链球菌 ·偶尔为金黄色葡萄球菌	抗生素治疗
丹毒	·浅表、界限清晰 ·红色、隆起伴疼痛的斑块	·A族链球菌 ·金黄色葡萄球菌	抗生素治疗
坏死性筋膜炎	·累及肌肉筋膜 ·浸润性	·A族链球菌	广泛的外科清创术
气性坏疽	·累及肌肉 ·疼痛、水肿和渗出	·产气荚膜梭菌或其菌属的其他菌	清创和筋膜切开术+/–高压氧
手术部位感染	·术后伤口分泌物和红斑	·多种菌感染 ·金黄色葡萄球菌 ·表皮葡萄球菌 ·MRSA ·A族链球菌	抗生素+/–伤口清创术
化脓性腱鞘炎	·肿胀、疼痛、香肠指 ·屈曲姿势，被动运动引起疼痛	·金黄色葡萄球菌	如及早发现，可夹板固定和使用抗生素；通常需要手术引流
甲沟炎	·甲沟皱襞感染，沿指甲分布	·金黄色葡萄球菌	脓液引流+/–抗生素
咬伤	·人类或动物咬伤	·多种菌感染	广谱抗生素。手部咬伤（击打伤）需要冲洗伤口
破伤风	·伤口感染引起的神经麻痹	·破伤风梭菌	·破伤风免疫球蛋白（如果疫苗接种状态未知）

延伸阅读

[1] Bulstrode, C., Wilson - MacDonald, J. (2011). Oxford Textbook of Trauma and Orthopaedics. Oxford: Oxford University Press.

[2] Osmon, D.R., Berbari, E.F., Berendt, A.R., et al. (2013). Diagnosis and management of prosthetic joint infection: clinical practice guidelines by the Infectious Diseases Society of America. Clinical Infectious Diseases 56 (1): 1 – 10.

[3] Rockwood, C. A., Green, D.P., Heckman, J.D., et al. (2001). Rockwood and Green's Fractures in Adults. Philadelphia: Lippincott Williams & Wilkins.

[4] Solomon, L., Warwick, D., Nayagam, S. (2001). Apley's System of Orthopaedics and Fractures, 8th ed. New York: London: Hodder Arnold.

[5] Warwick, D., Nayagam, S. (2010). Apley's System of Orthopaedics and Fractures, 9th ed. Boca Raton, FL: Hodder Arnold.

第二十章 代谢性骨病

Michael Fertleman, Shuli Levy, and Georgina Meredith
Imperial College Healthcare NHS Trust, London, UK

概述

- 代谢性骨病是发病的一个重要原因，尤其是老年人。
- 这些疾病中的，骨质疏松症是老年人骨折的主要原因。
- 维生素 D 缺乏和不足在老年人群中很常见，并且会导致骨折。
- 以患者为导向的健康目标和特定的虚弱干预是必不可少的。
- 痛风可能表现为炎症或化脓性关节炎。

背景

代谢性骨病（MBD）包括数种不同的骨骼疾病。在英国，最常见的是骨质疏松症。全世界有 2 亿人罹患此症，使之成为一个重大的公共卫生问题。随着人口老龄化，骨质疏松症的患病率将不断增加。另一种全球高发的 MBD 是维生素 D 缺乏或不足（非病理性的）。本章的目的是论述 MBD 的概况、诊断和治疗办法，以及如何尽早识别它们。

骨质疏松症

在英国，每年约有 7 万例髋关节骨折，其中绝大多数与潜在的骨质疏松症有关。大约有 10% 的 65 岁以上的人和 25% 的 85 岁以上的人罹患这种 MBD。预防跌倒、骨折发生前后对骨的脆性及健康程度在社区进行早期筛查，都有助于骨质疏松症的整体管理。

骨质疏松的骨由于骨密度降低而变得脆弱，因此有很高的骨折风险。不幸的是，这是一个回顾性的诊断，因为骨质疏松症在意外或脆性骨折发生之前不会出现任何症状。

脆性骨折是由低能量创伤造成的，正常情况下这种程度的创伤不会导致骨折。WHO 将其量化为相当于从站立高度或更低高度坠落的力。

危险因素

人类通常在 30 岁时骨量达到峰值，这主要是由基因决定的，但其他可变的因素，如饮食和早期的负重锻炼对其也有一定影响。峰值骨量的降低可增加晚年患骨质疏松症的概率。骨不断地被破骨细胞的吸收活动和成骨细胞的再形成活动重塑。健康的情况下，这一过程保持平衡，能维持正常的骨密度（BMD）。一旦这种平衡被破坏，则会导致骨质疏松症，如图20-1所示。

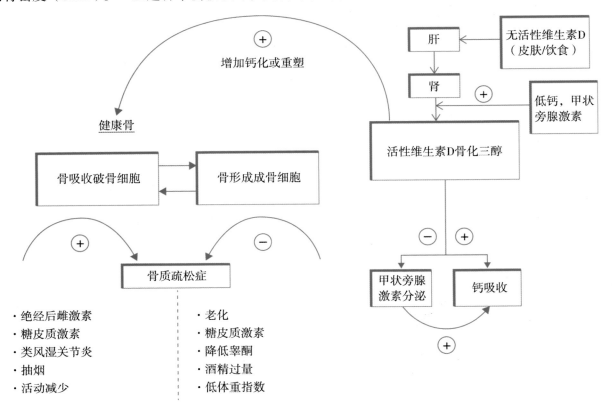

图20-1 骨代谢示意图

病因学

骨质疏松症的病因多种多样，最常见的原因是绝经后骨质流失，雌激素缺乏导致破骨细胞活性增加。因此，骨质疏松症在女性（1：2）的发病率比男性（1：5）高。当然，雌激素水平降低也会导致男性骨质疏松症。白种人和亚洲人患骨质疏松症的风险更大，一级亲属患有骨质疏松症的人也是如此。衰老或绝经后的骨质疏松症，称为原发性骨质疏松症。一些潜在的风险，如类风湿关节炎、糖皮质激素的使用和吸收不良，以及生活方式，如吸烟、久坐和饮酒，都可能导致继发性骨质疏松症。这些都以不同的方式影响骨密度（表20-1）。

表20-1 骨质疏松症的常见危险因素和潜在机制

危险因素	对骨的影响
原发性骨质疏松症	
绝经后（包括过早绝经）	雌激素减少导致破骨细胞活性增加
老龄化，行动不便	成骨细胞活性降低

续表

危险因素	对骨的影响
吸烟者	成骨细胞活性受损
继发性骨质疏松症	
钙和/或维生素D缺乏	甲状旁腺激素（PTH）升高，骨吸收增加，来代偿低血清钙水平
使用糖皮质激素与库欣综合征	成骨细胞活性降低，破骨细胞活性增加，钙吸收受到抑制
类风湿性关节炎	使用糖皮质激素及慢性炎症导致骨吸收增加
男性性功能减退	雌激素和睾酮水平降低，睾丸激素缺乏会降低成骨细胞的活性
摄入酒精过量	成骨细胞活性降低，相关营养物质（钙、维生素D）缺乏
吸烟	破骨细胞生成增加
吸收不良	主要是因为维生素D缺乏
低体重指数（BMI）	成骨细胞活性降低
体力活动不足	成骨细胞减少，破骨细胞活性增多

临床表现

通常情况下，骨质疏松症在骨折发生之前是无症状的，此时已经发生了显著的骨质丢失。常见的症状包括：

- 脆性骨折：从站立高度或更低处摔倒时发生。
- 疼痛：在新的、自发的骨折部位，或由于骨折产生的神经压迫造成疼痛。
- 因椎骨骨折导致的身高下降或进行性后凸畸形。

常见骨质疏松性骨折的部位：

- 脊椎：尤其好发于下胸椎和上腰椎；
- 髋关节：尤其是老年股骨颈骨折；
- 桡骨远端：
  - 常是伸手摔伤造成的 Colles 骨折；
  - 女性骨质疏松症的最初症状；
- 肱骨近端；
- 肋骨；
- 胫骨平台；
- 骨盆骨折（图 20-2）：常为骶翼、耻骨支和坐骨支。

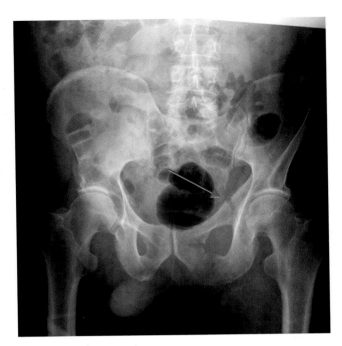

图20-2　左侧耻骨支骨折X线片

脊柱/椎体骨折

　　脊柱骨折可表现为急性腰痛，通常是自发产生，没有外伤史，或在床上打滚、咳嗽或举重物（图20-3）后突然发生。疼痛剧烈且局限。神经损伤较少见，除非骨折很严重，累及神经根。2/3的椎体压缩性骨折是无症状的，可通过影像学诊断。在 X 线片上，由于胸椎后凸或腰椎前凸，尤其为多节段受累时可出现脊柱长度缩短。

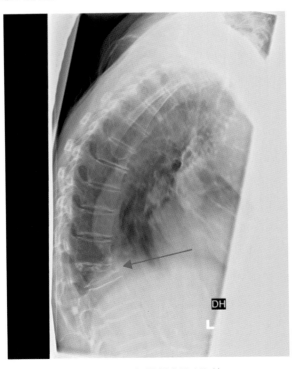

图20-3　脊椎骨折侧位片

根据椎体受影响最大的部位，对脊柱骨折进行影像学分类：

· 楔形骨折：前压缩导致楔形畸形。常见于下胸椎/上腰椎区域。

· 双凹骨折：中心受压。

· 挤压骨折：后部压缩。

髋关节（股骨颈）骨折

髋关节骨折是老年人骨质疏松症的常见表现，其中绝大多数是由于跌倒导致的脆性骨折（图20-4）。其特点是死亡率高、发病时间长和功能丧失。

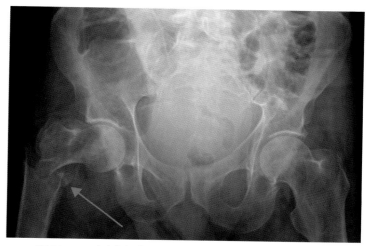

图20-4 右侧囊外股骨颈骨折的X线片（AP骨盆）

髋部骨折：

· 平均住院时间21天；

· 出院后28天的再入院率为11%；

· 30天死亡率约为10%；

· 估计1年死亡率为30%；

· 50%的患者在某种程度上永久残疾；

· 10%~20%的患者出院时需要护理机构进一步治疗。

这些骨折根据骨折部位的放射学特征进行分类：

· 囊内：在髋关节囊内，需要进行髋关节置换术或全髋关节置换术。

· 囊外：髋关节囊远端，需要动力髋螺钉（DHS）、空心螺钉或髓内钉。

评估

评估骨质疏松症，重点是确定高风险人群，需要进一步监测和治疗。当前NICE指南建议，处于危险中的个人应进行FRAX风险评估，以预测10年内的骨折风险。

FRAX评估工具：

· FRAX 是世卫组织风险评估工具，经验证可预测 10 年髋部和主要骨质疏松性骨折的概率；
· 该算法将年龄、性别、BMI、家族史和关键风险因素（如吸烟和饮酒）纳入计算风险；
· 无须骨密度即可评估分数，从而在无 DXA 扫描的情况下做出治疗决定。

以下患者群体存在风险：

· 所有 >65 岁的女性；所有 >75 岁的男性；
· <65 岁的女性，<75 岁的男性，且：
  ◦ 既往发生过脆性骨折或有脆性骨折家族史；
  ◦ 易导致继发性骨质疏松症的任何状况或行为（见表 20-1）。

这一评分可用来辅助制订相应的处理办法。国家骨质疏松指南小组（NOGG）建议根据 FRAX 评分对患者进行管理，如下所示（图 20-5）：

· 低风险：5 年或更短时间内重新评估；暂不治疗。
· 中风险：测量骨密度并重新计算 FRAX 评分，以确定是否需要干预。
· 高风险：在没有进一步骨密度评估的情况下开始治疗。

NOGG 还建议，有脆性骨折病史的已绝经妇女应考虑接受治疗，无须进一步调查。

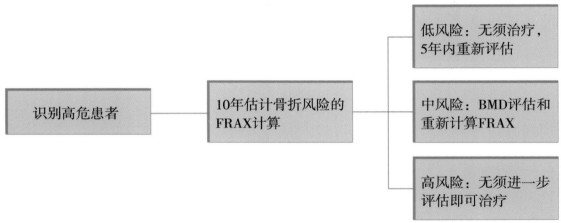

图20-5　NOGG推荐的骨折风险患者评估算法总结

双能X射线吸收测定法（DXA）扫描：

· DXA 扫描用于测量骨密度，作为骨质疏松症检查的一部分。
· 该技术利用不同骨骼对 X 射线的吸收量不同，来测算骨密度。
· 多用于评估腰椎、髋部和股骨近端。
· 结果用 T 评分或 Z 评分表示；测量单位为平均值的标准差（SD）。
  ◦ T 评分：将测量 BMD 与成人峰值 BMD 进行比较；
  ◦ Z 评分：将测量 BMD 与不同年龄、种族的 BMD 进行比较。
· WHO 根据 T 评分值分类如下：
  ◦ 0 ~ −1 SD= 正常骨密度；

- −1 ~ −2.5 SD= 骨痛；
- −2.5 SD 或以上 SD= 骨质疏松症。

治疗前，需进行一些关键的血液检查，有助于排除其他造成骨质疏松症的可逆性因素或风险因素。这些检查包括钙、维生素 D、甲状旁腺激素（PTH）、甲状腺功能测试（TFT）和骨髓瘤筛查。甲状旁腺激素检查和骨髓瘤筛查费用昂贵，只应在临床病史或基础生物化学指标提示需要进一步检查的情况下进行。

通过改变生活方式治疗骨质疏松症

骨质疏松症的治疗目标是将骨结构和密度进一步恶化的风险降至最低。改善骨骼健康可以通过抑制或增强骨代谢途径的不同元素（即破骨细胞和成骨细胞）来实现。NICE 提供了英国骨质疏松症的一级和二级治疗指南。

在开始药物治疗之前，应先协调个人健康目标。首要任务是调整个人生活方式，主要包括饮食和锻炼。"运动处方"包括常规负重运动（如星形跳或单足跳），效果显著，且已经被证实在绝经后妇女中可增加骨量。可以从"每天步行和交谈 20 分钟"开始，同时也推荐进行伸展和平衡运动，特别是户外运动，可以提高维生素 D 的水平。

饮食在骨质疏松症的治疗中起着关键作用。均衡的饮食应该包括高钙食物，如奶酪、鱼、蔬菜、豆类和种子类，以及谷类食品和水果。减少酒精摄入和吸烟也有利于骨骼健康。

通过药物治疗骨质疏松症

药物治疗方案由个体的 T 评分、年龄和骨折史决定。图 20-6 对此进行了说明。

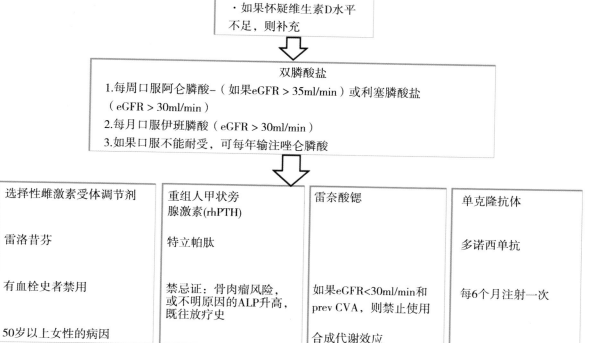

图20-6　骨质疏松症的药物治疗

钙和维生素D

建议所有住在养老院的老年人每天补充钙和维生素 D，已经被证实这样可以显著减少骨折的发生。采用其他药物治疗骨质疏松症的患者，都应服用钙和维生素 D 补充剂，除非有禁忌证。

双膦酸盐

双膦酸盐可促进破骨细胞凋亡，从而抑制骨质丢失，是骨质疏松症的一线治疗方案，常被用作继发性骨质疏松症引起的脆性骨折的常规治疗。阿仑膦酸在男性和女性中都可使用，每周服用一次，要注意特殊的服药方式，如服药后避免平卧，需要保持直立 30 分钟。阿仑膦酸的依从性较差，高达 80% 的患者一年内自行停药。

如果由于胃肠道不良反应，不能耐受阿仑膦酸，建议使用利塞膦酸盐和三磷酸三钠。还可以选择每年静脉注射唑仑膦酸。这类药物的不良反应是颌骨骨坏死，如果需要使用这类药物，建议在开始之前进行牙科检查。

如果服用超过 5 年，双膦酸盐可能造成非典型骨折。对于肾损害患者，禁止使用这类药物（eGFR<30~35 ml/min）。

选择性雌激素受体调节剂（SERM）

对于绝经后妇女，雷洛昔芬被推荐作为双膦酸盐的替代疗法，作为预防椎骨骨折的措施。但是它有严重的不良反应，能使静脉血栓形成的风险增加 3 倍，因此任何有血栓病史的妇女都禁止使用。在髋部骨折后不久开始服用该药时应谨慎。除了作为一种激素替代疗法，这种药物也有乳腺癌相关的风险。它在预防女性骨质疏松症方面的应用应局限于骨科专科。

雷奈酸锶

雷奈酸锶被推荐为对双膦酸盐不耐受或治疗无效患者的替代疗法。它具有"双重作用"，因为它既增加了成骨细胞对新骨的沉积，又减少了破骨细胞对骨质的吸收。eGFR<30ml/min 的患者禁止使用。由于与 DVT 相关，且增加了心脑血管疾病的风险，因此，从 2013 年开始，该药的使用受到严格限制，只能用于骨科。

重组人甲状旁腺激素（RHPTH）

如果绝经后妇女对双膦酸盐耐受性不好，可选择特立帕肽治疗。每天皮下注射，持续 18 个月。特立帕肽与双膦酸盐作为预防骨质疏松症的一线治疗方法，目前正在进行综述比较。

单克隆抗体

多诺昔单抗通过抑制破骨细胞前体表面受体 RANK 配体来抑制破骨细胞的成熟。每 6 个月皮下注射一次。与静脉注射双膦酸盐一样，不能在维生素缺乏的情况下使用。

维生素D缺乏

近年来，关于维生素 D 在多种疾病中作用的证据越来越多，从心血管疾病到癌症都有涉及。但是，这一领域的许多数据仍然相互矛盾。相比之下，维生素 D 在骨骼健康中的重要性已经得到充分证实。

骨化三醇是维生素 D 的活性形式，由肝脏和肾脏中的 D2 和 D3 连续羟基化产生（图 20-1）。活性维生素 D 直接作用于骨骼和肠道，以增加钙和磷酸盐的吸收，其整体作用是促进骨矿化。钙和维生素 D 水平由甲状旁腺激素通过复杂的负反馈通路调节。当这些机制失效时，如原发性甲状旁腺功能亢进症，随之而来的代谢紊乱会导致骨密度降低和骨质疏松。

在英国，维生素 D 缺乏比较常见，影响了大约 15% 的成年人、30% 的 65 岁以上人群，在高风险群体，如住院或家庭休养的老人中，发生率可达 90%。大多数人无症状，严重缺乏可能会引起骨痛和压痛，或因钙和磷缺乏导致骨矿化减少和骨畸形，导致骨软化。维生素 D 缺乏是骨质疏松症的一个重要危险因素，通过抗骨质吸收治疗骨质疏松症时，需要足够的维生素 D 水平才能有效发挥作用。

根据各地的指导意见，可口服胆钙化醇治疗维生素 D 缺乏，一些情况下也可以肌肉注射。钙和胆钙化醇联合制剂一般不含足够的维生素 D 来升高维生素 D 水平，只能用于维持。

Paget骨病

Paget 骨病或称变形性骨炎，是一种导致骨骼重塑和畸形（图 20-7）的疾病。1882 年，James Paget 爵士首次对其进行了论述，其特点是骨破裂和新骨形成同时进行。

Paget 骨病的典型病理表现是，显微镜可见马赛克或编织状外观。病理性骨折的风险增加。

该病可分为三个不同的阶段：
- 第一阶段：破骨细胞活性增加和血供增多，导致骨丢失（即骨溶解）。
- 第二阶段：通过成骨细胞活动和一些破骨细胞活动（即混合期）进行骨增殖。
- 第三阶段：是第二阶段的延伸，形成新骨，但该骨较致密并矿化。

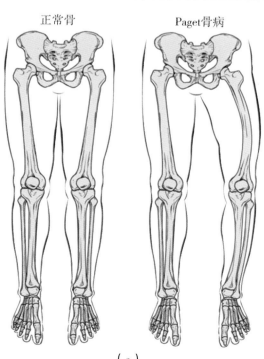

正常骨　　　　　Paget骨病

（a）

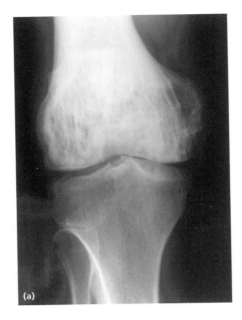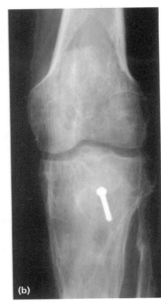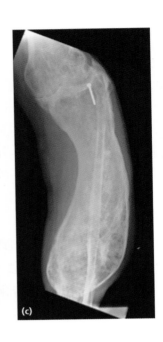

（b）

图20-7　胫骨弯曲（军刀样）肢体畸形

Paget 骨病男性发病率是女性的 2 倍，40 岁以前不常见。Paget 骨病患者通常无症状，可通过影像学或生化指标碱性磷酸酶（ALP）升高来诊断。有症状的患者常主诉骨痛、关节痛，偶有骨盆、胫骨和颅骨畸形。颅骨畸形会导致颅神经压迫，如面神经（CN VIII），引起耳聋。Paget 骨病患者今后罹患骨肉瘤的风险增加了 30%。

辅助检查

辅助检查主要依靠影像学，包括 X 线检查，能发现骨质疏松和硬化改变，以及骨扫描检查骨的吸收摄取活动。生化检查可见 ALP 或钙水平升高。

治疗

主要的治疗方法是镇痛和双膦酸盐治疗，以使骨形成正常化。手术如关节成形术或截骨术是最后的保留手段。

痛风

临床表现

痛风在临床上较常见，患者主诉极度疼痛、灼热和关节肿胀，症状类似于突然发作的炎性或化脓性关节炎。因此，在确诊痛风之前，必须首先排除这些诊断。最常受累的关节是第一跖趾关节，约占总病例数的一半。痛风也被称为足痛风。

病原学

痛风是由高尿酸血症引起的，过量饮酒、脱水、男性、遗传因素或使用利尿剂都是引起痛风的危险因素。尿酸晶体（即痛风石）沉积在关节内，导致糜烂性关节病。沉积在肾内可导致肾病和结石。

辅助检查

主要的辅助检查有：X 线检查是否有侵蚀性改变（通常是晚期症状）；关节穿刺术（例如从急性发热肿胀的膝关节抽取滑膜液样本）寻找尿酸晶体；检查血浆尿酸水平（注意疾病急性早期，尿酸水平可正常）。其他的血液学检查包括高 WBC（炎症）、U&E（肾脏状况）和 ESR（慢性炎症）。滑膜液分析可以在偏振光显微镜下识别尿酸单钠晶体，其具有针状形态和强负双折射，区别于假痛风。假痛风的二水焦磷酸钙晶体呈菱形，呈弱阳性双折射。注意假痛风与痛风有不同的危险因素，包括高钙血症、低镁血症、血色素沉着症和甲状腺疾病。

治疗

痛风的复发率很高，通过改变生活方式，如补水、减少酒精摄入、运动和服用维生素可以降低复发风险。治疗包括卧床休息，在急性期用非甾体抗炎药和秋水仙碱进行药物干预，继以别嘌呤醇（黄嘌呤氧化酶抑制剂）进行预防。需注意急性期使用别嘌呤醇可能会加重发作。使用秋水仙碱和布洛芬的剂量需要考虑肾功能，在肾功能衰竭时要谨慎使用。在易发生消化性溃疡的患者中，还应考虑使用质子泵抑制剂和非甾体抗炎药。

肾性骨营养不良

肾性骨营养不良是一种慢性肾脏疾病导致矿物质吸收不良和骨代谢疾病（CKD-MBD），包括一系列慢性肾病性骨疾病，由低钙、高磷酸盐、低维生素 D 代谢和高甲状旁腺激素水平引起。维生素 D 水平低导致肠道对钙的吸收不足。在慢性肾病中，低钙和高磷酸盐水平会引起继发性甲状旁腺功能亢进，从而刺激甲状旁腺激素产生，导致骨骼处于高转换水平，释放钙增加。骨矿化也可被代谢性酸中毒所抑制。有时会有骨转换率低，这种情况比较少见，多见于透析患者。这两种情况都会导致疼痛、僵硬和骨折风险增加。还应注意低钙血症引起的症状和体征。治疗的目的是纠正代谢紊乱，方法包括饮食调整、补充维生素 D、磷酸盐结合剂，有时还需行甲状旁腺切除术。在某些情况下可以考虑使用传统的骨质疏松症治疗方法，肾功能衰竭时禁用。

延伸阅读

[1] Bernabei, R., Martone, A.M., Ortolani, E., et al. (2014). Screening, diagnosis and treatment of osteoporosis: a brief review. Clinical Cases in Mineral and Bone Metabolism 11 (3): 201–207.

[2] Kanis, J.A., McCloskey, E.V., Harvey, N.C., et al. (2015). Intervention thresholds and the diagnosis of osteoporosis. Journal of Bone and Mineral Research 30 (10): 1747–1753.

[3] Mankin, H.J1, Mankin, C.J. (2008). Metabolic bone disease: a review and update. Instructional Course Lectures 57: 575–593.

[4] Schneider, D., Hofmann, M.T., Peterson, J.A. (2002). Diagnosis and treatment of Paget's disease of bone. American Family Physician 65 (10): 2069–2072.

见此图标 微信扫码　扫码领取《ABC骨科与创伤》学习资源

第二十一章　骨和软组织肿瘤

Rej Bhumbra

Barts Health Orthopaedic Centre, London, UK

概述

· 骨和软组织肿瘤可以有多种表现形式，出现在所有年龄段。

· 需多学科协同治疗。

· 出现无法解释的症状需要进行早期影像学检查，并立即转诊至专科治疗。

· 肿瘤手术中需进行活检。

· 一些特殊的恶性肿瘤需行放疗和 / 或化疗。

临床表现

骨和软组织肿瘤可发生于任何年龄段，有不同的病史和不同的临床表现，从完全无症状到病理性骨折都可能出现。最关键的是认识到肿瘤存在的可能性。英国国家医疗服务体系（NHS England）规定，若怀疑肿瘤存在，在全科医生接诊后最多两周内需由癌症专家进行会诊。在组织学检查出现之前，没有可以确定肿瘤良恶性的准确方法。因此，从患者身上取得的任何肿块都必须送去进行病理学检查。骨和软组织肿瘤患者可能出现一种或多种临床表现。

骨和软组织肿瘤的临床表现

· 肿块及其压迫症状。

· 疼痛（原发部位缓解或复发，或非机械性疼痛）。

· 骨折（病理性）。

· 功能减退或感觉改变 / 弱化。

· 偶有影像学表现。

流行病学

成人骨肿瘤绝大多数为转移性的。骨转移最常见的原发部位是乳腺癌、肾癌、前列腺癌、甲状腺癌和肺癌。原发性骨癌和软组织癌的年发病率分别约为每 10 万人中 1 人和 3 人。鉴于这些恶性病变相对罕见，骨和软组织肿瘤的多学科专业知识处于跨区域水平。

诊断

采用以下三种方法进行诊断：

1. 病史与查体。

2. 影像学检查。

3. 病理学检查。

处理办法

若在初级保健中心或非专科中心切除的浅表软组织病变，病变长度小于 3cm，其后被证明是恶性病变的，则需从原创口处进入，再次切除，并继以骨肿瘤的相关后续治疗。对于任何体积大于高尔夫球的病变，应将患者转诊至骨和软组织肿瘤专科，对其肿瘤进行初步评估。在非专科中对这些较大病变的不当处理，会危及患者生命，或造成不良预后。

预后

骨和软组织肿瘤的症状和体征持续时间及其性质不定。一般来说，如果症状在 4~6 周后仍不能消除，若无明显的证据及诱因，则需要进行影像学检查。有轻微症状时，就应进行 X 线检查。有时，患者可能早就发现肿块存在，几年没有变化，但近期开始生长。可见于脂肪瘤恶化为脂肪肉瘤，或骨软骨瘤的软骨帽转化为软骨肉瘤。

NICE指导方针

NICE 骨肉瘤指南见表 21–1。

表21–1　NICE骨肉瘤指南

软组织肉瘤		骨肉瘤	
青少年	成人	青少年	成人
非常紧急入院（48小时内）	紧急入院（2周内）	非常紧急转诊（48小时内）	紧急入院（2周内）
1.B超检查发现不明原因肿块 2.B超检查提示为软组织肉瘤 3.B超检查不能确诊，但临床确诊软组织肉瘤存在		·若X线片提示骨肉瘤可能，请咨询专家 ·对有不明原因骨肿胀或疼痛的患者进行骨肉瘤评估	·若X线提示有骨肉瘤的可能性，考虑按可疑肿瘤途径进行转诊

骨肿瘤

传统上骨肿瘤是根据来源细胞的组织学进行分类的。恶性肿瘤称为肉瘤。一旦证实是恶性肿瘤，要对病变进行局部分期，并通过全骨 MR 分期确定是否存在转移性病变。可通过胸部 CT 对转移癌进行分期，通过放射性同位素骨扫描对骨骼进行评估。对尤文肉瘤的检查可使用全身磁共振成像，而对于某些软组织肉瘤，PET/CT 可用于排除多病灶。但是骨肿瘤最初的影像学检查还是 X 线检查。骨肿瘤典型影像学基质类型分类见表 21–2。

表21-2　肿瘤基质类型

基质类型	良性	恶性
类骨质	骨软骨瘤	骨肉瘤
	骨样骨瘤	尤文肉瘤（反应性骨膜骨沉积）
软骨	内生软骨瘤	软骨肉瘤
有骨溶化迹象	单腔/动脉瘤性骨囊肿	血管扩张性骨肉瘤
	骨巨细胞瘤	
纤维组织	非骨化性纤维瘤	成釉细胞瘤
	纤维发育不良	

骨软骨瘤

骨软骨瘤（也称为骨疣）是一种常见的良性骨肿瘤，好发于远离关节的干骺端，从与骨小梁相连的生长板处斜向放射状生长（图21-1）。骨软骨瘤可以有蒂或无蒂，可以单发或多发。多发性遗传性外生骨疣（或称骨干连续症）是一种常染色体显性遗传病，但在20%的患者中可继发于自身突变。如果肿块变大，对局部结构有不利影响，或者成人软骨帽大于2cm，则需手术切除肿块。较厚的软骨帽可能是恶性转化的标志，需要切除。

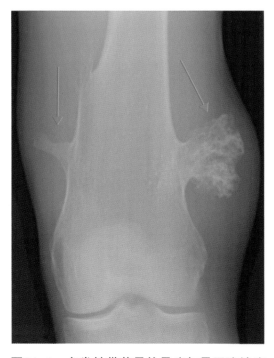

图21-1　多发性带蒂骨软骨瘤与骨干连续症

扫码获取

☆配套电子书
☆专业公开课
☆案例分析
☆行业资讯

骨样骨瘤

骨样骨瘤会引起疼痛，这种疼痛通常可通过前列腺素抑制及通过非甾体抗炎药缓解。薄层 CT 扫描可显示小的透明病灶，周围有致密的骨皮质（图 21-2）。如果病变小于 2cm，位置较深，并且不太接近关键的神经血管结构或皮肤，最好采用射频消融治疗。如果病变大于 2cm，则被重新命名为成骨细胞瘤，且通常需要手术切除。

骨肉瘤

骨肉瘤是一种恶性骨肿瘤，好发于儿童和老年人，可以是原发性或继发性（既往有变形性骨炎或先前放疗过的部位）。治疗通常采用化疗和手术相结合的方法。单发病灶、切缘清晰，对化疗敏感（>90% 坏死）的患者预后较好。对化疗反应良好且切缘清晰的年轻患者的 5 年生存率约为 80%。全身复发的主要表现为肺转移。

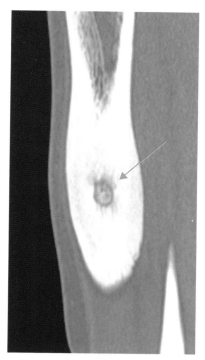

图21-2　骨样骨瘤（CT）

尤文肉瘤

好发于儿童及青少年，常伴有系统性疾病，血沉（ESR）和 C- 反应蛋白（CRP）升高。其影像学表现，尤其是 MR 显示骨干洋葱皮样改变及水肿，会使表现复杂化，并将其与感染混淆。一个关键的区别是 MR 上通常会出现广泛的软组织肿块。尤文肉瘤需要化疗和手术治疗。盆腔内的病变也可以通过放疗来减瘤。

内生软骨瘤

内生软骨瘤是一种良性软骨瘤，起源于骨髓质。在影像学上，这些病灶内的基质呈针状矿化。它们通常是偶然在手部发现，或在病理性骨折后发现。如果是多发性，且与血管瘤相关，则称为

Ollier病或Maffucci综合征（图21-3）。若近期病变出现疼痛，或体积迅速增加，可能恶变为软骨肉瘤。病变较大，引起骨内扇贝样变，穿破骨皮质，伴有软组织肿块者，应高度怀疑恶变（图21-4）。

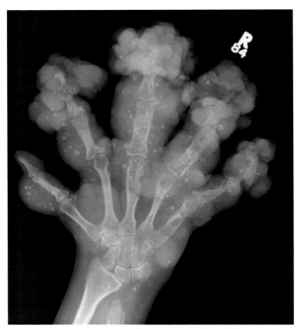

图21-3　多发性内生软骨瘤和软组织血管瘤的Maffucci综合征

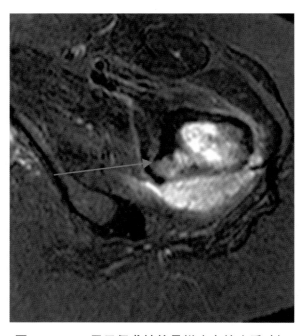

图21-4　MR显示侵袭性软骨样病变的皮质破坏

软骨肉瘤

通常，这些产生软骨的恶性肿瘤好发于40岁以上的患者。软骨肉瘤包括一系列疾病，包括低度恶化的，可以用刮除术治疗；恶性程度高的，需边缘清扫。遗憾的是，他们目前对化疗或放疗都不敏感。对造成软骨肉瘤的基因突变的最新研究，可能会在不远的将来建立一种分子靶向治疗方法。目前，治疗的主流方式是手术。最具侵袭性的亚型是去分化软骨肉瘤，其典型的针状矿化可被溶骨病变取代。

单腔/动脉瘤性骨囊肿

好发于儿童长骨的干骺端。典型的影像学表现是有小的骨折碎片落在囊性病变的底部——落叶征（图21-5）。如果有疼痛和骨折等问题持续存在，囊肿需要介入探查；因此，下肢的病变通常需要减压，可同时进行骨髓抽吸或注射类固醇。在动脉瘤性骨囊肿中，病变周围有多个液体平面，并伴有骨扩张。外科治疗包括刮除术、破坏囊腔和切除囊壁。这些手术多会有出血，尤其是在骨盆手术中；因此，应考虑术前栓塞。将辅助剂注射到各个囊腔内，这是正在发展的新的治疗领域。

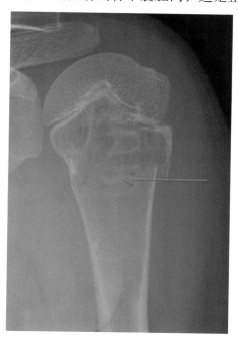

图21-5　溶解性、病理性骨折的单腔骨囊肿中的落叶征（箭头所指为脱落碎片）

骨巨细胞瘤

骨巨细胞瘤好发于 30~40 岁，是一种近关节的偏心溶骨性病变。是否保存关节取决于要根治肿瘤还是要获得术后稳定性。现在常用骨水泥支撑骨，但会造成软骨下骨的长期异常负荷，增加了后续关节置换的可能性。植骨材料可以用来填充缺损，但需避免负重，并需较长的康复时间来巩固骨重建。盆腔疾病和复发性疾病较难处理，但令人欣喜的结果是新的药物治疗可使手术干预更安全有效。骨巨细胞瘤有 <1% 的可能性转化为恶性肿瘤，并有转移风险。

多发性骨髓瘤

严格来说，多发性骨髓瘤是一种起源于骨髓的血液学恶性肿瘤，但它经常出现在骨科，要么伴有骨痛或骨折，要么在骨骼影像学检查中发现。血液学检查会发现高钙血症、肾功能衰竭、贫血和 ESR 升高。其他诊断性检查包括蛋白电泳、尿液 Bence-Jones 蛋白和骨髓活检。

可以通过放射疗法来治疗脊柱病变和缓解疼痛，并考虑使用聚甲基丙烯酸甲酯（PMMA）进行椎体强化，或进行手术减压和稳定。长骨病变可通过放疗和／或手术治疗。手术包括骨骼稳定或假体置换。此外，化疗、类固醇、生物疗法和骨髓干细胞移植是骨髓瘤的主要治疗方法。

纤维发育不良

纤维发育不良是指异常的骨和纤维组织替代了正常的骨髓，涵盖了一系列的疾病，从无症状的单灶性疾病到全身性疾病McCune–Albright综合征。它们在X线片（图21-6）和CT成像上呈现出"毛玻璃"的外观。如果发现与软组织黏液瘤有关，这种情况称为Mazabraud病。

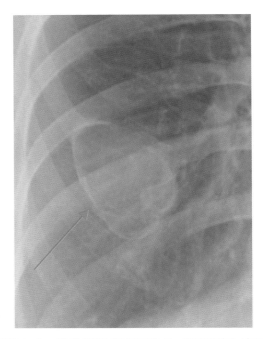

图21-6　肋骨纤维发育不良的"毛玻璃"表现

软组织肿瘤

软组织肿瘤比骨肿瘤更常见，仔细询问病史和查体往往能发现侵袭性病变。若肿块体积大、位置深、迅速增长且不可移动，需特别重视。超声成像通常不能诊断软组织肿瘤，需用MRI扫描，可以显示病变是侵袭性的还是非侵袭性的，或是边缘性的。

侵袭性软组织肿瘤的表现：

1. 位于筋膜深处；

2. 直径 >5cm；

3. 小叶轮廓；

4. T1 和 T2 的异质性和与坏死和出血直接相关的组织生长区域一致。

传统上，将软组织肿瘤按照细胞起源进行分类（表21-3），但目前特定遗传标记多用于诊断，预示着将来可采用分子基因型对其进行分类。

表21-3　良性和恶性软组织肿瘤亚型细胞来源

	良性	恶性
脂肪	脂肪瘤	脂肪肉瘤
血管	动静脉畸形	血管肉瘤
神经	神经鞘瘤	恶性周围神经髓鞘瘤
	神经纤维瘤	
纤维	纤维瘤病	纤维肉瘤
滑膜	色素沉着绒毛结节性滑膜炎	—

脂肪瘤

脂肪瘤是一种常见病变，可单发或多发（Durcum 病 / 脂肪增多症）。若脂肪瘤内部包含结节，提示其可能恶变为脂肪肉瘤。

脂肪肉瘤

脂肪肉瘤既可以是分化较好的，也可以分化为更具侵略性的。如果是黏液样的，称为黏液样脂肪肉瘤。这种类型的肿瘤对术前放疗减瘤比较敏感。但是，术前放疗也增加了发生术后伤口并发症的概率。

动静脉畸形（AVM）

AVE 可造成患者疼痛。病变可分为低流量或高流量病变。高流量病变可通过介入放射栓塞，避免手术。

血管肉瘤

血管肉瘤是侵袭性肿瘤，易被漏诊，需要仔细的临床和磁共振评估，预后差。

神经鞘瘤

神经鞘瘤是神经鞘的良性肿瘤，Tinel 征阳性。病灶可触及，并产生远端和近端疼痛辐射。MRI 特征为在 T2 加权亮度增高，有靶形和锥形标志（图 21-7）。

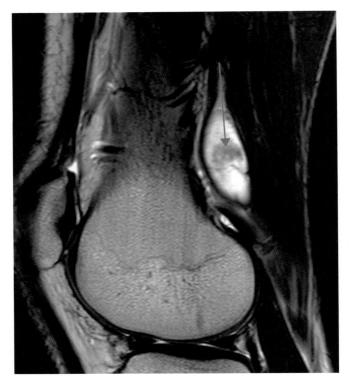

图21-7　神经鞘瘤的靶征和锥形征（箭头所示）

神经纤维瘤

神经纤维瘤是一种梭形肿瘤，累及 Schwann 细胞和周围神经。

纤维瘤病

纤维瘤病可见于手部（Dupuytren's）、足部（足底纤维化）或阴茎（Ledderhose 病），以及几乎身体的任何其他部位。如果肿块引起局部压迫和占位，则应手术切除，但肿瘤边缘状态与复发无关。纤维瘤病对药物治疗和放疗敏感。

纤维肉瘤

纤维肉瘤是一种恶性肿瘤，具有浸润性生长模式，需要广泛切除。

治疗策略

这些病变需多学科共同处理。由特定的专家团队共同决定活检路径，临床和医学肿瘤学的信息，肿瘤的可切除性、可重建性、组织学表现，以及其后的随访和康复训练。一旦肿瘤的遗传分子特征被更精确地定义，未来可采用分子靶向治疗，为提高整体生存率带来希望。目前诊疗的长期目标是早期诊断，结合生物学、形态学和功能成像，以及靶向治疗改善预后。治疗策略由肿瘤生物学决定。恶性病变最好通过手术治疗，根据病变情况，采用相应的化疗或放疗药物。

手术切缘

在完全切除肿瘤后，保证切缘阴性是初级手术的主要目的。在这一基础上，对剩余的软组织进行重建，如果有需要，还需重建骨骼和神经血管结构。病理边缘分类有相应的定性和定量指标。1mm 的结缔组织、骨组织或骨外周组织在绝对距离上很接近，都可以作为"优质的手术切缘"。对肌肉浸润性肿瘤（如肌纤维肉瘤）进行切除时，要特别关注其手术边缘是否为阴性。

放射治疗

如果计划进行边缘切除（即与正常组织之间没有宽边 / 边袖），如肿瘤与血管紧密接触，则考虑用放射治疗对肿瘤周围的手术野来消毒。放疗可以在术前或术后进行。虽然术前照射剂量较小，但随后伤口破裂的风险将提高 2 倍。放疗的时机（术前或术后）选择是否正确，反映在继发于放射治疗的组织纤维化、关节僵硬和水肿的程度上，既可以是肿瘤部位，也可以包括整个手术和边缘部位。

调强放疗（IMRT）是一种现代放疗技术，与传统的二维光束相比，它可以避免对健康组织的伤害。新的放射技术广泛地应用于其他类型的肿瘤，例如针对特定轴向肿瘤（如脊索瘤）的质子治疗。

化疗

化疗治疗软组织肉瘤的效果因人而异，应该局限于某些患者亚群。它在美国的使用更为广泛，但在欧洲则较少，因为它在提高大多数软组织肉瘤的长期总体生存率方面的效果很差。

延伸阅读

［1］Gerrand, C.H., Wunder, J.S., Kandel, R.A. (2001). Classification of positive margins after resection of soft tissue sarcoma of the limb predicts the risk of local recurrence. Journal of Bone and Joint Surgery (Br.) 83 (8): 1149 – 1155.

［2］Grimer, R.J., Briggs, T.W. (2010). Earlier diagnosis of bone and soft - tissue tumours. Journal of Bone and Joint Surgery (Br.) 92: 1489 – 1492.

［3］National Cancer Institute. (n.d). SEER stat fact sheets: bone and joint. www. seer.cancer.gov/statfacts/html/bones.html

［4］National Institute for Health and Care Excellence. (2006). Improving outcomes for people with sarcoma. www.guidance.nice.org.uk/csgsarcoma.

［5］National Institute for Health and Care Excellence. (2015, June). Suspected cancer: recognition and referral. NG12 1.11. www.nice.org.uk/guidance/ ng12/chapter/1 - recommendations - organised - by - site - of - cancer.

［6］O' Sullivan, B., Davis, A.M., Turcotte, R., et al. (2002). Preoperative versus postoperative radiotherapy in soft - tissue sarcoma of the limbs: a randomised trial. Lancet 359 (9325): 2235 – 2241.

［7］Woll, P.J., Reichardt, P., Le Cesne, A., et al. (2012). EORTC Soft Tissue and Bone Sarcoma Group and the NCIC Clinical Trials Group Sarcoma Disease Site Committee. Adjuvant chemotherapy with doxorubicin, ifosfamide, and lenograstim for resected soft - tissue sarcoma (EORTC 62931): A multicentre randomised controlled trial. Lancet Oncology 13 (10): 1045 – 1054.

第二十二章 周围神经损伤

Rishi Dhir[1], Kapil Sugand[2,3], and Tom Quick[1]

1 Royal National Orthopaedic Hospital, Stanmore, UK

2 MSk Lab, Charing Cross Hospital, Imperial College London, London, UK

3 North West London Rotation, London, UK

概述

· 神经损伤的原因有很多，最常见的原因是糖尿病。

· 神经损伤可大致分为退行性或传导阻滞（神经失用症），了解这种区别很重要。

· 涉及病史、检查和调查（如影像学或神经传导研究）的三重评估有助于确认诊断、定位病变并确定可能的预后。

· 明确的诊断和预后可能取决于手术探查和早期识别，转诊至周围神经单元至关重要。

结构

神经系统由三个部分组成：

1. 中枢神经系统：大脑、脑干和脊髓。

2. 外周神经系统：将信息从外围传递到大脑，反之亦然。

3. 自主神经系统：负责交感神经和副交感神经功能。

解剖

周围神经由神经组织和非神经组织组成。神经的基本功能单位叫神经细胞，更准确地说，是神经元。微观神经元由细胞体（核仁周围）、轴突（神经元伸长的功能单元）和终末结构（如运动终板或高尔基体感觉器官）组成。细胞体包括细胞核、细胞质（轴浆）和维持轴突生理性及其功能所需的各种成分（如小泡、轴浆网和微管）。树突从细胞体伸出，促进与其他细胞体的通讯。

周围神经还包括非神经组织，如血管和结缔组织，以滋养和支持轴突。还有胶质细胞，在外周神经系统被称为 Schwann 细胞。这些胶质细胞支持神经元，可以覆盖单个有髓神经元或多个非髓鞘神经元（图 22-1）。Schwann 细胞产生髓鞘（一种隔离轴突的脂肪鞘），并使有髓神经元加快传导速度。Schwann 细胞还能维持神经元的分泌功能，并通过嗜神经化学物质重新引导损伤后的神经再生。

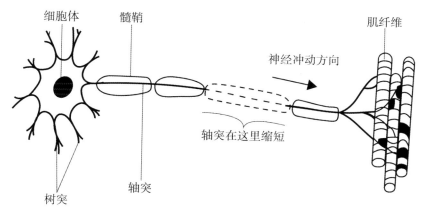

图22-1　神经元示意图

宏观上神经元被神经内膜所覆盖，数个神经元以束的形式包裹于神经束膜中。多个束最终汇合成神经干（嵌入神经束膜）。

神经损伤

大多数情况下，神经损伤发生在外伤或其他损伤之后，但许多临床操作也可造成神经损伤。

病因学

这些可以通过助记符"DATING ME"来记忆。

D：糖尿病（Diabetes）（最常见），药物（Drugs）；

A：自身免疫（Autoimmune）；

T：牵引（Traction），创伤（Trauma）；

I：炎症（Inflammatory），医源性（Iatrogenic），感染（Infection），缺血（Ischaemia）；

N：肿瘤（Neoplastic）；

G：一般（全身）（General（systemic））；

M：运动神经元症（Motor neuron disease）；

E：电／热（Electrical/Thermal）。

传统上，神经损伤有多种分类方法，对于判断预后有重要意义。但是这些分类方法非常混乱，因为每一种分类方法，都仅适用于单个轴突，而不是整个宏观神经。因此，临床医生应该记住这些分类，但要承认，成百上千的轴突损伤，其临床表现是多种多样的。Birch，Bonney 分类法描述了这种临床表现与神经损伤的相关性，因此在日常实践中最有用。

神经损伤分类

神经损伤分类参见表 22-1。

见此图标 微信扫码
扫码领取《ABC骨科与创伤》学习资源

表22-1　周围神经损伤分类系统

分类系统			
Birch & Bonney	Seddon	Sunderland	病理学改变
传导阻滞（瞬态）	神经失用	I	缺氧伴可恢复性膜紊乱
传导阻滞（延长）	神经失用	I	髓鞘变形
退行性病变（预后良好）	轴索断裂	II	轴突破坏；基底层、神经内膜和神经束膜完整
退行性病变（预后不良）	轴索断裂	III	轴突破坏；基底层和神经内膜受损
退行性病变（预后不良）	轴索断裂	IV	轴突破坏；神经内膜和神经束受损；神经外膜完整
退行性病变（预后不良）	神经断裂	V	所有神经元连续性中断

退行性病变（轴索断裂和神经断裂）

这一过程称为 Wallerian 变性，其特点为远端神经元（轴突和髓鞘）被急性炎症破坏，造成远端轴突丢失。远端神经元中的 Schwann 细胞形成"Bungner 带"，产生嗜神经因子（引导轴突再生的"生长方向"）。神经元的近端部分包含细胞体，在刺激生长的神经营养因子作用下可以存活和增殖，并在远端长出新的轴突，并且通过一个称为接触引导的过程，在功能恢复之前到达其适当的目标。

神经的恢复可预测，在 2 周潜伏期（再生交错）后以 1mm/ 天的速度进行，并且可以通过（Hoffman - Tinel 征）进行临床监测。创伤后，沿神经从远端到近端叩击可诱发 Tinel 征。当叩击的手指轻敲再生的生长锥时，神经受到刺激，大脑认为神经元信号来自神经触觉感受器（在那里可以感受到刺痛感）。例如，轻敲再生的桡神经会在手的第一指间隙（桡神经浅感觉支）的背部产生刺痛感。因此，Tinel 征的出现是功能恢复的证据，并预示退行性病变预后良好。每次临床查体时应记录 Tinel 征的进展情况（以 1mm/ 天的速度）。4 或 6 周后，Tinel 征应向远端移动 1 英寸左右（能够区分 Tinel 征的检测部位和骨性标志测量误差的最短距离），提示预后良好；否则认为神经无生长，轴突没有向远端、残端延伸，临床预后差，需要介入治疗。

非退行性病变：传导阻滞（又名神经失用症）

神经非退行性病变，又称神经失用症，更简单地说，传导阻滞（CB）。神经元结构保持完整，但生理功能丧失。由于没有 Wallerian 变性，所以损伤部位不会出现 Hoffman - Tinel 征。当压力、牵引或缺氧引起的传导阻滞逆转时，这种病理改变会逐渐恢复。单次传导阻滞发生后，恢复期可能需要 3 个月。在传导阻滞的病理原因（例如狭窄性瘢痕）持续存在的情况下，除非改变其病因（如进行神经松解术），否则传导阻滞将永远不会解除，并且从传导阻滞解除后 3 个月内，神经开始恢复。若传导阻滞持续存在，可能会逐渐加深，并导致神经元退行性变。

临床评估

经过全面的病史采集，详细的临床查体，以及基础神经丛和周围神经解剖知识，为神经损伤的诊断和后续处理提供了重要的信息和依据。在所有病例中，必须尽早识别病情和转诊，或与第三级周围神经损伤专家讨论以确诊和制订处理方案，因为延误诊疗会对临床结果产生不利影响。在发生退行性神经损伤时，"时间就是肌肉"，任何延迟诊断和制订治疗方案都会降低最终治疗效果。据估计，每延迟一周，肌肉功能就会以 2% 的速度下降。因此，如果对本应尽快开始治疗的患者延迟一年处理，则恢复运动功能的机会将非常小，请务必记住这一点！

病史采集

有关神经损伤的相关问题必须有足够的病史记录。

· 损伤机制：闭合（产生拉伸或挫伤）或开放（造成分裂），若为切割伤，注意刀片类型（干净的锐器伤或锯齿状 / 钝性伤）。

· 从受伤到接受检查的时间。

· 临床表现的变化（有无恢复的迹象，疼痛的出现或持续特点）。

· 导致神经系统改变的初始干预措施（例如石膏固定）。

· 持续压迫的证据，如疼痛或神经系统症状持续恶化。

· 医学合并症。

查体

临床评估以下内容：

· 神经的所有形式（运动：Motor、触觉：Touch、交感神经：Sympathetic 和疼痛：Pain）。可使用助记符尝试一些专业的东西。

· 损伤的解剖位置（臂丛神经或周围神经）。

· Hoffman - Tinel 征提示神经损伤类型（退行性病变或非退行性病变），以及是否有恢复趋势。

病灶定位

神经损伤可发生在神经根、神经丛（颈、臂、腰骶）或周围神经的水平。因此需要广泛的解剖学知识。

比较常见的周围神经损伤是臂丛神经损伤。臂丛神经由 C5~T1 神经根的前支（分支）组成（图 22-2）。

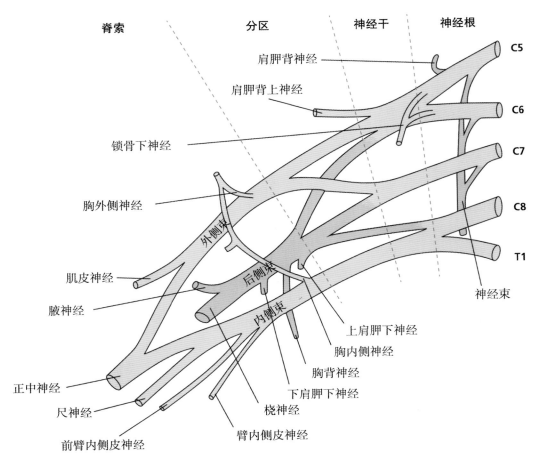

脊索　　　　　　分区　　　神经干　　　神经根

肩胛背神经　　　　　　　　　　　　　　　　C5

肩胛背上神经　　　　　　　　　　　　　　C6

锁骨下神经　　　　　　　　　　　　　　　C7

胸外侧神经　　　　　　　　　　　　　　　C8

外侧束　　　　　　　　　　　　　　　　　T1

肌皮神经　　　后侧束

腋神经　　　内侧束　　　　　　　　　神经束

正中神经　　　　　　　　上肩胛下神经

尺神经　　　　　　　　　胸内侧神经

前臂内侧皮神经　　　　　胸背神经

　　　　　　　桡神经　　下肩胛下神经

　　　　　　臂内侧皮神经

图22-2　臂丛神经分布示意图

不同的分支可通过以下方式记忆：

REAL TEACHERS DRINK COLD BEER：

· Roots（C5，C6，C7，C8，T1）神经根（C5，C6，C7，C8，T1）⎫ 锁骨上 Supraclavicular
· Trunks（upper，middle，and lower）神经干（上部、中部和下部）⎭

· Divisions（anterior and posterior）分区（前，后）　　　　　锁骨后 Retroclavicular

· Cords（medial，lateral，and posterior）脊髓（内侧、外侧和后侧）⎫ 锁骨下 Infraclavicular
· Branches 分支　　　　　　　　　　　　　　　　　　　　　　⎭

临床上要注意，损伤的是锁骨上神经还是锁骨下神经，或是孤立的周围神经损伤。

要测试的主要鉴别神经是：

· 肩胛背肌（菱形肌）：将肩胛骨挤压在一起。

· 长胸肌（前锯肌）：将手臂向前推，就像用剑刺一样。

· 肩胛上（冈上肌外展和冈下肌外旋）。

这三个分支来自锁骨上神经丛。锁骨下神经丛也有，但很难测试。

其余的神经可以通过检测其所支配的运动和感觉分支进行检测。参见表22-2。

表22-2　臂丛神经的临床检查

起源	神经	神经根	运动	感觉
神经根	肩胛背神经	C5	菱形肌	—
神经根	锁骨下神经	C5,C6	锁骨下肌	—
神经根	胸长神经	C5~C7	前锯肌	—
上躯干	肩胛上神经	C5,C6	冈上肌，冈下肌	—
外侧束	胸外侧神经	C5~C7	胸大肌和胸小肌（通过胸内侧神经相通）	—
外侧束	肌皮神经	C5~C7	肱二头肌，肱肌和喙肱肌	前臂外侧（走行为前臂外侧皮神经）
外侧束	正中神经外侧支	C5~C7	旋前圆肌，桡侧腕屈肌	手指和手掌正中感觉（桡侧3½指）
后束	肩胛上神经	C5,C6	肩胛下肌的上部肌纤维	—
后束	胸背侧神经	C6~C8	背阔肌	—
后束	肩胛下神经	C5,C6	肩胛下肌，大圆肌	—
后束	腋神经	C5,C6	三角肌（前、后支）小圆肌（后支）	后侧支成上外侧支，臂神经
后束	桡神经	C5~T1	肱三头肌，旋后肌，肘肌、肱桡肌、肱外侧肌和前臂伸肌	臂后皮神经及桡动脉皮支支配的手背皮肤（第一掌指间隙）
内侧束	胸内侧神经	C8,T1	胸大肌和胸小肌	—
内侧束	正中神经的内侧支	C8,T1	指浅屈肌、掌长屈肌（均通过正中神经）拇长屈肌、第二和第三指的指深屈肌、旋前方肌（骨间前支）运动返支控制的LOAF肌群（1，2横向蚓状肌，拇对掌肌，拇短外展肌，拇短屈肌）	—
内侧束	臂内侧皮神经	C8,T1	—	手臂前部和内侧皮肤

续表

起源	神经	神经根	运动	感觉
内侧束	前臂内侧皮神经	C8,T1	—	前臂内侧皮肤
内侧束	尺神经	C8,T1	尺侧腕屈肌，指深屈肌的内侧，除外LOAF肌群的手部固有肌肉	内侧1½指皮肤

辅助检查

·身体部位适当的影像学检查，例如 X 线检查（评估潜在骨折）、超声波和 MRI 扫描（排除局部压迫性损伤或相关神经损伤）。如果临床上怀疑有压迫症状，可评估筋膜室压力和减压。

·若肢体受损合并神经和血管损伤，需外科介入治疗的，行脉冲多普勒检查。不能忽视"皮肤粉红色，但无脉搏"，尤其是儿童。

·神经生理学检查：神经传导检查（NCS）和肌电图（EMG）可用于解决特定的临床问题，并观察神经电活动，以了解发生了什么，确定神经损伤的存在和解剖位置以及有无神经再生。Wallerian 变性的神经再生需要几周，早期进行这些检查会导致假阴性。对患者进行定期复查，在神经功能缺损发生至少 3 周后再进行以上检查。

治疗

周围神经外科医生要决定是否手术探查神经。对所有非手术患者均应密切随访，以确保康复。

广义地说，紧急手术探查的指征包括以下几方面：

·已知神经外伤/损伤：例如神经穿行部位的穿透性或开放性损伤，神经功能出现紊乱，必须对该神经进行探查。

·神经持续受压的证据：例如神经源性疼痛（提示神经持续受到损伤）或神经功能恶化（肌肉进行性萎缩或感觉障碍区域扩大）。

·保守治疗后无恢复迹象：例如临床表现上无进展性 Tinel 征，或神经生理学检查无再生迹象。

手术治疗包括多种操作方法，从简单的神经探查（用以评估神经损伤情况并确诊、确定损伤的严重程度和神经再生的能力）和神经松解术（清除神经上的瘢痕组织）到更复杂的手术操作，如神经修复、神经移植或神经/肌腱转移（详见下文）。

神经外科手术往往是以上术式的结合，取决于三个因素，包括患者因素、损伤因素（损伤类型和严重程度）和外科因素（外科医生的专业知识）。

实际上，只有在术中对神经进行了探查、检查和测试（神经生理学检查）后，外科医生才能决定最终的治疗方法（图 22-3）。手术方式还取决于损伤后的时间（因为在延迟治疗的情况下，直接修复、神经移植和神经转移的成功率明显降低，而肌腱移植等手术效果没有损失，因此是非常有用和可靠的重建辅助手段）。

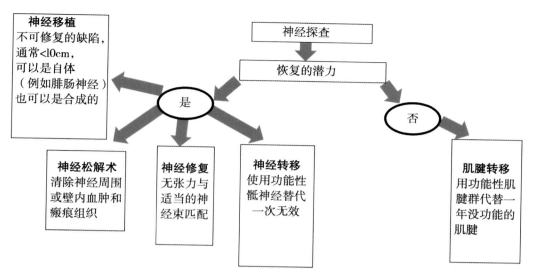

图22-3　PNI手术选择

其他周围神经损伤

除了前面描述的神经丛损伤外，骨科中还可能遇到许多的外周神经损伤，这些损伤的范围太广，本文无法涵盖，但实践中可能会遇到的一些典型案例，其识别和处理如表22-3所示。

表22-3　常见PNI

创伤	受损神经	检查方法
肩关节前脱位	腋神经	·检查三角肌（外展位置的肱骨后缩是独立的功能丧失）和肩章区域（上外侧）的感觉； ·通过检测肩胛下神经、胸背神经和桡神经功能排除后索损伤
肱骨干骨折	桡神经	·测试肘部、手腕、手指和拇指的伸展（手腕下垂状态时）； ·第一掌指间隙背侧感觉丧失； ·通过检测肩胛下肌、背阔肌和腋神经功能排除后索损伤 桡神经麻痹　　　　　正常

创伤	受损神经	检查方法
小儿肱骨髁上骨折	部分正中神经损伤（常被误认为是AIN）尺神经损伤（外伤性或医源性）	· 做"OK"手势； · 测试拇长屈肌（屈曲拇指）和指深屈肌（屈曲食指DIPJ）； · 检查指端和手掌感觉交感神经和疼痛； · 检查正中神经（手内）； · 通过用手"比划星星""交叉手指"或"张开手指"检查尺神经（一端在手内，另一端在手外）； · 触诊FCU，并在小手指上寻找FDP； · 检查指端和手掌感觉交感神经和疼痛； · 检查尺神经（一端在手内，另一端在手外）
环月状骨脱位	正中神经	检查掌侧桡侧3个半手指和手掌感觉交感神经、疼痛和LOAF肌肉运动
肘关节脱臼	尺神经	小鱼际萎缩，尺侧爪，尺侧1½指感觉缺失
髋关节后脱位/后路髋关节置换术	坐骨神经（腓骨部）	· 腓总神经（浅部和深部）损伤可导致足部下垂； · 记住还要测试胫骨（腘绳肌/腓肠肌）和坐骨神经感觉交感神经分支和膝盖以下疼痛（以除外是否有髋关节伸展和膝关节屈曲功能的丧失）
膝关节脱位/后外侧角损伤	腓总神经	· 足下垂； · 测试腓总神经深支支配的踝关节和足趾的伸展（胫前肌、趾长屈肌和踇长屈肌），以及浅支支配的踝关节（腓骨肌）外翻

结论

神经损伤无论是孤立的还是作为创伤的后遗症，都需要早期识别及充分的临床评估，并及时转诊到第三级周围神经损伤中心，因为这些损伤如果得不到及时的识别或处理，往往会对患者的功能和生活质量造成毁灭性的后果。

延伸阅读

[1] Birch, R., Bonney, G., Wynn Parry, C.B. (1998). Surgical disorders of the peripheral nerves. Edinburgh: Churchill Livingstone.

[2] Hing, C., Birch, R. (2006). Nerve. In: Basic Orthopaedic Sciences: The Stanmore Guide (Ed. M. Ramachandran), pp. 95 - 107. London: Hodder Arnold.

[3] Maggi, S.P., Lowe, J.B., Mackinnon, S.E. (2003). Pathophysiology of nerve injury. Clinical Plastic Surgery 30: 109 - 126.

☆配套电子书
☆专业公开课
☆案例分析
☆行业资讯

扫码获取

第二十三章　骨科生物力学

Hussein Taki[1] and Bernard van Duren[2]

1 Addenbrooke's Hospital, Cambridge, UK

2 Yorkshire and Humber Deanery, UK

概述

- 基础科学和生物力学概念有助于理解骨科疾病的病理学、诊断和治疗。
- 创伤外科医生和整形外科医生依靠生物力学原理来管理患者。包括：
  - 骨折将如何移位及如何最好地修复它们；
  - 使用什么类型的植入物；
  - 如何配置关节置换；
  - 用于关节置换的轴承表面；
  - 如何更好地让患者在手术后康复。

生物力学

生物力学是一个广义的定义，是指应用于人体结构和功能的力学原理。具体地说，力学研究的是力，以及力的作用所产生的运动。力学的研究可分为①静力学和②动力学。

- 动力学是对运动系统的研究。它可以进一步细分为：
  - 动力学；
  - 运动学。
- 动力学检查运动过程中作用在身体上的力及与时间和力相关的运动。
- 运动学描述了物体的运动，而不考虑产生运动的力。
- 静力学研究与静止或接近运动的系统相关的力。它是日常骨科中最常见的力学分支。

受力分析图

绘制受力分析图是静力学中的一项重要技能，它使我们能够理解作用于关节的力，或者称为关节反作用力。图 23-1 所示为平衡状态下作用于关节的力和力矩。为了理解受力分析图，必须首先阐明生物力学中的一些重要定义。

牛顿定律描述了物体和作用在它身上的力之间的关系，以及物体对这些力产生的运动。

这三个运动定律构成了理解力学的基础。

· 第一定律：如果物体上没有合力，它保持静止或继续以恒定速度运动。

· 第二定律：物体上的力等于其质量乘以其加速度 F=ma。

· 第三定律：当第一个物体对第二个物体施加力时，第二个物体同时对第一个物体施加大小相等、方向相反的力。

其他重要定义包括：

· 力：力被定义为任何可改变物体静止状态或匀速直线运动状态的原因。例如，国际体系中力的单位是牛顿。其定义为加在质量为 1kg 的物体上，使之产生 $1m/s^2$ 加速度的力为 1 牛顿。

· 杠杆：杠杆是由梁或刚性杆组成的器械，以固定点为支点，能够在支点旋转。当力施加于杠杆的一端时，该力会被放大，从而产生更大的输出力。在身体中，力通过肌肉施加于骨骼，产生杠杆作用，其支点是关节。例如，肱三头肌作用于尺骨鹰嘴，支点是肘部。

· 支点：杠杆绕其旋转的固定枢轴点。

· 力臂 / 扭矩：支点到作用在杠杆上的力的作用线之间的垂直距离。

· 平衡：当所有力和力矩的合力等于零时，系统处于静态平衡状态。

· 矢量：大多数力有大小和方向，可以用矢量表示。矢量用一条带箭头的线表示，线的长度代表力的大小（成正比），箭头表示力的方向。

· 矢量加法：两个或多个矢量的和称为矢量加法。通过构造两个矢量的矢量图，可以得到两个同时存在的矢量之和。要叠加的矢量以首尾相连的方式排列。如果要添加三个或更多的向量，也以相同的方式排列，称为多边形。使三角形或多边形（从起点到终点）闭合的直线构成合成矢量之和。

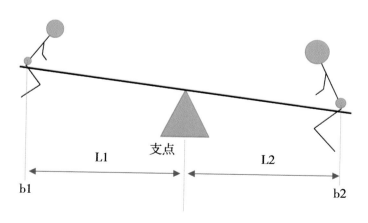

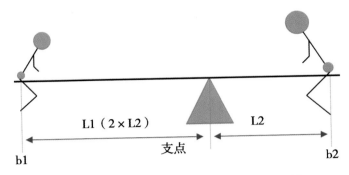

图23-1 两兄弟在跷跷板上的受力分析图

为了说明这些基本概念,假设两兄弟正在搭建跷跷板。哥哥(b2)的体重是弟弟(b1)的两倍。它们的设置如图 23-1 所示。为了使他们的跷跷板保持平衡(在平衡状态下),他们需要正确选择支点位置,以使兄弟俩在支点两端的力臂相等。利用跷跷板梁的受力分析图,假定力臂是力与支点之间的距离,则:

$F(b1) \times L1 = F(b2) \times L2$

将该等式重新排列,可以得到:

$L1/L2 = F(b2)/F(b1)$

在图 23-1 中,较轻的兄弟在跷跷板上需要两倍于支点的距离来与他的哥哥保持平衡。髋关节的力学分析也可以依照上述例子描述,需要做一些假设,包括①身体处于平衡状态;②单腿站立;③一条腿的重量是体重的 1/6。当单腿站立时,就如行走时会出现的状态,股骨头作为支点。髋部支撑患者头部、上肢、躯干和对侧腿的重量。这种情况如图 23-2 所示,为了保持骨盆与地面水平,外展肌(臀中肌和臀小肌)将骨盆向下拉,拉向其在支点外侧的股骨大转子上的附着点。这是一个髋关节的受力分析图:

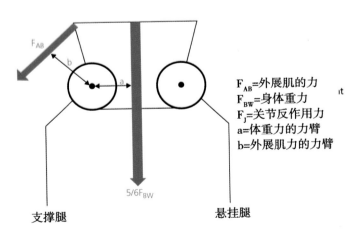

图23-2 髋关节受力分析图

图 23-2 显示了单腿站立时髋关节的受力。

平衡状态: $F_{AB} \times b = 5/6 F_{BW} \times a$

例如,一位患者体重 60 千克,F_{BW} 就是 600N

如果 $a = 0.15m, b = 0.05m$,那么 $F_{AB} = 600 \times 0.15/0.05 = 1800N$。

然后，可以通过解析图 23-3 所示的矢量三角形来计算关节反作用力。

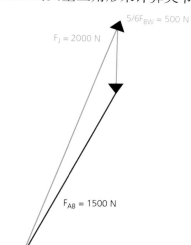

5/6F$_{BW}$ = 500 N

F$_J$ = 2000 N

F$_{AB}$ = 1500 N

图23-3　用于求解关节反作用力的矢量

通过使用受力分析图来显示整个髋关节的力，可以思考如何改变关节反作用力。如减轻体重，使 F$_{BW}$ 降低；再比如通过一些方法增加外展肌的力量，如对侧手使用手杖，或用同侧手拿着手提旅行箱。在临床上，就是要让患者减肥或使用助行器，通过减少关节反作用力来减轻髋关节病理症状。受力分析图也可以解释一些病理学表现，如髋关节病变的患者通常以特伦德伦伯格（Trendelenberg）步态行走，在这种步态下，他们将身体重心移到患侧，从而使 F$_{BW}$ 作用线侧移，减小萎缩的外展肌（通常在手术中受损）的代偿作用，这样，反过来又降低了 F$_J$。

变形力

在创伤的诊疗过程中，了解作用在关节上的力尤其重要，能帮助外科医生了解骨折如何变形，可以根据这些制订相应的移植和复位方案（图 23-4）。

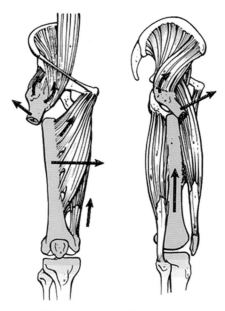

图23-4　髋关节变形力

例如，在股骨转子下骨折中，变形力为：

- 缩短：股四头肌＋腘绳肌＋内收肌。
- 近端碎片
  - 屈曲：髂腰肌；
  - 外旋：髂腰肌＋短外旋肌；
  - 外展：臀中肌／臀小肌。
- 远端碎片
  - 内收：内收肌（大收肌的远半）。

了解股骨近端的变形力，外科医生可以制订相应的处理方案，通过牵引远端骨折块，延长并内旋转近端骨折块以减少股骨转子下骨折。闭合复位并不总是可行的，因此，必要时，外科医生会准备进行开放性复位。另一个常见的变形力的例子是肱骨近端，肱骨干被胸大肌拉向内侧，近端骨折碎块被三角肌牵拉外展。

生物材料

骨科医生在日常工作中常使用到几种材料。材料选择的原则，要基于对人体结构所承受的力的正确理解这一基础之上。很多时候，某种材料所能承受的力随施力方向的不同而变化。这些材料被称为异向性材料。例如，骨皮质对轴向力和压缩力的承受能力很强，但对弯曲力的承受能力较差。无论力的方向如何，材料的承受能力不变，这种材料被称为同向性材料，例如金属、合金，以及一些聚合物。

应力和应变是理解材料如何对外力做出反应的重要概念。应力是作用在物体上单位面积的力，使之改变形状，用以测量物体内部粒子之间的内力与施加在物体上的外力之间的相互作用。应力用这个方程表示：

$\sigma = F/Ar$

式中：σ 应力，F 作用力，Ar 横截面积。

应变是固体由于应力引起的变形，或者更简单地说，长度的增量除以原始长度。

$\varepsilon = dl/lo$

式中：ε 应变，dl 长度变量，lo 原始长度。

材料所表现出来的应力和应变之间的关系通常用应力－应变曲线来表示。某种材料的应力－应变曲线是其独有的，通过记录不同间隔处的拉伸／压缩荷载（应力）所产生的变形量（应变）得出。图 23-5 显示了一个应力－应变曲线（也称为力变形曲线）。

见此图标 微信扫码
扫码领取《ABC骨科与创伤》学习资源

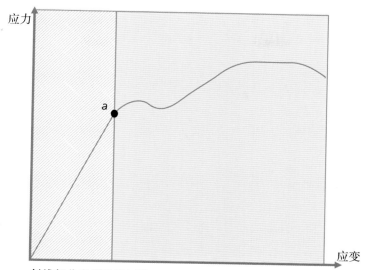

斜线部分表示弹性区域，阴影部分表示可塑性变形区域

图23-5 显示弹性极限a的应力-应变曲线

标记为 a 的曲线部分显示了应力和应变之间的线性关系，即当施加荷载时，材料会发生变形，当荷载被移除时，材料会恢复到原来的形状，这就是所谓的弹性变形；当施加在材料上的力使其变形，不能再回到原来的尺寸，就称其经历了塑性变形。这种塑性变形发生在图 23-4 中的点之外。在弹性变形过程中，力和变形之间的关系是恒定的，并称为线性关系，塑性变形时是非线性的。

> 材料通常通过它们的应力和应变特性来描述。为了更完整地描述材料，使用杨氏弹性模量并通过应力/应变计算。较高的模量表明较硬（抵抗变形的能力较差）材料［例如陶瓷＞金属（如钛）＞皮质骨＞骨水泥＞松质骨＞肌腱/韧带＞软骨］

材料的属性不因力的方向改变而改变的，称为各向同性，例如金属、合金和聚合物。单位面积上施加在材料上的力称为应力。一种材料的长度变化除以原来的长度就得到了应变。

一些材料会表现出时间依赖性，称为黏弹性。这意味着施力的时间会影响应变。具有黏弹性特性的例子包括：

· 蠕变：某种材料受到恒定力的作用时，应变随时间延迟而增加。

· 应力松弛：在维持恒定变形的材料中，应力会随时间的增长而减小，称为应力松弛。这方面的一个例子是滞后现象，它是在加载和卸载过程中应力-应变曲线之间的差异，这是由于热量改变或摩擦的原因导致能量损耗。

以上原理决定了如何选择制造植入物的材料，如何选择何种材料的植入物及如何使用植入物。

延伸阅读

［1］Malik, S.S., Malik, S.S. (2015, June). Orthopaedic Biomechanics Made Easy Cambridge University Press.

［2］Online publication date. Print publication year: 2015. Online ISBN: 9781107360563.

［3］Mavrogenis, A.F., Megaloikonomos, P.D., Panagopoulos, G.N., et al. (2017). Biomechanics in orthopaedics. Journal of Biomedicine 2: 89 - 93. doi:10.7150/ jbm.19088. Available from http://www. jbiomed.com/v02p0089.htm.

[4] Monk, A.P., Simpson, D.J., Riley, N.D., et al. (2013, September). Biomechanics in orthopaedics: considerations of the lower limb. Surgery (Oxford) 31 (9): 445 - 451.

[5] Orthopaedic Biomechanics Made Easy Sheraz S. Malik and Shahbaz S. Malik.

[6] Cambridge University Press. Online publication date: June 2015. Print publication year: 2015. Online ISBN: 9781107360563.

[7] Surgery (Oxford). Volume 31, Issue 9, September 2013, Pages 445 - 451. Biomechanics in orthopaedics: considerations of the lower limb. A.P.Monk, D.J.Simpson, Nicholas D. Riley, D.W.Murray, H.S.Gill.

[8] The Surgeon. Volume 2, Issue 3, June 2004, Pages 125 - 136. Contribution of biomechanics, orthopaedics and rehabilitation: The past, present and future. S.L-Y.WooM.ThomasS.S. ChanSaw.

[9] Woo, S.L - Y., Thomas, M., ChanSaw, S.S. (2004, June), Contribution of biomechanics, orthopaedics and rehabilitation: The past, present and future. The Surgeon 2 (3): 125 - 136.

第二十四章　手术器具

Mike Rafferty

North West London Rotation, London, UK

> **概述**
>
> - 手术室旨在通过层流降低感染率。
> - 植入物由多种材料制成（金属、陶瓷或聚合物）。每种材料都有其优点和缺点。
> - 骨板、螺钉和克氏针都用于手术骨折管理。
> - 可以使用夹板、石膏模型和支具固定骨折和关节。

手术室的设计和考虑

手术室需要无菌环境，遵循相应的规章以降低感染的风险。手术室外的衣服和鞋子，在进入手术室时都要换成专用的洗刷过的衣服和手术鞋，以确保外界的污染物不会被带入手术室中。进入手术室，需通过洗刷间或麻醉室，不能从污染区或清洁室进去。

层流

层流手术室的目的是通过产生持续的无菌气流来减少手术室空气中感染微生物的数量。在层流手术室，空气每小时"改变"超过 300 次，而标准正压手术室，每小时进行 15~25 次换气。层流手术室每立方米的菌落单位少于 $10CFU/m^3$，而传统手术室的菌落单位小于 $180CFU/m^3$。

降低感染率的其他方法：
- 层流手术室设计；
- 减少手术室里的人；
- 长期不活动期间承保的仪器；
- 在无菌室准备仪器；
- 给病人保温；
- 植入物植入前预防性给予适当剂量的抗生素。

不同的手术台和设置

牵引台（图 24-1）旨在通过抵消骨折处的变形力来帮助减少下肢骨折，以便进行固定。在使用牵引台之前，必须小心确保患者绝对安全地躺在牵引台上。牵引台可用于进行股骨转子间和股骨转子下股骨颈骨折的手术，如使用空心螺钉和动力髋螺钉，以及股骨髓内钉。术中透视检查是确保最佳复位的关键。骨折复位是骨科手术成功的基石，在这关键的一步应该多花时间。现代的手术台可以调整，以适应大多数手术位置。大多数肩部手术是在病人处于沙滩椅位置时进行的，如图 24-2 所示。

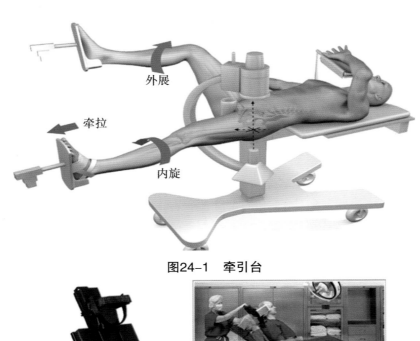

外展

牵拉

内旋

图24-1 牵引台

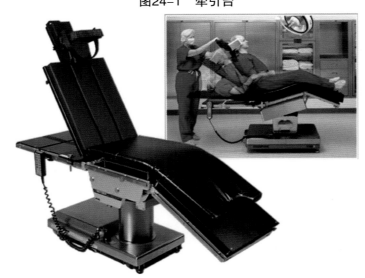

图24-2 进行肩部手术时，患者应处于沙滩椅位置

腕部和手部手术时，可将患肢放在手臂平板上进行，手臂平板可与患者仰卧的常规手术台连接。肢体手术中，常用到止血带以减少失血。止血带机用以维持止血带袖带的压力。在解开止血带之前，为防止静脉血在肢体内聚集，必须先将静脉血排净，可以通过抬高肢体法或使用 Rhys-Davies 抽血器（又称香肠）。止血带压力应设置比患者收缩压高 100mmHg，或下肢 300mmHg、上肢 250mmHg。使用止血带时应该密切监视患肢情况。常规建议的止血带使用时间在 2 小时以内，因为较长时间使用止血带，会导致缺血和术后止血带部位疼痛。

植入物类型

髋关节

股骨颈（NOF）骨折在骨科手术中占很大比例。

囊内移位性骨折

这类骨折可以采用半关节置换术［图 24-3（a）］，需替换股骨关节；或全髋关节置换术［图 24-3（b）］来治疗，需替换股骨和髋臼关节，并在两者中间加入衬垫。手术方式的选择取决于患肢的因素。

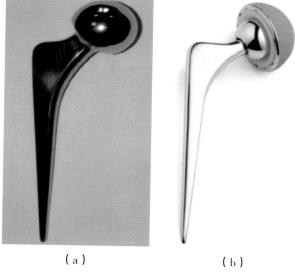

（a） （b）

图24-3 （a）髋关节半关节置换植入物 （b）全髋关节置换植入物

囊内无移位性骨折

这类型骨折可以用空心螺钉或动态髋螺钉（DHS）进行治疗（图 24-4）。

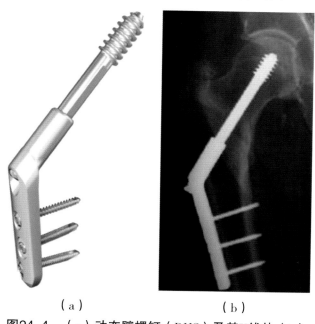

（a） （b）

图24-4 （a）动态髋螺钉（DHS）及其X线片（b）

囊外骨折

这类型骨折可以用 DHS 或髓内（IM）钉固定，参见图 24-5。髓内钉通常用于转子下或不稳定的转子内骨折。

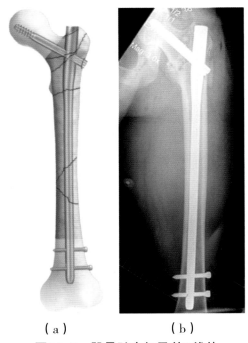

（a）　　　　　　　（b）

图24-5　股骨髓内钉及其X线片

膝关节

全膝关节置换术（TKR）由三个部分组成，如图 24-6 所示：

1. 股骨植入物，

2. 胫骨组件，

3. 胫腓骨之间的聚乙烯嵌件。

若髌股关节有明显的骨关节炎，可以用骨水泥在髌骨背面固定一个聚乙烯衬垫，用以加固髌骨。

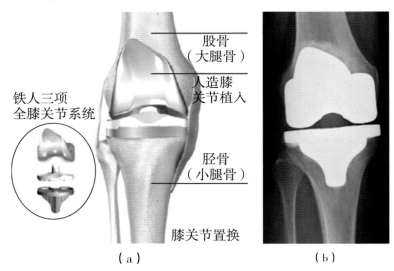

铁人三项全膝关节系统

股骨（大腿骨）

人造膝关节植入

胫骨（小腿骨）

膝关节置换

（a）　　　　　　　（b）

图24-6　（a）膝关节置换术植入物　（b）膝关节置换术X线片

肩关节

对于严重的肩关节骨关节炎，可选择性地进行肩关节置换或半关节置换术；对于技术上不可能重建的肩部粉碎性骨折，可进行紧急肩关节置换术（图24-7）。

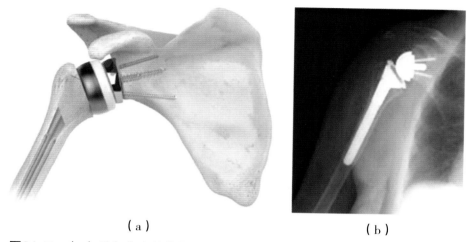

（a）　　　　　　　　　　　　　（b）

图24-7　（a）反向全肩关节置植入物　（b）反向全肩肩关节置换术的X线片

移植科学

移植设计

理想植入材料的特性：

1.化学惰性；

2.无毒；

3.强大的力量；

4.高抗疲劳性；

5.绝对防腐蚀；

6.耐磨性好；

7.便宜。

表24-1　植入物成分

植入物	类型	示例	优缺点
金属合金	不锈钢 铁（63%） 铬（18%） 镍（16%） 钼（3%） 碳（0.03%）	钢板，螺钉，外固定器	优点： ·强度大 ·韧性好 ·生物相容性好 ·相对便宜 缺点：易产生裂纹和应力腐蚀

续表

植入物	类型	示例	优缺点
金属合金	钛基 钛（89%） 铝（6%） 钒（4%） 其他（1%）	髓内钉，钛钢板	优点： ·耐腐蚀性强 ·生物相容性好 ·韧性好 ·抗疲劳性强 ·MRI兼容 缺点：昂贵，耐磨损特性差
	钴铬合金 钴30%~60%，铬20%~30%，少量碳、镍和钼	全膝关节置换	优点： ·耐腐蚀 ·生物相容性好 ·强度大 缺点：应力遮挡和昂贵
陶瓷	铝（氧化铝） 硅（二氧化硅） 羟基磷灰石（HA）	股骨头、股骨干HA涂层	优点： ·化学惰性 ·最佳生物相容性 ·强骨传导性（带HA涂层的骨干） 缺点：易碎，非常昂贵
聚合物	超高分子量聚乙烯（UHMWP）	髋关节和膝关节置换术中关节面之间的衬垫	优点：坚固，低摩擦 缺点：磨损会导致碎片和无菌性松动

植入物的固定

全髋关节置换（THR）可分为骨水泥固定型和无骨水泥固定型。

·行无骨水泥固定型全髋关节置换术时，植入物与股骨管之间发生骨整合，整合的程度依赖于患者的良好骨量。术中要对股骨髓管进行准备并向下扩张，使骨皮质与骨皮质对接。

·骨水泥固定型全髋关节置换术的植入物寿命与无骨水泥固定型相近。它们需要股骨髓管的扩张较少，不依赖患者的骨量来支撑植入物，且术中骨折的风险较低。使用骨水泥将延长手术时间10~15分钟，并增加骨水泥植入综合征（BCIS）的风险。

骨水泥

骨水泥发展史

骨水泥［聚甲基丙烯酸甲酯（PMMA）］最早应用于牙科，在关节置换术中的重要性日益增加。20世纪50年代，约翰·夏恩利爵士在发明低摩擦/扭矩髋关节植入物的同时，将骨水泥推广到骨科中应用，是今日之技术和成果的关键。

骨水泥的成分

骨水泥能对抗体液的侵蚀，毒性低，可在凝固前成型。大多数水泥有两种独立的成分：聚合物粉末和单体液体。当两者混合时，用催化剂（如活化剂和引发剂）形成黏性面团样物质。二者之间的反应放热，体内最高温度在 40~47℃ 之间。骨水泥中加入钡剂，使其在影像学成像上不透明，加入氯仿能使其变成绿色。也可以加入抗生素，以减少感染金属制品的风险。

骨水泥的制备

骨水泥的制备有时间依赖性，必须注意确保所有准备工作已经完成，且植入物已经准备好。从骨水泥的两种成分接触的那一刻开始计时。制备骨水泥的四个阶段如下所示。

制备阶段

1. 混合阶段：当粉末和液体混合时，持续长达 1 分钟。

2. 黏性阶段：2~4 分钟。骨水泥太黏而无法处理和成型。

3. 工作阶段：4~6 分钟。骨水泥不再具有黏性并且足够黏稠以防止血液和液体与其结合从而降低其强度。

4. 硬化阶段：7~10 分钟。骨水泥加热时发生放热反应。

骨水泥植入综合征（BCIS）

骨水泥进入股骨管，可使管内压力增加到 500mmHg，导致脂肪、骨髓和骨水泥移位，最终可能引起栓塞。残留的水泥单体是血管扩张剂，可致患者血压下降。外科医生在术中使用骨水泥进行固定，必须在术前通知麻醉师，以便对患者进行积极监测，并对患者生命体征的任何变化迅速采取措施。

BCIS的其他迹象

· 缺氧；

· 低血压；

· 心律失常；

· 心脏衰竭；

· 肺动脉高压；

· 心脏骤停。

钢板、螺钉、克氏针（K线）

钢板

钢板必须足够坚固，抗疲劳且不易断裂，但又必须足够灵活以促进骨愈合（图 24-8）。过于僵硬的钢板可能会阻碍骨折结合。大多数骨骼都有预先设计好的解剖学钢板。做好术前计划是选择植入物的关键。

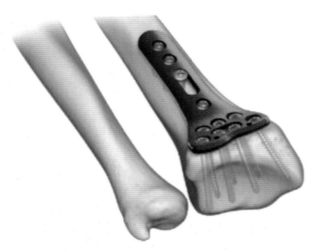

图24-8　适用于骨骼的钢板

螺钉

根据其预期用途不同，螺钉有不同的设计（图24-9）。

松质螺钉　　锁定螺钉　　皮质螺钉

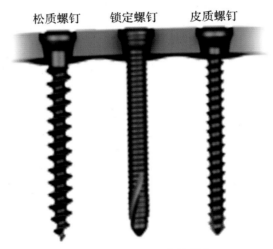

图24-9　特殊用途的螺钉

·锁定螺钉，螺丝头上有螺纹，可以"锁定"到钢板的锁紧孔中，增加了整体结构的强度。

·非锁定螺钉只需穿过钢板上的孔。它们的优点在于，由于不能锁定在钢板内，所以当螺钉每转动一圈，螺钉头就会向前推进，从而进一步将钢板压紧在骨上。

·皮质螺钉用于固定骨皮质。它们通常以双皮质的方式使用，也就是螺钉穿过近端和远端皮质。

·松质骨螺钉的螺纹比皮质螺钉深，用来固定较软的松质骨。部分螺纹松质骨螺钉在远端有螺纹，近端没有。螺纹穿过骨折部位，螺钉头和远端螺纹之间每转动一圈就会产生压缩。

克氏针（K线）

克氏针直径为1.2~2mm，用于临时保持复位状态（图24-10），常见于手腕骨折和儿科骨折的处理。克氏针可通过穿刺切口进入，帮助骨折复位。操作过程在图像增强器引导下进行，以确保其位置准确。克氏针末端弯曲，从皮肤上突出。克氏针通常放置4~6周后，在门诊用钳子取出即可。

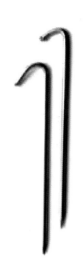

图24-10　两种类型的克氏针

缝合

缝合的艺术只有通过实践才能完善。在选择缝合材料时，必须明确想要达到什么样的效果。缝线是永久性的，还是想让它随着时间的推移而吸收？需要什么样的抗拉强度？缝合的一般规则是永远不要在张力下缝合组织，因为在张力下，需要把结拉得非常紧，要想使组织闭合，会以勒死组织为代价，那么这种缝合注定会失败。相反，通过由深及浅的层层封闭来分担压力是最好的方法，当开始缝合皮肤时，基本上已没有张力了。表24-2概述了缝合的适应证。

表24-2　不同类型缝线和夹子的适应证

可吸收缝合线			
单乔可吸收线		精细单股细缝合线，能减少软组织反应，吸收迅速，适用于缝合皮肤	用于闭合皮肤
薇乔线		多股线编织成的合成线，结实，防止滑结	2'薇乔线很粗，用于深部组织缝合。 2-0薇乔线较细，用于较浅的组织
PDS线		合成单丝线	吸收慢，粗，抗拉强度好。用于深层组织缝合
不可吸收缝合线			
Ethibond线		编织缝合线，由聚对苯二甲酸乙二醇酯制成，其操控性得到优化。需手动移除	适用于皮肤缝合，组织反应最小，需在10~14天移除

续表

不可吸收缝合线			
纤维线		由多股聚酯纤维芯和编织护套组成，强度大，抗断裂能力强	强度非常大，可用于肌腱修复
Ethilon线		由尼龙构成的单细丝	尼龙（通常为3-0或4-0）通常用于缝合皮肤
其他缝合材料			
U型钉		须在10~14天内取出，会使患者感到不适	应用方便快捷，适用于不稳定创伤患者，但要求患处皮肤边缘紧密对接
Dermabond皮肤粘合剂		是一种氰基丙烯酸酯组织黏合剂，能把伤口端部粘在一起，使伤口愈合。也起到微生物屏障的作用。比缝合更快，并产生相同的美容效果	适用于小而表浅的切割伤或伤口

伤口处理

严重污染的伤口可以敞开，让感染物排出体外。伤口可以用纱布条或抗菌敷料填充，作为引流条，让受感染的组织排出体外。需要定期处理伤口和换药，并经常复查，在手术室，可能是48~72小时之内，或根据临床情况而定。

近年来，封闭式负压引流（VAC）设备的可用性增强，其使用频率越来越高。VAC的工作原理是在伤口上放置泡沫网，并使用透明的塑料敷料真空密封（图24-11）。然后，设置泵输出压力，将液体从伤口中抽出并存储在与泵相连的容器中，该容器可由患者携带。

VAC设备的优势：

· 减少换药频率。

· 患者可携带其出院并在诊所复查。

· 促进肉芽组织形成并减少愈合时间。

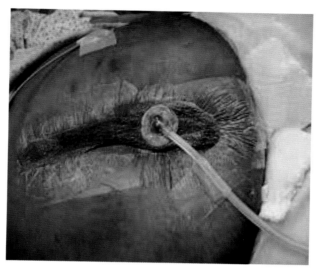

图24-11　封闭式负压引流设备

术后负重状态

骨科手术的目的是使患者尽快安全地恢复到能够负重的状态。对于下肢固定，必须要确保固定能支撑患者的体重。例如，踝关节固定需要6周的非负重时间才能使骨骼开始愈合。愈合可通过影像学检查和查体证实。疼痛消失是骨愈合良好的指标。

助行器

当复查患者的负重状态时，必须要考虑患者的个体情况。老年患者可能会无法保持非负重状态，并且无法耐受双拐；因此，可以使用框架将部分重量从下肢移开（表24-3）。

表24-3　不同类型的术后助行器及其用途

助行器	图片	用途
手杖		髋关节和膝关节手术后，可使用手杖来减少关节受力。手杖应该握在健侧（例如，右膝有问题，就握在左手）
行走支架		不能耐受手杖的老年患者可以使用行走支架。与需要上肢用力的双拐相比，支架在直立时具有更高的稳定性
双拐		手肘拐杖比支架使用简便，更适合年轻人，用于完全和部分不能承重的患者

固定装置

手术后，可能需要限制肢体的活动，以促进愈合和康复，可使用石膏、夹板或支架（表24-4）。

表24-4　骨折后或术后使用的固定装置类型

	类型	用途	优缺点
模具	熟石膏	骨折	优点：便宜。可制成三点固定以固定骨折 缺点：重，刺激皮肤
	玻璃纤维		优点：比石膏轻，结实 缺点：只允许对其部位进行有限的造型固定
夹板	板球夹板	保持腿伸直（髌骨骨折）	优点：可拆卸，无皮肤刺激 缺点：笨重，经常从腿上滑下来
	Futura夹板	术后稳定手腕，或治疗手腕软组织损伤	优点：舒适可拆卸 缺点：不能固定骨折部位
支架	铰链式护膝	手术或受伤后控制膝关节运动	优点：可以设定运动范围，早期康复，加快恢复，同时限制运动
			缺点：体积大，耐受性差
	肱骨支具	在肱骨干骨折后使用	优点：适用于压缩性骨折原则
			缺点：对新近发生的骨折施加压力最初是非常痛苦的
空气浇铸靴		手术后、骨折和软组织损伤时使用	优点：比石膏更舒适，减震，更容易安装和拆除
			缺点：笨重，大

致谢

本章中提供的所有图像均已由 Stryker（Michigan, USA）批准用于商业用途。

延伸阅读

［1］James, M., Khan, W.S., Nannaparaju, M.R., et al. (2015). Current evidence for the use of laminar flow in reducing infection rates in total joint arthroplasty. Open Orthopedic Journal 9: 495－498.

[2] Morykwas, M.J., Faler, B.J., Pearce, D.J., et al. (2001). Effects of varying levels of subatmospheric pressure on the rate of granulation tissue formation in experimental wounds in swine. Annals of Plastic Surgery 47 (5): 547 – 551.

[3] Wheeless, C.R. (2012). Wheeless' Textbook of Orthopaedics. http://www. wheelessonline.com/ortho/ extremity_tourniquets. Published 2012. Accessed September 22, 2017.

扫码获取
☆配套电子书
☆专业公开课
☆案例分析
☆行业资讯